Schwangerschaft und Geburt

Urania-Ravensburger

DR. MAGDA ANTONIC

SCHWANGERSCHAFT UND GEBURT
EIN RATGEBER FÜR WERDENDE ELTERN

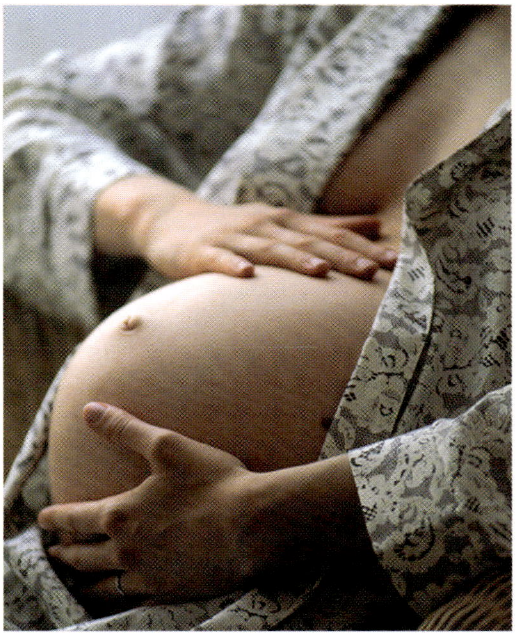

Unter Mitarbeit von
Iris Goze-Hänel, Gertrud Teusen und
Prof. Dr. med. Wolfgang Simon
Mit einem Vorwort von Magdalene Weiß,
Präsidentin des Bundes Deutscher Hebammen

Die Ratschläge in diesem Buch sind von den Autoren und dem Verlag sorgfältig erwogen und geprüft, dennoch kann eine Garantie nicht übernommen werden. Eine Haftung der Autoren bzw. des Verlags und seiner Beauftragten für Personen-, Sach- und Vermögensschäden ist ausgeschlossen.

Die Schreibweise entspricht den Regeln der neuen Rechtschreibung.

Zum gleichen Themenbereich sind im Verlag die erfolgreichen Ratgeber von Dr. Miriam Stoppard erschienen:
Gesunde Schwangerschaft, ISBN 3-332-00709-2
Schwangerschaftsvorsorge, ISBN 3-332-00708-4
Gesunde Geburt, ISBN 3-332-00710-6
Das Neugeborene, ISBN 3-332-00713-2
Babyernährung, ISBN 3-332-00713-0
Kinderkrankheiten, ISBN 3-332-00711-4
Ärztlicher Rat für Frauen, ISBN 3-332-01011-3
Sexualität und Partnerschaft, ISBN 3-332-01011-5
Das große Ravensburger Buch der Schwangerschaft, ISBN 3-332-00842-0
Empfängnis, Schwangerschaft und Geburt, ISBN 3-332-00844-7
Das große Ravensburger Babybuch, ISBN 3-332-00840-4
Säuglinge, Babys und Kinder, ISBN 3-332-00845-5
Das große Buch der Kinderkrankheiten, ISBN 3-332-00841-2

Wir bedanken uns sehr herzlich bei der Firma *baby-walz* für die freundliche Unterstützung
bei den Fotoaufnahmen, beim Robert-Bosch-Krankenhaus, Stuttgart,
bei Prof. Dr. med. Kurt Götz Wurster, Chefarzt des Charlottenhauses, Stuttgart,
sowie bei der Firma Kretz Technik GmbH, Roland Dach, Elbestr. 10, 45768 Marl, für die Bereitstellung der 3-D-Ultraschallbilder.

Die Deutsche Bibliothek – CIP-Einheitsaufnahme
Schwangerschaft und Geburt [Medienkombination] : ein Ratgeber für werdende Eltern /
Magda Antonic. Unter Mitarb. von Iris Goze-Hänel ... - Berlin : Urania-Ravensburger
ISBN 3-332-01063-8
Buch. / Mit einem Vorw. von Magdalene Weiß 2000
CD. 2000

Umschlaggestaltung: Behrend & Buchholz, Hamburg
Titelfoto: Norbert Schäfer/The Stock Market
Fotos: Adobe (7); Agentur Focus/H. Young/SPL (2); Anita Dr. Helbig GmbH (2); Dr. Magda Antonic (7); Bilderberg /Nomi Baumgartl (1); Prof. Dr. Cosima Brucker/Dr. rer. nat. Bernd Rosenbusch (4); Digital Stock (5); Digital Vision (4); John Foxx (8); Kretz Technik (17); MEV (1); Photo Alto (5); Photo Disc (10); Siemens (1); Unipath Diagnostics GmbH (2);Werner Waldmann (112)
Layoutentwurf: Cyclus • D+P Loenicker, Stuttgart
Layout: Anna Wagner
Illustrationen: Christiane von Solodkoff (15), Dr. Katrin Beyer (4)
Redaktion: Simone Harland
Redaktionsassistenz: Karolina Stuhec-Meglic
Korrektur: Andrew Leslie, Karl Beer
DTP: Dr. Katrin Beyer
Scans: Digital Data Service Lenhard, Stuttgart
Konzeption und Produktion: MediText, Stuttgart
Druck: Tlaciarne BB
Printed in Slovakia
ISBN 3-332-01063-8

CD
Text: Dr. Magda Antonic
Musik: Marco Antonic (1, 5, 6), J. Kayser (2, 3, 4)
Ton: Andreas Schumann
Sprecherinnen: Elisabeth Meyer zu Stieghorst-Kastrup, Iris Goze-Hänel
Produktion: WZ Media

Für meinen Sohn Lukas

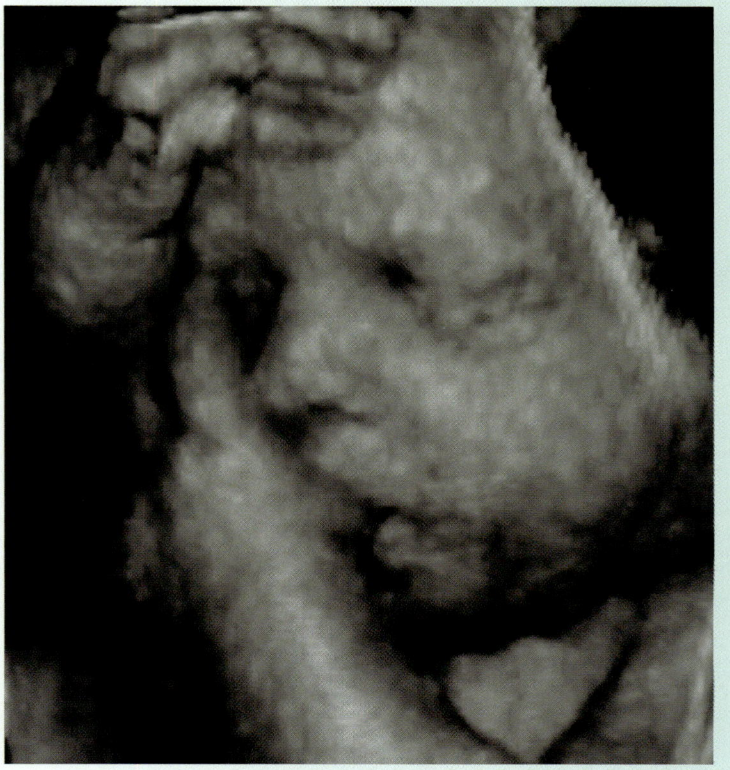

DER 8. MONAT

Allmählich wird es beschwerlich 127

DER 9. UND 10. MONAT

Die Zeit will nicht vergehen 139

DIE GEBURT

Nun ist es endlich so weit 153

Die Schwangerschaft – eine ganz besondere Zeit im Leben einer Frau

Schwanger sein (unsere Mütter sagten noch „in anderen Umständen sein"), ein Kind gebären, Mutter werden ist in unserer Gesellschaft zu einem vielschichtigen Geschehen geworden. Es gibt ein dichtes Netz von Erwartungen und Ansprüchen der Frau an die besondere Zeit, wie auch der Gesellschaft an die Schwangere. Schwangerschaft als eine Zeit der guten Hoffnung ist oft zu einem Abhaken von Terminen geworden, einem Erfüllen von Kursprogrammen, einem Sich-Zurechtfinden in großer Unsicherheit und vielen Ängsten, einer Suche nach Instanzen, die uns Halt geben und Sicherheit in diesem gewaltigen Prozess.

Heute, in einer Zeit, in der das Eingebundensein in den familiären Zusammenhang oft einer isolierten Lebenssituation gewichen ist, heute, wo vieles von dem alten Wissen über die Bedeutung und die Zusammenhänge von Schwangerschaft, Geburt und Wochenbett verloren geht, heute, wo viel Innerliches, Inneres nach außen gekehrt wird (ein Beispiel ist der Ultraschall) und damit auch ein wenig der Frau genommen wird, heute, wo viel Verunsicherung stattfindet in der Schwangerschaft – heute hat die Frage nach Begleitung durch diese Zeit eine besondere Brisanz erreicht.

Das Sich-Zurechtfinden nicht nur in der Informationsflut, sondern auch in den vielfältigen Angeboten und Möglichkeiten, die die Medizin heute für Schwangere bereithält, braucht Begleitung. Begleitung, um diese elementare Erfahrung möglichst voll zu leben und möglichst wenig zu stören. Begleitung, um sich zu trauen, die Verantwortung, die es bedeutet, Mutter zu werden, zu tragen.

Der Partner, die Freundinnen und die Familie sind wichtig für den emotionalen Rückhalt, die liebevolle Umgebung in der Lebenswelt der Frau. Glücklich die Frauen, die gut eingebettet sind in ein tragfähiges Netz! Die Hebammen sind die Begleiterinnen, die oft zum festen Bestandteil werden in diesem Netz oder, wo kein Netz da ist, mit ihrer Kompetenz Lücken füllen. Von Anfang bieten sie Begleitung an in der Gruppe oder einzeln bis hin zur Schwangerenvorsorge, oft in Zusammenarbeit mit dem Gynäkologen.

Ein besonderes Anliegen ist den Hebammen die Sicherheit und die Geborgenheit der Frauen und Paare. Sicherheit heißt: gesund und unbeschadet an Leib und Seele diesen Weg zu gehen. Geborgenheit heißt: Intimität ist für Frauen möglich, wir schützen sie, wir geben ihnen Ruhe zum Gebären. Die kontinuierliche Betreuung durch die Fachfrau ist umfassend vom Anfang bis zum Ende des Weges durch Schwangerschaft, Geburt und Wochenbett. Alles liegt in einer Hand – das ist beruhigend, vertrauensfördernd und beglückend zugleich.

Begleitung in ganz anderer Weise kann auch durch ein Buch wie den vorliegenden Ratgeber stattfinden. Sie können darin nachlesen, Fragen klären, schmökern, sich einstimmen und informieren, um sich im Dschungel der Angebote von allen Seiten zu orientieren und dann Entscheidungen zu treffen. Entscheidungen für einen bestimmten Geburtsvorbereitungskurs, für einen Geburtsort Ihrer Wahl, für oder gegen bestimmte Untersuchungen und und und ... Gut und wichtig ist es, diese Entscheidungen mit den Menschen zu besprechen, die Sie durch die Schwangerschaft begleiten, Hebamme und/oder Frauenarzt. Suchen Sie sich die Begleitung, die Sie brauchen, um Ihren individuellen Weg durch die neun Monate der Schwangerschaft, das tiefe Erleben der Geburt und den aufregenden, tief greifenden Wandlungsprozess in der Zeit danach, wenn die junge Familie sich zusammenlebt, zu finden. Das hier ist ein umfassendes Buch mit einer Fülle an Informationen!

Ich wünsche Ihnen und Ihrem Partner eine gute, glückliche Zeit mit Neugier und Muße für das Neue, dem Sie jetzt begegnen, besonders aber für Ihr Kind mit seiner ureigenen Persönlichkeit, das jetzt heranwächst!

Magdalene Weiß
Präsidentin des Bundes Deutscher Hebammen

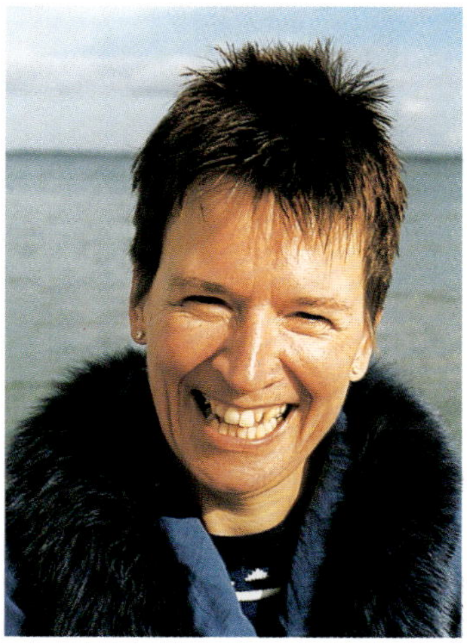

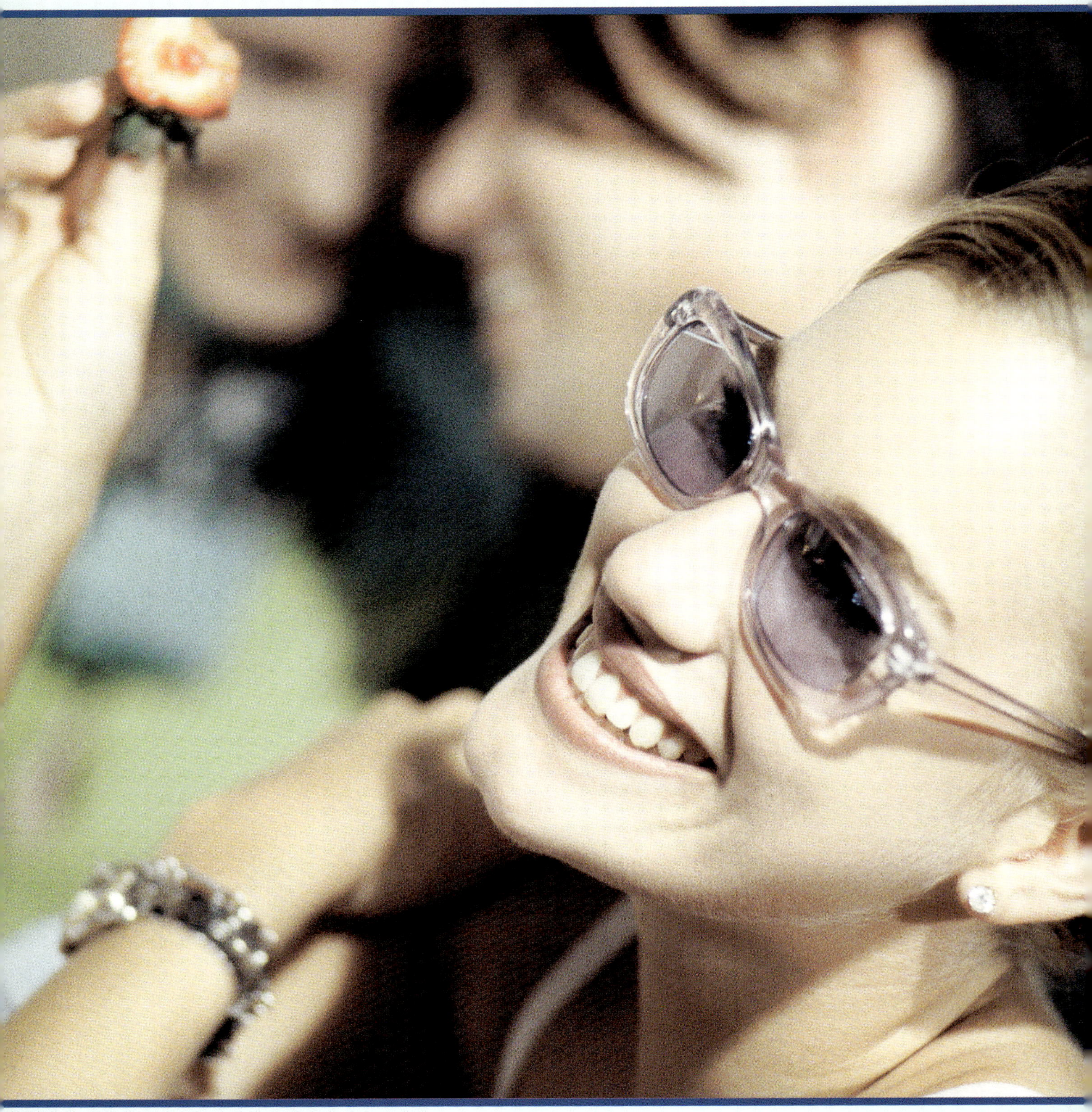

Heimlich und leise findet das Wunder statt – das Baby hat sich zielstrebig auf den Weg gemacht und seine Eltern haben nichts davon gemerkt – zunächst, etwa in den ersten zwei Wochen. Dann deuten verschiedene Anzeichen darauf hin, dass etwas anders ist. Wenn der Schwangerschaftstest die Vermutung bestätigt, dass man schwanger ist, geraten die meisten Frauen in ein Wirrwarr der Gefühle. Große Freude mischt sich mit Angst und Sorge, Überraschung wechselt mit Unsicherheit und Skepsis. Bin ich reif für ein Kind? Wie wird mein Partner reagieren? Wie muss ich mich nun verhalten? Hat der Wein vor drei Tagen dem Baby geschadet? ... Fragen über Fragen gehen einem unablässig durch den Kopf. Und wen wunderts? Eine Schwangerschaft bedeutet nicht nur, dass bald ein neuer Mensch geboren wird. Vom ersten Monat an verändert sich der Körper der Frau, ihre Psyche, ihr Leben und auch das Leben des Partners – und zwar für länger als neun Monate.

Ein Mensch entsteht und noch weiß es niemand

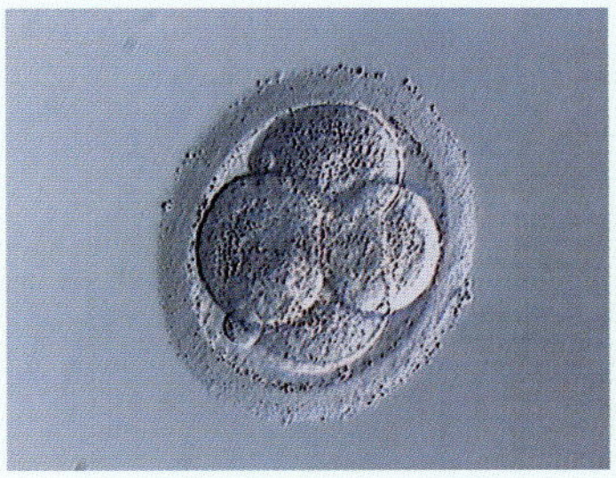

Etwa 40 Stunden nach der Befruchtung sieht es so aus im Eileiter. Die weibliche und die männliche Zelle verschmelzen, die Erbanlagen mischen sich – es entsteht ein vollkommen neuer Mensch, ein Individuum.

Erste Anzeichen einer Schwangerschaft

Das Geschlecht des Kindes ist schon in dem Augenblick entschieden, in dem sich die weibliche und die männliche Zelle vereinen. Generationen von Frauen auf der ganzen Welt mussten (und müssen) sich von den Männern vorwerfen lassen, sie seien nicht fähig gewesen, das „richtige" Geschlecht zur Welt zu bringen, in der Regel waren damit Jungen gemeint. Dabei ist es immer der Mann, der den Ausschlag dazu gibt, ob ein Junge oder ein Mädchen entsteht.

Es gibt Frauen, die fühlen einfach, dass sie schwanger geworden sind, und das sehr früh, früher, als ein Schwangerschaftstest oder ihr Arzt es bestätigen könnten. Die meisten merken zunächst nur, dass etwas anders ist, wissen aber nicht, was. Oft deutet man erst im Nachhinein verschiedene Anzeichen richtig oder nimmt sie bewusst wahr. Die unerklärliche Müdigkeit, obwohl man doch lange genug geschlafen hat, die ungewohnte Verletzbarkeit, die einem beim kleinsten Anlass Tränen in die Augen treibt, oder auch die leichte Übelkeit morgens oder mitten am Tage, obwohl man nichts Falsches gegessen hat – rückblickend erscheinen diese Anzeichen absolut eindeutig, aber wenn sie auftreten, führt man sie sehr oft auf unterschiedlichste Beschwerden oder seelische Belastungen zurück, nur nicht auf das, was sie tatsächlich sind: die ersten Anzeichen einer Schwangerschaft.

Was deutet auf eine Schwangerschaft hin?

In den meisten Fällen weist das Ausbleiben der Regelblutung darauf hin, dass man schwanger ist. Eine hundertprozentige Sicherheit ist das aber keineswegs, denn es kann sich auch um eine Unregelmäßigkeit im Zyklus handeln.

Sofort zu Beginn einer Schwangerschaft fühlt sich der Busen schwerer an als sonst und spannt ein wenig. Das hängt damit zusammen, dass sich die Brust bereits in diesem frühen Stadium auf das Stillen vorbereitet und daher verändert.

Viele Frauen verspüren auch ein leichtes Ziehen im Bauch, so als kündige sich die Regel an. Grund für das Ziehen ist das begonnene Wachstum der Gebärmutter.

In den ersten Wochen der Schwangerschaft kommt es zu einer hohen Ausschüttung des Hormons Progesteron. Es trägt dazu bei, dass die Muskulatur der Gebärmutter gelockert und ruhig gestellt wird. Dieses Hormon macht gleichzeitig die Schwangere müde.

Hormone sind auch dafür verantwortlich, dass man plötzlich eine Abneigung gegen Speisen verspürt, die man bis dahin gerne gegessen hat. Viele Frauen können in diesem Stadium der Schwangerschaft auch den Duft ihres Lieblingsparfüms nicht mehr ertragen.

Zwar spricht man in der Regel von morgendlicher Übelkeit bei Schwangeren, sie kann jedoch zu jeder Tageszeit auftreten und ist für viele Frauen sehr quälend.

Auch die Körpertemperatur ändert sich während einer Schwangerschaft. Frauen, die regelmäßig ihre Temperatur messen, um zu verhüten oder um den richtigen Zeitpunkt für eine Befruchtung zu berechnen, stellen fest, dass die Werte nicht wie sonst absinken, wenn die Periode einsetzen sollte, sondern erhöht bleiben.

All diese Anzeichen sind natürlich keine absolut verlässlichen Hinweise auf eine Schwangerschaft. Diese lässt sich eindeutig nur durch die Hebamme oder den Arzt feststellen.

Schwangerschaftstests für zu Hause

Ein Schwangerschaftstest kostet zwischen 20 und 30 DM und ist in jeder Apotheke erhältlich. Die Handhabung ist sehr einfach und das Ergebnis bereits nach wenigen Minuten abzulesen. Solche Tests für zu Hause gibt es seit Anfang der 70er-Jahre. Sie sind inzwischen zu fast 100 Prozent zuverlässig.

Die Schwangerschaft lässt sich durch das Hormon HCG im Urin nachweisen. Dieses Hormon wird sehr bald nach der Zeugung gebildet und erreicht zum Zeitpunkt der erwarteten Regelblutung einen so großen Spiegel im Körper der Frau, dass es im Urin leicht nachzuweisen ist. Das bedeutet, dass die Frau mit einem guten Test bereits am Tag der erwarteten Regel erfahren kann, ob sie schwanger ist oder nicht.

Alle Tests basieren auf dem gleichen Prinzip: Eine chemische Substanz auf einem Teststreifen, einem -stäbchen oder einer -kugel wird mit dem Urin der Frau in Verbindung gebracht und verfärbt sich auf eine bestimmte Weise. Führt man diesen Test richtig durch, ist er so zuverlässig wie der Urintest beim Arzt. Das heißt jedoch nicht, dass damit der Arztbesuch überflüssig wäre. Im Gegenteil: Von jetzt an sollte jede Schwangere regelmäßig zu ihrer Hebamme oder ihrem Frauenarzt gehen. Die empfohlenen Vorsorgeuntersuchungen sind die beste Garantie dafür, dass die Schwangerschaft gut verläuft und dass es dem Baby wohl ergeht.

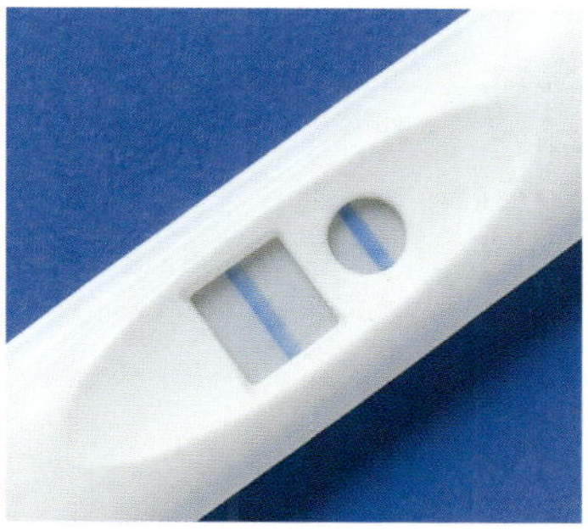

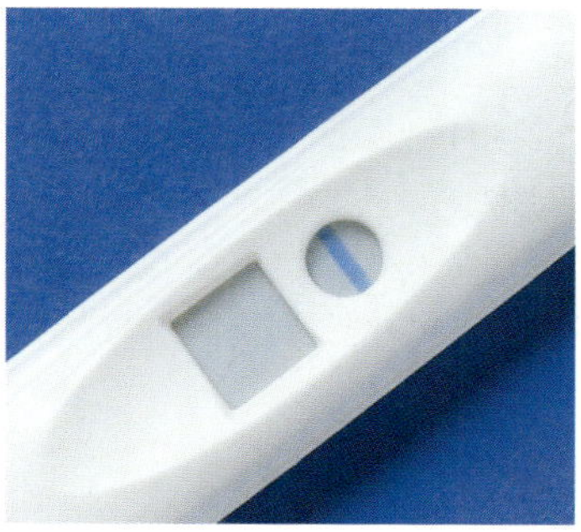

Viele Schwangerschaftstests für zu Hause haben beispielsweise auf dem Stäbchen ein kleines Ergebnisfeld, das sich verfärbt, wenn Sie schwanger sind (Abb. oben), und leer bleibt, wenn Sie davon ausgehen sollten, dass Sie kein Baby erwarten (Abb unten).

Wie sieht das Baby aus und wann wird es geboren?

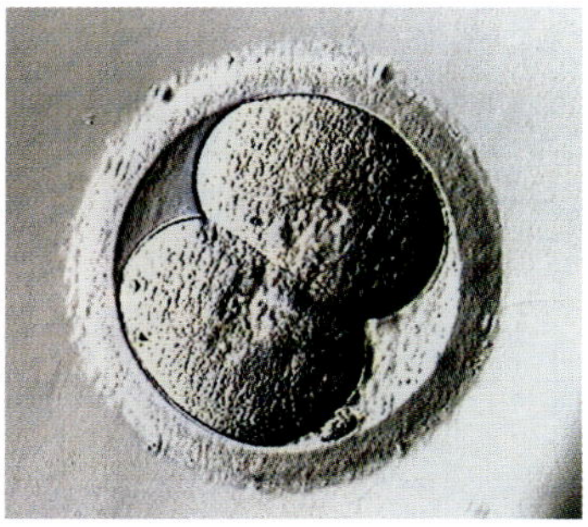

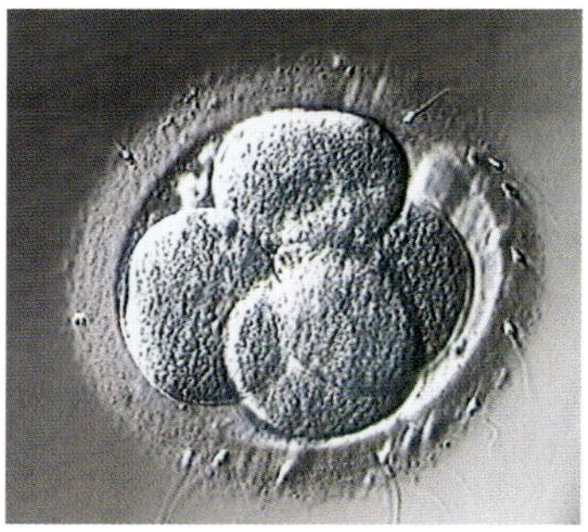

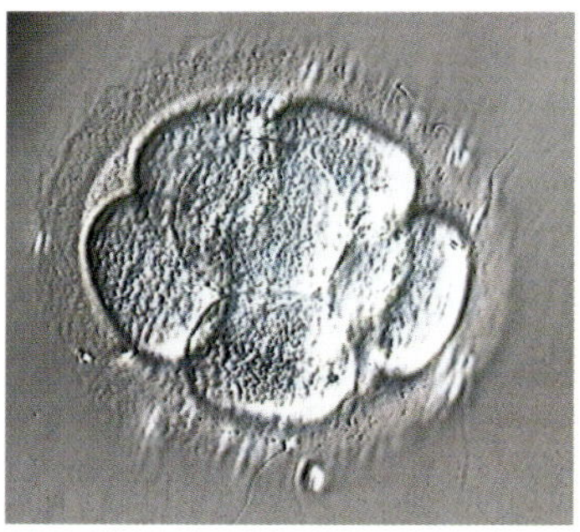

Eizelle wenige Stunden nach der Befruchtung (Abb. oben). Vierzig Stunden nach der Befruchtung (Abb. Mitte) haben sich vier Zellen gebildet und nach einigen weiteren Stunden existieren doppelt so viele Zellen (Abb. unten).

Von der ersten Zellteilung nach der Befruchtung bis zum ersten Herzschlag des Embryos vergehen kaum mehr als drei Wochen. Diese faszinierende Zeit bemerkt niemand. Bis eine Frau annimmt, sie sei schwanger, hat das winzige Wesen in ihr bereits eine rasante Entwicklungsphase hinter sich.

Von der Eizelle zum Embryo

Die Befruchtung der Eizelle findet zumeist zwei bis drei Wochen nach dem ersten Tag der letzten Regel statt. Man spricht von den fruchtbaren Tagen, an denen es dem Sperma gelingen kann, in die Eizelle einzudringen. Etwa 24 Stunden nach diesem Ereignis setzt die Zellteilung ein. Am siebten Tag nach der Befruchtung nistet sich der Embryo in die Gebärmutterschleimhaut ein. Bis er dort in gesicherter Position ist, dauert es zumeist fünf Tage. Diese Frühzeit der Schwangerschaft nennt man Blastemzeit. Zu dem Zeitpunkt, an dem eigentlich die Regel einsetzen müsste, ist der winzige Embryo gerade drei Millimeter groß. Ein messbares Wachstum lässt sich zu diesem Zeitpunkt nicht feststellen, der „Zellklumpen" besteht aus Proteinen und Enzymen – allerdings bilden sich schon schnell erste Blutgefäße. Rund zwei Wochen – am 16. bis 22. Tag – nach der Empfängnis beginnt sich das Herz zu bilden und zeigt erste zaghafte Kontraktionen.

Wie wird der Geburtstermin errechnet?

Das System, nach dem sich bei Feststellung der Schwangerschaft bereits der ungefähre Geburtstermin errechnen lässt, ist uralt. Als es entstand, ging man noch allgemein davon aus, dass Babys während der Periode gezeugt würden, und man rechnete deshalb von diesem Zeitpunkt aus. Obwohl man es heute wissenschaftlich bewiesen besser weiß und definitiv fest steht, dass Babys zumeist an den fruchtbaren Tagen in der Mitte des Zyklus gezeugt werden, wird die früher übliche Methode weiterhin verwendet. Schwangerschaftswochen und das Alter des Babys werden vom ersten Tag der letzten Regelblutung an gerechnet. Man spricht im Fachjargon vom Gestationsalter (also Entwicklungsalter) und nicht vom tatsächlichen Alter des Kindes. Bei der ersten Untersuchung bei der Hebamme oder beim Frauenarzt wird der mögliche Geburtstermin errechnet. Dazu braucht man das Datum des ersten Tages der letzten Periode. Darüber hinaus ist auch wichtig, wie lange im Durchschnitt ein Zyklus dauert und ob die Frau weiß, wann bei ihr der Eisprung normalerweise stattfindet. Zur Berechnung des Entbindungstermins wendet man die so genannte Naegele-Regel an: Man zählt zum ersten Tag der letzten Periode sieben Tage und ein Jahr hinzu und zieht drei Monate ab. Das gilt für einen Zyklus von 28 Tagen. Dauert er länger, muss man die entsprechenden Tage dazuzählen, ist er kürzer, werden die Tage abgezogen.

Wenn Sie den ersten Tag Ihrer letzten Regel in der Tabelle suchen (erste Zeile jedes Monats), können Sie in der Zeile darunter den voraussichtlichen Geburtstermin ablesen – bei einem Zyklus von 28 Tagen. Allerdings halten sich nicht einmal 15 % aller Babys an diesen errechneten Termin. Plus, minus 14 Tage gelten als Toleranzgrenze.

Der Geburtstermin Ihres Kindes

Januar	1	2	3	4	5	6	7	8	9	10	11	12	13	14	15	16	17	18	19	20	21	22	23	24	25	26	27	28	29	30	31
Okt./Nov.	8	9	10	11	12	13	14	15	16	17	18	19	20	21	22	23	24	25	26	27	28	29	30	31	1	2	3	4	5	6	7
Februar	1	2	3	4	5	6	7	8	9	10	11	12	13	14	15	16	17	18	19	20	21	22	23	24	25	26	27	28			
Nov./Dez.	8	9	10	11	12	13	14	15	16	17	18	19	20	21	22	23	24	25	26	27	28	29	30	1	2	3	4	5			
März	1	2	3	4	5	6	7	8	9	10	11	12	13	14	15	16	17	18	19	20	21	22	23	24	25	26	27	28	29	30	31
Dez./Jan.	6	7	8	9	10	11	12	13	14	15	16	17	18	19	20	21	22	23	24	25	26	27	28	29	30	31	1	2	3	4	5
April	1	2	3	4	5	6	7	8	9	10	11	12	13	14	15	16	17	18	19	20	21	22	23	24	25	26	27	28	29	30	
Jan./Febr.	6	7	8	9	10	11	12	13	14	15	16	17	18	19	20	21	22	23	24	25	26	27	28	29	30	31	1	2	3	4	
Mai	1	2	3	4	5	6	7	8	9	10	11	12	13	14	15	16	17	18	19	20	21	22	23	24	25	26	27	28	29	30	31
Febr./März	5	6	7	8	9	10	11	12	13	14	15	16	17	18	19	20	21	22	23	24	25	26	27	28	1	2	3	4	5	6	7
Juni	1	2	3	4	5	6	7	8	9	10	11	12	13	14	15	16	17	18	19	20	21	22	23	24	25	26	27	28	29	30	
März/April	8	9	10	11	12	13	14	15	16	17	18	19	20	21	22	23	24	25	26	27	28	29	30	31	1	2	3	4	5	6	
Juli	1	2	3	4	5	6	7	8	9	10	11	12	13	14	15	16	17	18	19	20	21	22	23	24	25	26	27	28	29	30	31
April/Mai	7	8	9	10	11	12	13	14	15	16	17	18	19	20	21	22	23	24	25	26	27	28	29	30	1	2	3	4	5	6	7
August	1	2	3	4	5	6	7	8	9	10	11	12	13	14	15	16	17	18	19	20	21	22	23	24	25	26	27	28	29	30	31
Mai/Juni	8	9	10	11	12	13	14	15	16	17	18	19	20	21	22	23	24	25	26	27	28	29	30	31	1	2	3	4	5	6	7
September	1	2	3	4	5	6	7	8	9	10	11	12	13	14	15	16	17	18	19	20	21	22	23	24	25	26	27	28	29	30	
Juni/Juli	8	9	10	11	12	13	14	15	16	17	18	19	20	21	22	23	24	25	26	27	28	29	30	1	2	3	4	5	6	7	
Oktober	1	2	3	4	5	6	7	8	9	10	11	12	13	14	15	16	17	18	19	20	21	22	23	24	25	26	27	28	29	30	31
Juli/Aug.	8	9	10	11	12	13	14	15	16	17	18	19	20	21	22	23	24	25	26	27	28	29	30	31	1	2	3	4	5	6	7
November	1	2	3	4	5	6	7	8	9	10	11	12	13	14	15	16	17	18	19	20	21	22	23	24	25	26	27	28	29	30	
Aug./Sept.	8	9	10	11	12	13	14	15	16	17	18	19	20	21	22	23	24	25	26	27	28	29	30	31	1	2	3	4	5	6	
Dezember	1	2	3	4	5	6	7	8	9	10	11	12	13	14	15	16	17	18	19	20	21	22	23	24	25	26	27	28	29	30	31
Sept./Okt.	7	8	9	10	11	12	13	14	15	16	17	18	19	20	21	22	23	24	25	26	27	28	29	30	1	2	3	4	5	6	7

Und wenn der Vater es erfährt?

Wird mich mein Partner jetzt verlassen? Das ist die Hauptangst vieler Frauen. Bleibt sie nur bei mir, weil sie ein Kind von mir bekommt? Das fragen sich viele Männer.

Der Hebammen-Tipp

Bei so manchen Vätern in spe zeigen sich auch deutliche äußere Schwangerschaftszeichen: Sie nehmen ebenfalls an Gewicht zu und entwickeln unterschiedliche Beschwerden – um mit der Partnerin „mitzuhalten", um Aufmerksamkeit zu erheischen und natürlich weil der eigene „Rücken" jetzt mehr zu tragen hat.

Es gibt Phasen in der Schwangerschaft, da sind die werdenden Eltern so glücklich wie noch nie zuvor in ihrem Leben. Vor allem wenn das Baby geplant war, freuen sich beide gleichermaßen, wenn es endlich geklappt hat. Ungewollt schwangere Frauen und somit auch unverhofft werdende Väter sind zumeist etwas verwirrt und sprachlos, wenn sie die Neuigkeit erfahren. Wie richtig reagieren, was tun – diese Fragen quälen vor allem die Männer. Doch in den meisten Fällen überwiegt die Vorfreude auf das Baby dann doch.

Unerwartete Umstände – oft schwierig zu verstehen

Wunschkinder haben es gut, kündigen sie ihre Ankunft an, so herrscht sofort eitel Freude und Glück. „Unfall"-Kinder haben es da ein bisschen schwieriger getroffen: Zwar freut sich die Mutter schon ziemlich bald auf die anderen Umstände, aber der Anfang ist zumeist auch von Sorgen überschattet. Da ist zunächst einmal die Frage, wie bringe ich es dem werdenden Vater bei. Die „Schock"-Nachricht muss gut verpackt und sensibel vorgetragen werden. Meist ist die Sorge vor einer negativen Reaktion umsonst, aber Frauen wissen meist nicht so recht, wie sie das Thema richtig angehen sollen.

Die Situation des Mannes ist nicht unbedingt leicht, Ängste und Sorgen plagen ihn zumeist genauso wie die Schwangere. Er spürt die diffusen Ängste seiner Partnerin, wie es nun künftig weitergehen wird. Gleichsam ist ihm auch nicht wohl in seiner Haut, er fühlt sich plötzlich gebunden und festgenagelt, bangt um seine Freiheit und fragt sich, ob er der verantwortungsvollen Aufgabe überhaupt gerecht werden kann. Nicht minder schwerwiegend sind die finanziellen Sorgen, die sich künftige Väter machen. Zumeist sind sie es ja schließlich, die nun bald alleine eine kleine Familie ernähren müssen. Reicht da das Gehalt? Ist der Job sicher? Eine Karriere möglich?

Das größte Problem für beide Seiten stellen jedoch die unausgesprochenen Erwartungen und Wünsche dar. Die Schwangere erwartet Verständnis und Fürsorge vom Partner, hält mehr Aufmerksamkeit und Rücksichtnahme für völlig selbstverständlich. Der Vater hingegen ist überzeugt, dass seine Ambitionen (noch schnell Karriere machen, mehr Geld verdienen, die Position sichern) genauso wichtig für die Zukunft sind. Zu Schwierigkeiten in der Beziehung kommt es zumeist dann, wenn Bedürfnisse und Erwartungen nicht offen ausgesprochen, sondern stillschweigend vorausgesetzt werden. Und das erschüttert nicht nur junge Partnerschaften, sondern auch jahrelange Beziehungen.

Männer haben Angst, künftig der Allein-Versorger zu sein – Frauen fürchten sich vor der Abhängigkeit, die daraus entsteht.

Auch Väter sind ein bisschen schwanger!

Sich gemeinsam auf ein Baby zu freuen, ist das Schönste, was es gibt. Aber: Es ist keine Garantie für neun Monate Sonnenschein! Auch Männer sind in dieser Phase ein bisschen schwanger – auch wenn sich die Fortschritte nicht am wachsenden Bauch messen lassen. Beide Partner verändern sich im Laufe der Schwangerschaft und die neue Seelenlage ist von beiden Seiten schwer abzuschätzen.

Was dem künftigen Vater zu schaffen macht, ist beispielsweise die Beobachterposition. Er kann die Gefühle, die die Frau mit dem Baby verbinden, nicht so intensiv nachvollziehen – es sind für ihn Gefühle aus zweiter Hand. Er ist ganz und gar darauf angewiesen, wie intensiv die Frau ihn an der Schwangerschaft teilhaben lässt. Das macht es oft schwierig, eine Beziehung zum Ungeborenen aufzubauen.

Die Wechselbäder der Gefühle und die Veränderungen, die die Partnerin durchmacht, machen Männern manchmal Angst. Sie haben Sorgen, den radikalen Veränderungen nicht gewachsen zu sein, und wissen oft gar nicht mehr, wie sie mit der Partnerin noch richtig umgehen sollen.

Kaum ein werdender Vater kann sich seine Frau, die auch seine „Geliebte" ist, als Mutter vorstellen. Und wenn er eine Vorstellung hat, kann sie sich oft als falsch herausstellen. Die Erkenntnis, dass eine gute Mutter durchaus auch eine gute Geliebte sein kann, muss erst noch wachsen. Hinzu kommt während der Schwangerschaft, dass sich viele Frauen unförmig und unattraktiv vorkommen. Sie haben manchmal weniger Lust auf Sex, dafür wollen sie einfach Zärtlichkeiten. Viele Männer empfinden diese Zurückhaltung leicht als Zurückweisung, sind sauer auf das Ungeborene oder schämen sich für ihre sexuellen Wünsche.

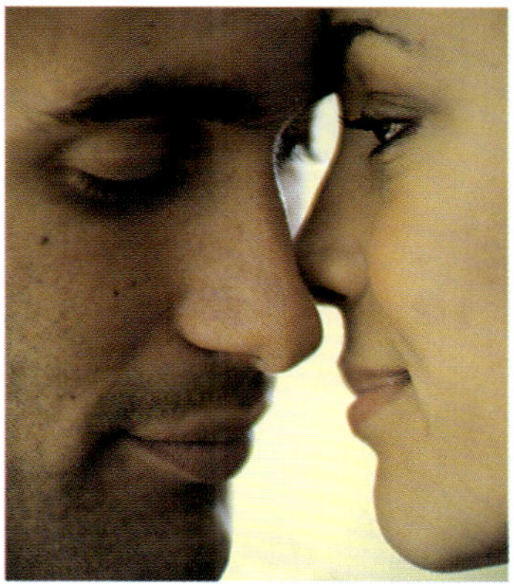

Auch der Partner braucht selbstverständlich Zeit, um sich an die „anderen Umstände" zu gewöhnen.

Für wen kommt die genetische Beratung infrage?

Bei einer genetischen Beratung werden Eltern von speziell dafür ausgebildeten Medizinern darüber aufgeklärt, wie hoch das statistische Risiko für sie ist, ein behindertes Kind zu bekommen, wie groß die Gefahr ist, dass sie eine Erbkrankheit weitervererben, und wie hoch die Wahrscheinlichkeit ist, dass ihr Kind im höheren Alter an anderen Krankheiten (zum Beispiel Herzerkrankungen, Allergien) leiden wird. Eine solche Beratung ist relativ zeit- und personalaufwendig und teuer, weshalb sie auch nicht bei jeder Schwangerschaft durchgeführt wird.

Der richtige Zeitpunkt für eine genetische Beratung

Eine genetische Beratung kann vor oder auch während einer Schwangerschaft stattfinden.

Eine genetische Beratung erfolgt idealerweise schon vor einer geplanten Schwangerschaft, insbesondere bei Eltern, die wissen, dass in ihrer Familie Erbkrankheiten vorkommen, und nun vom genetischen Berater wissen möchten, wie groß ihr persönliches Risiko ist, ein krankes Kind zu bekommen. Die Beratung kann diesen Paaren dabei helfen, sich für oder gegen eine Schwangerschaft oder für oder gegen vorgeburtliche Untersuchungen oder auch für eine künstliche Befruchtung zu entscheiden. Doch auch während einer bestehenden Schwangerschaft kann eine genetische Beratung noch sinnvoll sein, sie kann beispielsweise bei der Entscheidung helfen, ob eine Amniozentese oder Chorionzottenbiopsie sinnvoll ist.

Kann jeder eine genetische Beratung in Anspruch nehmen?

Ja, im Prinzip können alle Paare, die eine Schwangerschaft planen oder bereits ein Kind erwarten, an einer genetischen Beratung teilnehmen. Es reicht aus, wenn ein Paar Angst davor hat, dass sein Kind behindert zur Welt kommt, damit die Krankenkasse die Kosten für eine solche Beratung trägt. Allerdings ist die genetische Beratung kein Muss und auch nicht für alle werdenden Eltern sinnvoll – sie erübrigt sich meistens, wenn in den Familien der Eltern keine Erbkrankheiten vorkommen oder wenn keine weiteren vorgeburtlichen Untersuchungen vorgenommen werden sollen.

Wer sich jedoch für eine genetische Beratung interessiert, sollte den Frauenarzt auf diese Möglichkeit ansprechen, denn zu einer der wenigen genetischen Beratungsstellen ist eine Überweisung des Frauenarztes notwendig.

Genetische Beratungsstellen findet man an den meisten Universitäten, die eine medizinische Fakultät besitzen. Sie sind in der Regel den Instituten für Humangenetik angeschlossen. Es gibt jedoch auch frei praktizierende Ärzte mit einer Zusatzausbildung in medizinischer Genetik, die genetische Beratungen anbieten.

Was passiert bei der genetischen Beratung?

Bei der genetischen Beratung werden die Eltern von einem Arzt über in der Familie vorkommende Erbkrankheiten sowie andere Krankheiten befragt. Der Berater möchte außerdem wissen, ob es in beiden Familien bereits Fehl- oder Totgeburten gab und – falls bekannt – worauf diese wahrscheinlich zurückzuführen waren. Außerdem werden die Eltern nach ihren Lebensgewohnheiten befragt: ob sie rauchen, regelmäßig Alkohol trinken, bestimmte Medikamente einnehmen müssen oder zum Beispiel Tätigkeiten ausüben, die das ungeborene Kind schädigen oder geschädigt haben könnten (etwa beim Kontakt mit Gefahrstoffen am Arbeitsplatz). Es ist daher auf jeden Fall sinnvoll, sich ein wenig auf die genetische Beratung vorzubereiten und zum Beispiel in der Familie nachzuforschen, ob bestimmte Krankheiten häufiger vorkamen.

Der genetische Berater fertigt mit den Informationen, die die Eltern ihm geben, einen Stammbaum sowohl des Vaters als auch der Mutter an und errechnet die Wahrscheinlichkeit für die Vererbung bestimmter Erkrankungen.

Oft kann der Berater bereits im persönlichen Gespräch die Ängste der Eltern ausräumen, dass ihr Kind behindert zur Welt kommen könnte. Manchmal legt er ihnen aber auch weiterführende Untersuchungen (zum Beispiel eine Amniozentese) ans Herz, um eine Erkrankung mit Sicherheit auszuschließen.

Seine Aufgabe ist es in der Regel dann auch, die Durchführung dieser Untersuchungen mit all ihren Risiken den Eltern detailliert zu erklären. Selbstverständlich können sich die Eltern noch immer gegen eine solche Untersuchung entscheiden; zwingen kann sie der Berater zur vorgeburtlichen Diagnostik selbstverständlich nicht, er darf sie nicht einmal beeinflussen.

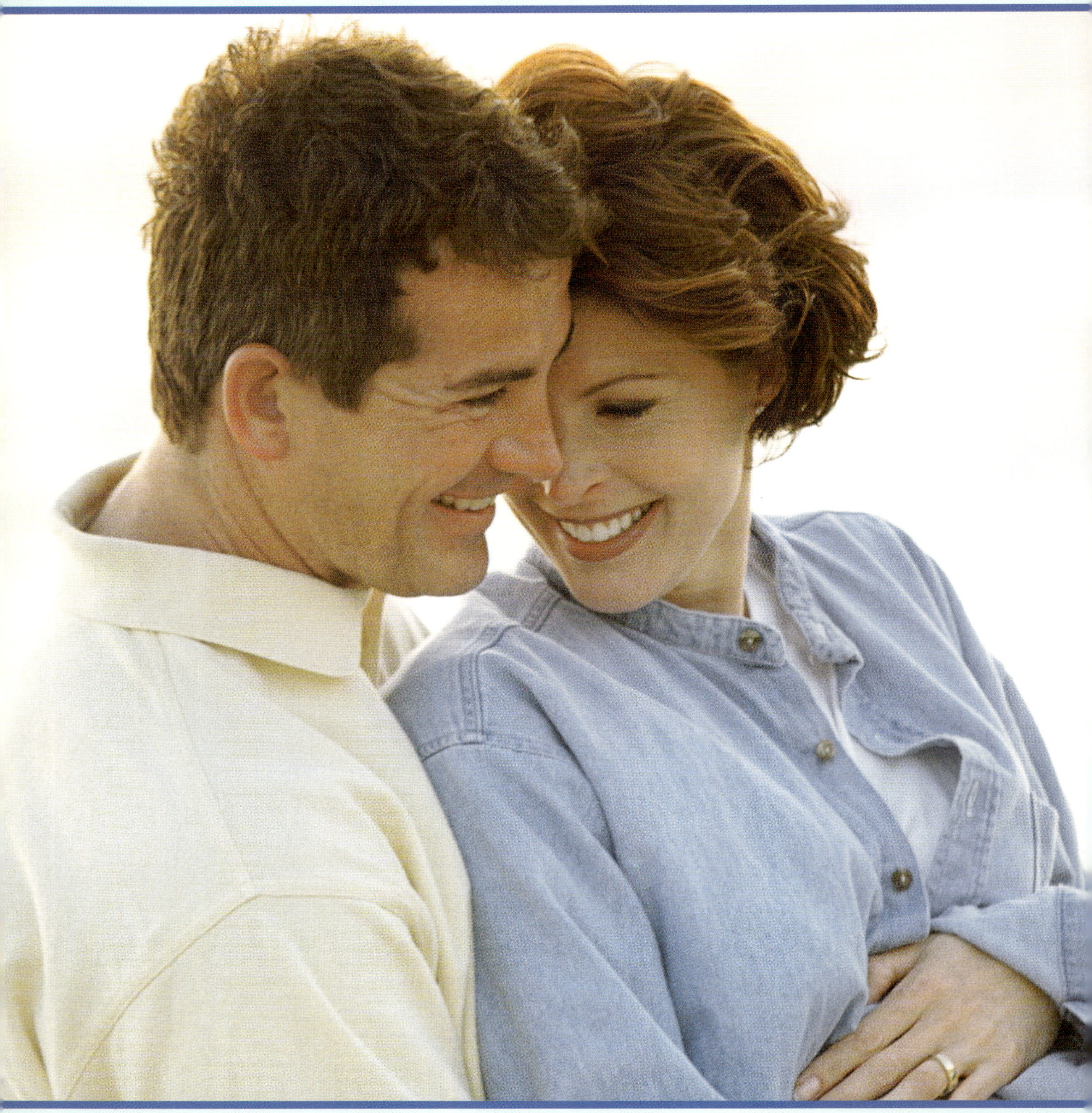

Sie wissen es nun sicher: Sie bekommen ein Baby! Aus der Vermutung ist Gewissheit geworden. Die Schwangerschaft macht sich mit deutlichen Symptomen bemerkbar: Sie leiden eventuell unter Übelkeit, sind schnell müde und gefühlsmäßig ungewohnt labil. Und das Kind? Das macht stündlich riesengroße Fortschritte: Sein Herz fängt an zu schlagen, Armknospen werden sichtbar, Kopf und Mund kann man bereits erkennen und, und, und. Auf dem ersten Ultraschallbild, das der Arzt gemacht hat, können Sie den Winzling, der da in Ihrem Bauch heranwächst, zum ersten Mal auch sehen. Ihr ganzes Tun und Denken hat sich in den letzten Wochen verändert. Es ist geprägt von großer Unsicherheit und von unbeschreiblicher Freude. Bald werden Sie dieses Kind in Ihren Armen halten können, doch wird auch alles gut gehen? Was müssen Sie tun, damit sich das Kind optimal entwickelt? Die meisten Schwangeren sind ständig hin- und hergerissen zwischen Angst und Freude.

Nichts ist mehr so, wie es war

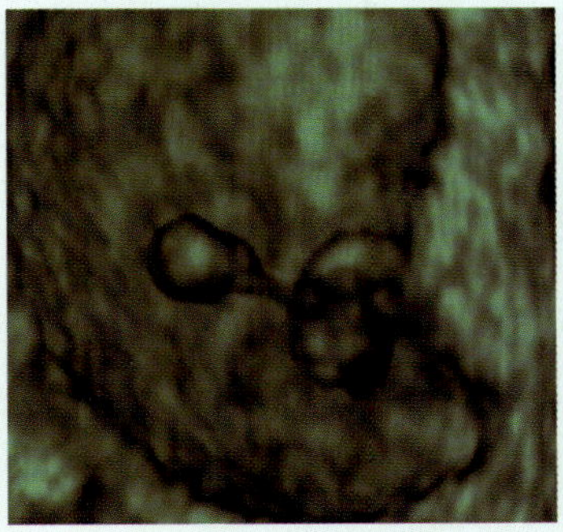

Ein sieben Wochen alter Embryo auf einem 3-D-Ultraschallbild.

Wie entwickelt sich das Kind?

Noch bevor Sie sicher wissen, dass Sie ein Baby erwarten, hat dieses sich nahezu explosionsartig entwickelt und bis zur achten Schwangerschaftswoche deutlich eine menschliche Form angenommen. Bis zu diesem Zeitpunkt sind alle lebenswichtigen Organe angelegt – und dabei ist der Embryo gerade einmal etwa 5 g schwer und misst vom Scheitel bis zum Steiß 15 bis 20 mm.

Was entwickelt sich wann?

Mit Sicherheit kann man es nicht sagen, aber man nimmt an, dass ein Embryo erst dann körperliche Empfindungen wahrnehmen kann, wenn die Nerven voll ausgebildet, mit den Muskeln verbunden sind und wenn das Gehirn so weit entwickelt ist, dass es seine Informationen an die Nerven weiterleiten kann. Das ist etwa in zwölf Wochen der Fall.

In der dritten Schwangerschaftswoche ist das Herz ausgebildet und beginnt zu schlagen. Drei Wochen später sieht das Herz wie eine S-förmige Röhre aus. Erst in den folgenden Wochen entwickeln sich aus dieser Röhre die vier Kammern: zwei, die Blut aufnehmen, und zwei, die es in die Lungen und den ganzen Körper pumpen. Am 26. Tag bilden sich im Rückenmark erste motorische Nervenzellen, am 28. Tag werden die Armknospen sichtbar. Die Arme entwickeln sich übrigens schneller als die Beine. Das bleibt auch lange nach der Geburt so – es ist ja auch so, dass Babys schneller greifen als laufen können. Die Kontaktstellen zur Bewegungsweiterleitung (Synapsen) vom Rückenmark zu den Muskel- und Sinneszellen werden gebildet.

Der Kopf wächst sehr schnell und wird lange Zeit der größte Körperteil das Kindes sein. Das liegt einfach daran, dass das Gehirn und der gesamte Kopf in diesem frühen Stadium der Schwangerschaft viel schneller wachsen als der übrige Teil des Körpers. Und weil sich der hintere Bereich des Kopfes schneller entwickelt als der vordere, sieht es auf dem Ultraschallbild so aus, als neige sich der Kopf nach vorne.

Der Hals beginnt sich zu entwickeln, ebenso Magen, Milz, Leber, Darm und auch der Blinddarm. Das Blut hat angefangen zu zirkulieren. An den Armknospen bilden sich Hände und Finger, nach dem 40. Tag sind auch Mund und Gesichtszüge erkennbar und der Mundbereich reagiert bereits empfindlich auf Reize. Die Haut des Kindes ist allerdings noch sehr dünn, hat keinerlei Fettschichten und ist transparent. In den ersten Schwangerschaftswochen entwickeln sich alle

Embryonen in der gleichen Weise. Deswegen kann der Arzt auch anhand der Größe des Kindes recht genau sagen, wie weit die Schwangerschaft vorangeschritten ist bzw. wann der voraussichtliche Entbindungstermin sein wird. Erst ab dem vierten Schwangerschaftsmonat ist das Wachstum der Kinder individuell verschieden.

Wie lebt eigentlich das Kind im Mutterleib?

Der Embryo ist umgeben von der Plazenta (auch Mutterkuchen genannt), die an der Innenwand der Gebärmutter haftet. Die Plazenta ermöglicht es dem Baby erst zu leben, indem sie zahlreiche lebensnotwendige Funktionen übernimmt: Sie ist zuständig für den Stoffaustausch zwischen Mutter und Kind, ermöglicht dem Kind sowohl die Ernährung wie auch die Atmung und sie produziert schwangerschaftserhaltende Hormone. Nach etwa 40 Wochen Schwangerschaft, also zum Zeitpunkt der Entbindung, ist die Plazenta etwa 500 g schwer, 2 cm dick und hat einen Durchmesser von etwa 18 cm. Das Baby ist über die Nabelschnur mit der Plazenta verbunden. Diese Schnur besteht aus drei miteinander verschlungenen Blutgefäßen – zwei führen das Blut vom Baby zur Plazenta, eins führt es in die umgekehrte Richtung. Innerhalb der Plazenta befindet sich die dehnbare Fruchtblase, die mit Fruchtwasser gefüllt ist. Dieses enthält vor allem Nährstoffe für das Kind, schützt es vor Stößen und Verletzungen und bietet ihm eine gleich bleibende Temperatur. Zum Zeitpunkt der Geburt enthält die Fruchtblase etwa 500 bis 1000 ml Fruchtwasser.

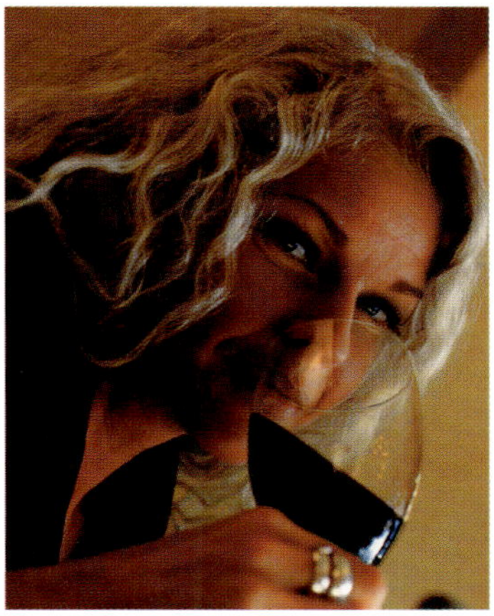

Sobald Sie erfahren haben, dass Sie schwanger sind, sollten Sie auf Alkohol verzichten.

Was kann jetzt schädlich sein?

Die Babys machen zwar in diesen ersten zwölf Wochen gewaltige Entwicklungsschritte, sie sind aber auch gerade in dieser Zeit besonders anfällig für schädliche Einflüsse von außen. Das heißt, dass Sie als werdende Mutter in diesen ersten drei Monaten den Alkoholkonsum ganz einstellen sollten, das Rauchen aufgeben oder zumindest stark einschränken müssen, selbstverständlich keine Drogen nehmen dürfen und immer mit dem Arzt abstimmen sollten, ob und welche Medikamente Sie nun nehmen dürfen. Impfen lassen sollte sich eine Schwangere nur, wenn es unbedingt notwendig ist.

Die erste Vorsorgeuntersuchung beim Arzt oder bei der Hebamme

Natürlich ist eine Schwangerschaft keine Krankheit, dennoch ist sie für Mutter und Kind mit gewissen gesundheitlichen Risiken verbunden. Im Rahmen einer regelmäßigen Schwangerenvorsorge können Unregelmäßigkeiten und Probleme rechtzeitig erkannt und behandelt werden. Bei einem unkomplizierten Schwangerschaftsverlauf sollte die Schwangere in den ersten Monaten alle vier Wochen zur Untersuchung gehen, im neunten Monat alle zwei Wochen und im letzten jede Woche. Werden Mehrlinge erwartet oder handelt es sich um eine Risikoschwangerschaft, sind häufigere Untersuchungen notwendig.

Bei einer Schwangerschaft ist es wichtig, die „Diagnose" so bald wie möglich von einem Arzt oder auch einer Hebamme bestätigen zu lassen. Damit wird man automatisch in das Vorsorgeprogramm aufgenommen. Die Krankenkassen übernehmen heute die Kosten für mindestens zehn Untersuchungen bis zur Geburt.

Die erste Untersuchung

Beim ersten Arztbesuch wird zumeist wiederum ein Schwangerschaftstest durchgeführt. Danach wird sich der Arzt über die gesundheitliche Verfassung der Schwangeren informieren. Dazu gehört eine ausführliche Anamnese, das bedeutet, er befragt seine Patientinnen über ihre medizinische Vorgeschichte. Er muss sich über gesundheitliche Probleme und chronische Beschwerden informieren, mehr über Lebensumstände und Gewohnheiten erfahren. Der Arzt wird Sie auch über erbliche Veranlagungen und Belastungen innerhalb der Familie befragen. Wenn Sie nicht zum ersten Mal schwanger sind, wird der Arzt auch mehr über den Verlauf vorhergehender Schwangerschaften wissen wollen. Daraus kann er wichtige Schlüsse ziehen, worauf in der jetzigen Situation geachtet werden muss.

Zur Erstuntersuchung gehören routinemäßige Checks, die bei allen Vorsorgeuntersuchungen wieder auftauchen. Beim ersten Mal wird dazu Blut abgenommen, um die Blutgruppe und den Rhesusfaktor bestimmen zu können, außerdem wird das Blut auf Röteln-Antikörper getestet und in den meisten Fällen auch ein HIV-Test durchgeführt. Dann kommt die Blutdruckkontrolle: Ein zu hoher ebenso wie ein zu niedriger Blutdruck können in der Schwangerschaft zu Problemen führen und müssen deshalb so früh wie möglich erkannt und beobachtet werden. Auch eine Untersuchung auf dem gynäkologischen Stuhl muss bei der ersten Untersuchung sein. Dabei verwenden manche Ärzte bereits den Ultraschall, um der jungen Mutter ein besseres Gefühl für das entstehende Kind zu vermitteln. Für die meisten bleibt jedoch zu diesem Zeitpunkt der Schwangerschaft mehr der Eindruck

Der Hebammen-Tipp *Die meisten Frauen haben bereits vor der Schwangerschaft „ihren" Frauenarzt. Wenn Sie Vertrauen zu ihr/ihm haben und sich gut aufgehoben und individuell betreut fühlen – herzlichen Glückwunsch, bleiben Sie dabei. Manche sind jedoch unsicher, denn die engmaschige und emotionale Betreuung einer Schwangerschaft erfordert etwas anderes als die alljährliche Vorsorgeuntersuchung. Informieren Sie sich bei Ihren Freundinnen und Bekannten, die bereits Kinder haben!*
Folgende Kriterien sind bei der Arztwahl wichtig:
- *Werden Fragen klar und verständlich beantwortet?*
- *Werden Fragestellungen von verschiedenen Seiten beleuchtet und eventuelle Alternativen angeboten?*
- *Wie viel Zeit steht zur Verfügung?*
- *Wie wird mit Ängsten und Befürchtungen umgegangen?*
- *Fühle ich mich in meiner Person und mit meinen Wahrnehmungen ernst genommen?*
- *Werden Körperwahrnehmungen und Gefühle beachtet?*
- *Welchen Stellenwert hat die eigene Meinung?*

eines Schattens, als dass sie sich ein „richtiges" Kind darunter vorstellen könnten. Zum anderen führen Ärzte die Tastuntersuchung durch, um den Zustand der Gebärmutter zu überprüfen.

Bei der ersten oder zweiten Untersuchung stellt der Arzt auch den Mutterpass aus. Dieses Dokument sollten Sie als Schwangere von nun an stets bei sich führen. Darin befinden sich alle Informationen, die ein fremder Arzt im Notfall braucht, um Sie richtig zu behandeln.

Hebammen, die in der Schwangerschaftsbetreuung arbeiten, sind meistens freiberuflich tätig. Sie machen überwiegend Hausbesuche oder sind telefonisch jederzeit erreichbar. Manche haben sich auch zu Praxisgemeinschaften zusammengeschlossen.

Hebamme oder Arzt – Sie haben die Wahl

Wenn die Schwangere gesund ist und keine medizinischen Probleme während der Schwangerschaft zu erwarten sind, spricht nichts dagegen, sich von einer Hebamme betreuen zu lassen. Im Mittelpunkt der Hebammenarbeit steht die persönliche und vertrauensbildende Beratung der Schwangeren. Sie informiert die werdende Mutter über die notwendigen ärztlichen Untersuchungen und bietet oft „Übersetzungshilfe" an. Das Repertoire der Hebammenhilfe ist in der Frühschwangerschaft eng an die Vorgehensweise des Arztes geknüpft, da er über diagnostische Mittel (Ultraschall) verfügt, die die Hebammen nicht haben. Doch je weiter die Schwangerschaft vorangeht, desto wichtiger wird der Beistand durch eine Hebamme.

Optimal wäre eine Vorsorge während der Schwangerschaft durch Arzt und Hebamme.

Die Hebamme

Wenn man an die Rolle einer Hebamme während der Schwangerschaft denkt, hat sich bei den meisten Frauen das Bild verfestigt, die Hebamme sei eine wichtige Vertrauensperson für die Gebärende bei der Entbindung. Das ist falsch. Dies ist eine Ansicht, die erst im 20. Jahrhundert und in unseren Kulturkreisen in erster Linie von Medizinern verbreitet wurde. Erst langsam kommt man heute von dieser Vorstellung ab. Weltweit sind es zwar etwa 80 % der Neugeborenen, die mit der Unterstützung einer Hebamme zur Welt kommen, diese Zahl kommt allerdings deswegen zustande, weil darin Geburten in allen Kulturkreisen mit berücksichtigt sind – die Industrienationen machen darin nur einen kleinen Anteil aus.

In die Randrolle verbannt

In früheren Jahrhunderten war und bei den Naturvölkern heute ist die Geburt ein sehr intimes Ereignis, bei dem die Familie und insbesondere Frauen (Hebammen) die Gebärende unterstützten. Fortschritte in der Medizin und der Medizintechnik, die vor allem im 20. Jahrhundert in der westlichen Industriewelt gemacht wurden, führten dazu, dass die Hebamme in eine Randrolle verdrängt wurde, vielfach verbannte man sie ganz aus dem Gebärraum, dem Kreißsaal. Ihren Platz nahmen Ärzte und medizinische Apparate ein. Das hatte zwangsläufig Auswirkungen auf die Gebärhaltung und auf die psychische Unterstützung der Gebärenden. Es dominierte die Entbindung in horizontaler Rückenlage, die Geburt wurde von den Gebärenden vielfach als ein rein medizinisches Ereignis empfunden – dementsprechend war es auch von großen Ängsten und Anspannungen, damit zusammenhängend auch von Schmerzen begleitet.

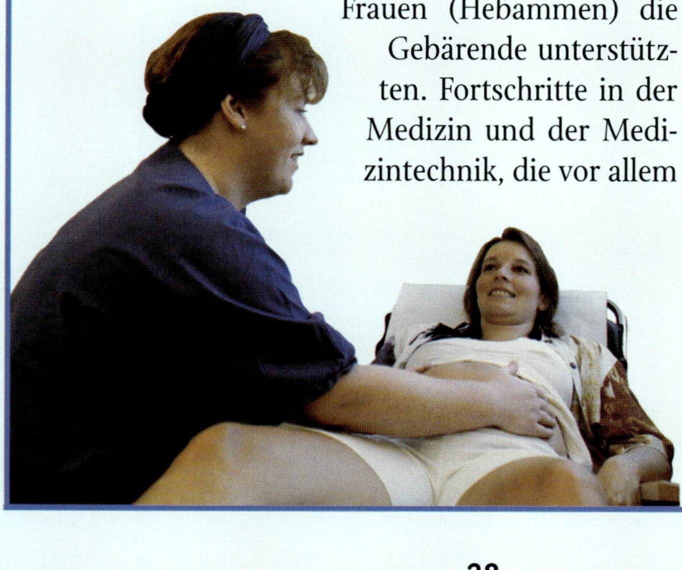

Ähnlich verhielt es sich auch mit der Schwangerschaft selbst. Von dem Augenblick an, an dem eine Frau feststellte, dass sie schwanger war, sollte sie sich in die Obhut eines Arztes, in selteneren Fällen einer Ärztin begeben. Erst seit einigen Jahren beginnt sich dieses festgefahrene Schema aufzulösen. Und immer mehr Frauen wünschen sich auch eine intensivere Betreuung durch eine Hebamme.

Vorsorgeuntersuchungen

Es spricht nichts dagegen, wenn bei einer normal verlaufenden Schwangerschaft die Hebamme die Vorsorgeuntersuchungen durchführt – in der Regel ist das eine freiberufliche Hebamme. Sie ist selbstverständlich dazu berechtigt. Blutdruckmessung, Urinuntersuchung, Kontrolle der Herztöne des Babys, Feststellung von Größe und Lage des Babys – all das kann die Hebamme problemlos leisten. Ultraschalluntersuchungen erfolgen allerdings nur bei einem Arzt. Der Arzt ist auch dann immer noch die richtige Adresse, wenn bestimmte Erkrankungen der Mutter vorliegen, wenn mehr als ein Kind erwartet wird und wenn es sich sonst um eine Risikoschwangerschaft handelt.

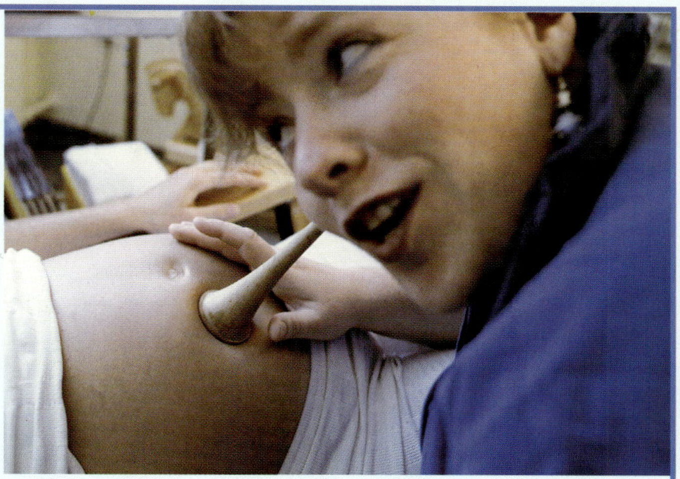

Geburtsvorbereitungskurse

Die Kurse zur Geburtsvorbereitung und die Schwangerschaftsgymnastik werden in der Regel von Hebammen angeboten. Die werdenden Mütter erhalten hier Informationen über Schwangerschaftsverlauf, Entwicklung des Kindes, über die Geburt selbst, die verschiedenen Geburtsmethoden und Geburtsorte sowie über das Wochenbett.

Die Geburt

Welche Rolle eine Hebamme bei der Geburt spielt, hängt stark davon ab, wo die Entbindung stattfindet. Wer sich in einer Klinik sicherer fühlt, aber dennoch die Hebamme als Hauptbezugsperson haben möchte, sollte sich rechtzeitig informieren, in welchen Häusern die Ärzte tatsächlich nur bei Problemen eingreifen und wo vielleicht Mediziner bei einer Geburt immer noch die Regie führen. Die Gebärende sollte sich aber auf jeden Fall darauf einstellen, dass sie in einer Klinik im Normalfall von mehr als einer Hebamme betreut wird. Im ungünstigsten Fall kann es passieren, dass die Hebamme unmittelbar vor der Austreibungsphase wechselt. In immer mehr Kliniken ist es allerdings erlaubt, die eigene Hebamme zur Entbindung mitzubringen. Auf diese Weise ist die individuelle Betreuung durch die eigene Hebamme gegeben und gleichzeitig hat man die Sicherheit durch medizinische Präsenz. Hat man sich für eine Hausgeburt oder die Geburt in einem Geburtshaus entschieden, kennt man immer die Hebamme oder das Hebammenteam, man hat im Vorfeld über Wünsche und Möglichkeiten bei der Geburt gesprochen und fühlt sich in familiärer Atmosphäre oft wohler und entspannter. Wichtig für eine Hausgeburt oder eine Entbindung im Geburtshaus ist die rechtzeitige Suche nach einer Hebamme oder die frühzeitige Anmeldung in einem Geburtshaus, weil die Hebammen nur eine begrenzte Zahl an Geburten annehmen können. Eine Hebamme ist übrigens auch befähigt und berechtigt, die Erstversorgung des Kindes zu übernehmen und die Mutter nach der Entbindung zu versorgen.

Das Wochenbett

Im Wochenbett kümmert sich die Hebamme sowohl um die Mutter wie auch um das Kind. Diese Betreuung umfasst die Beobachtung des Wochenbettverlaufs, Hilfe bei Stillproblemen, Hilfe bei der Pflege und Ernährung des Kindes. Die Hebamme ist aber auch Ansprechpartnerin, wenn es um Fragen zur Rollenfindung in der Familie geht.

Der Mutterpass – was steht alles drin?

Das wichtigste Dokument einer Schwangeren ist ihr Mutterpass – auch Hebammen und Ärzte, die die Schwangere sonst nicht betreuen, können dem Mutterpass alle notwendigen Informationen über den Verlauf der Schwangerschaft entnehmen. Gleichzeitig ist der Mutterpass auch ein Dokument für die Schwangere selbst – allerdings in einem für die meisten Frauen unverständlichen Medizinerdeutsch abgefasst, das deshalb hier stichwortartig „übersetzt" und erklärt werden soll.

Der Mutterpass ist das wichtigste Dokument während Ihrer Schwangerschaft und Sie sollten ihn immer bei sich tragen.

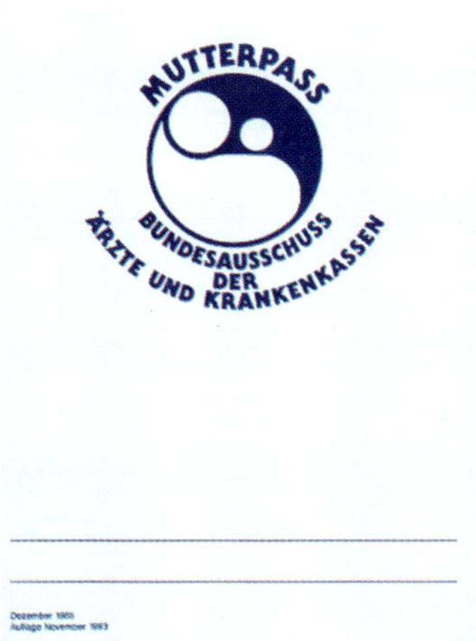

Wie sollen Sie den Mutterpass lesen?

- Im Gravidogramm (Seite 7 und 8 des Mutterpasses) finden sich alle Angaben zum Schwangerschaftsverlauf – hier werden alle Ergebnisse der Vorsorgeuntersuchungen eingetragen.
- Schwangerschaftswoche: Hier wird – vom Beginn der letzten Regelblutung an gerechnet – eingetragen, in welcher Woche der Schwangerschaft die jeweilige Untersuchung durchgeführt wurde. Um ganz genau zu sein, tragen Arzt oder Hebamme alle vollendeten Schwangerschaftswochen und die Tage der begonnenen Schwangerschaftswoche ein, zum Beispiel 9 (Wochen) + 5 (Tage).
- SSW ggf. Korr.: Korrigierte Schwangerschaftswoche; vor allem bei Unsicherheit über den Empfängnistermin stellt sich durch die Untersuchungen oft heraus, dass die Schwangerschaft schon weiter oder weniger weit fortgeschritten ist als angenommen. Hier trägt man die korrigierte Schwangerschaftswoche ein, wie sie sich für den Arzt oder die Hebamme infolge der Untersuchungen darstellt.
- Fundusstand: Gibt an, wo der obere Teil der Gebärmutter (Fundus) zu tasten ist; Sy + 4 bedeutet zum Beispiel vier Finger breit über der Symphyse, der Schambeinfuge; N + 2: zwei Finger breit über dem Nabel; Rb – 2: zwei Finger unter dem Rippenbogen.
- Kindslage: wird erst später in der Schwangerschaft relevant; SL bedeutet Schädellage, BEL Beckenendlage.
- Herztöne: Ein Pluszeichen (+) bedeutet, dass Herztöne zu hören oder per Ultraschallkontrolle zu sehen sind.

- Kindsbewegung: Kann zu Anfang der Schwangerschaft durch Ultraschall, später durch Ertasten oder durch bloßes Ansehen des Bauchs der Schwangeren festgestellt werden. Meistens werden Sie danach gefragt.
- Ödeme: Wasseransammlungen, meistens in den Beinen oder Gelenken. Sie können im Einzelfall auf Komplikationen hindeuten.
- Varikosis: Krampfadern, die manchmal durch die Schwangerschaft entstehen können.
- Gewicht: Hier trägt man bei jedem Vorsorgetermin das Gewicht der Schwangeren ein.
- RR: Blutdruck der Schwangeren, der in zwei Werten, der so genannten Systole und der Diastole, angegeben wird, zum Beispiel 110/60. Übersteigt der erste Wert, die Systole, 140 bzw. die Diastole 90, spricht man von Bluthochdruck.
- Hb (Ery): Hämoglobinwert (Konzentration des roten Blutfarbstoffs in den roten Blutkörperchen); sinkt der Wert unter 11, verschreibt der Arzt Eisenpräparate.
- Urinwerte (Eiweiss, Zucker, Nitrit, Blut): Der Urin gibt unter anderem Aufschluss über das Vorliegen einer Infektion (Nitrit, Leukozyten im Urin); Zucker im Urin kann (muss aber nicht!) auf Diabetes, Eiweiß auf eine Schwangerschaftsvergiftung und Blut auf eine Nierenentzündung hindeuten; o. B. bedeutet ohne Befund.
- Vaginale Untersuchung: Bei dieser Untersuchung prüfen Hebamme oder Arzt unter anderem, ob der Muttermund geschlossen oder der Gebärmutterhals verkürzt ist; in der Regel wird er o. B. notieren, wenn die Ergebnisse der Untersuchung dem jeweiligen Schwangerschaftsstadium entsprechen.

Im Mutterpass werden außerdem die Ergebnisse verschiedener Blutuntersuchungen eingetragen: 1. die Blutgruppe; 2. das Ergebnis des Antikörpersuchtests, das wichtig ist, falls eine mögliche Blutgruppenunverträglichkeit von Mutter und Kind vorliegt, denn dann muss die Anti-D-Prophylaxe durchgeführt werden, bei der die (rhesus-negative) Mutter eine Injektion erhält, um zu verhindern, dass ihr Organismus Antikörper gegen das Kind bildet; 3. Immunität der Mutter gegen Röteln – ja oder nein?; 4. Infektion mit Syphilis (Abkürzung LSR) – ja oder nein?; 5. Immunität gegen Toxoplasmose. Für die Ultraschalldiagnostik und die Untersuchungen mittels Herzton-Wehenschreibers (Cardiotokographische Befunde; CTG) steht ebenfalls Raum für Eintragungen im Mutterpass zur Verfügung.

Fragen Sie Ihren Arzt nach Ausstellung des Mutterpasses, falls er Sie als Risikoschwangere einstuft, welche Gründe dafür vorliegen. Die Risiken sind im Mutterpass festgelegt. So besteht beispielsweise bei einer Schwangeren, die älter als 35 Jahre ist, eine Risikoschwangerschaft. Das bedeutet allerdings nicht, dass die Geburt mit Risiken behaftet ist!

Erste Bilder vom Kind – Ultraschalluntersuchungen

Es ist ein ganz besonderes Erlebnis, wenn Sie Ihr Baby zum ersten Mal in Ihrem Bauch sehen können. Dann ist es nicht mehr nur ein Gefühl oder nur die Bestätigung von Arzt oder Hebamme, dass Sie ein Kind erwarten, dann können Sie tatsächlich sehen, wie es sich in seinem „Zuhause“ bewegt, wie sein Herz schlägt, wie es sich von Mal zu Mal weiterentwickelt. Solche Einblicke, die die Ultraschalldiagnostik heute bietet, sind aber keineswegs nur dazu da, den werdenden Eltern ihr Kind „vorzuführen“, sie geben dem Arzt vor allem auch genaue Aufschlüsse über die Entwicklung des Kindes und ermöglichen eine frühzeitige Feststellung von Unregelmäßigkeiten oder körperlichen Fehlbildungen.

Neueste Untersuchungen haben gezeigt, dass längere Ultraschalluntersuchungen das Fruchtwasser erwärmen und aufperlen lassen. Zurzeit wird in den USA über mögliche Folgen (etwa Innenohrschwerhörigkeit) diskutiert.

Wie verläuft eine Ultraschalluntersuchung?

Eine Ultraschalluntersuchung ist für die Schwangere mit keinerlei Schmerzen verbunden. Die Untersuchung – sie dauert zehn, 15 oder auch 20 Minuten – erfolgt zu Anfang der Schwangerschaft vaginal, später über die Bauchdecke. Dabei wird zunächst etwas Gel auf den Bauch aufgetragen, damit die Schallwellen besser weitergeleitet werden können. Mit einem Schallkopf gleitet der Arzt über den Bauch und beobachtet dabei das Kind, seine Organe, seine Lage in der Gebärmutter auf dem Bildschirm. Sie selbst werden wahrscheinlich auf

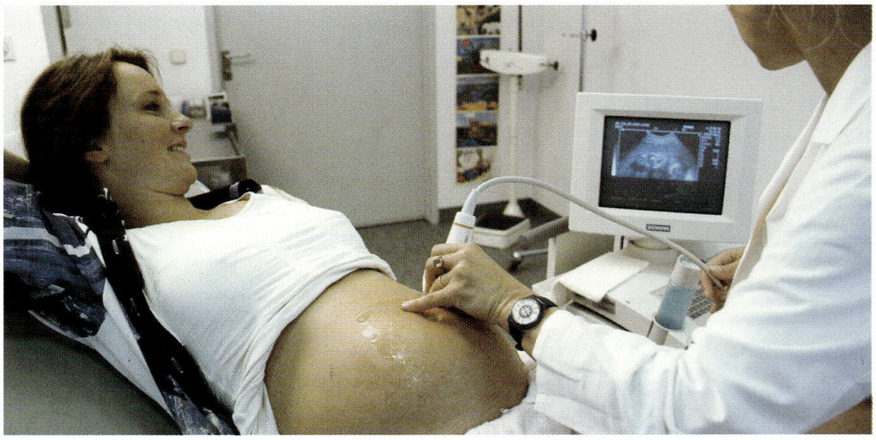

Ultraschalluntersuchung über die Bauchdecke.

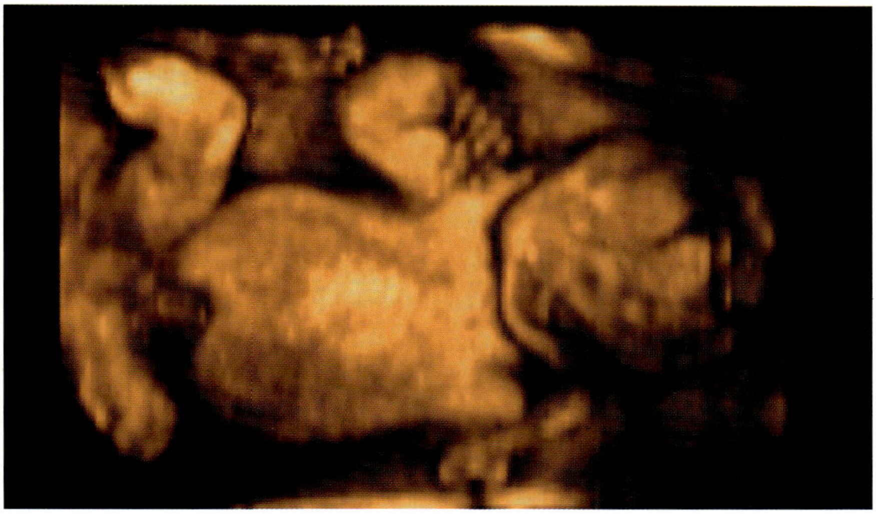

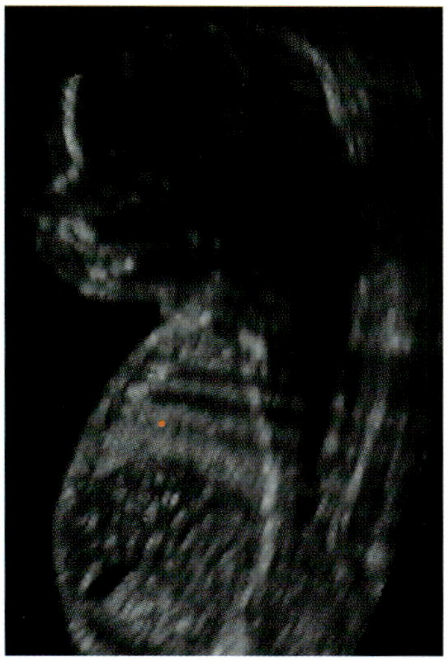

Links ein 3-D-Ultraschallbild vom Baby, rechts ein konventionelles Ultraschallbild.

diesem Bild nicht viel erkennen können, doch die meisten Ärzte nehmen sich Zeit und erklären der Schwangeren und – wenn anwesend – auch dem Vater des Kindes, was wo zu sehen ist. Meistens gibt der Arzt den werdenden Eltern auch ein Ultraschallbild mit – das allererste Bild des Kindes, das stets eine ganz besondere Erinnerung bleibt.

Seit kurzem gibt es auch die dreidimensionale Ultraschalldiagnostik, die natürlich auch für Laien im Vergleich zum konventionellen Verfahren ein viel realistischeres und deutlicheres Bild vom Baby liefert. Bis heute besitzen allerdings noch nicht viele Ärzte und Kliniken ein solches 3-D-Ultraschallgerät.

Was kann man auf dem Ultraschallbild erkennen?

Mithilfe der Ultraschalldiagnostik wird die Lage und Größe des Kindes und die Entwicklung der Plazenta sowie verschiedener kindlicher Organe überprüft, bestimmte Anomalien können auf diese Weise erkannt werden und sie hilft auch eine Mehrlingsschwangerschaft festzustellen. Wenn die Eltern es wünschen, kann der Arzt aufgrund von Ultraschallbildern ab einem bestimmten Entwicklungsstadium des Babys auch dessen Geschlecht erkennen und es ihnen verraten.

Der Ultraschall wird heute leider manchmal als „Baby-Fernsehen“ missbraucht: Der Arzt kann den Schall auf Videokassette aufnehmen, sodass die Schwangere zu Hause ihr Kind auf dem Fernseher beobachten kann.

Im Verlauf einer komplikationslosen Schwangerschaft sind drei Ultraschalluntersuchungen vorgesehen. Die erste Untersuchung findet zwischen der neunten und zwölften Schwangerschaftswoche, die zweite zwischen der 19. und 22. Woche und die dritte zwischen der 29. und 32. Woche statt. Wenn es notwendig ist, nimmt der Arzt natürlich auch weitere Ultraschalluntersuchungen vor.

Schwangerschaftsbeschwerden und wie man sie meistert

Seele und Körper reagieren gleichermaßen stark auf die Hormone. Sorgen und Ängste, ebenso wie Glück und Freude, haben hier ihren Auslöser.

Was in den ersten Monaten der Schwangerschaft im Körper passiert, ist mit nichts zu vergleichen. Die „anderen“ Umstände bringen den ganzen Organismus durcheinander und auch die Seele wird auf „schwanger“ programmiert. Verantwortlich für die radikale Umstellung sind die Hormone. Sie überfluten den Körper und richten zunächst einmal ein ziemliches Chaos an. Gefühle und Bedürfnisse verändern sich so schnell, dass mancher Frau dabei schwindelig wird. Der Organismus läuft auf Hochtouren und dass dies nicht ohne Folgen bleibt, ist nur verständlich.

Die Hormone beherrschen den Körper …

Zu keinem anderen Zeitpunkt im Leben einer Frau produziert der Körper so viele Hormone wie jetzt in der Schwangerschaft. Einerseits vermehrt sich die Hormonmenge – zum Beispiel die Produktion von Progesteron und Östrogen – um ein Zigfaches, andererseits werden neue „Schwangerschaftshormone“ gebildet, die nur jetzt im Körper zu finden sind – zum Beispiel HCG. Natürlich bleibt das nicht ohne Konsequenzen:

- Das „Schwangerschaftshormon“ HCG: Es ist dafür verantwortlich, dass Frauen spüren, schwanger zu sein. Es wird vom Chorion gebildet, stimuliert die vermehrte Progesteronproduktion und sorgt so dafür, dass die Periode ausbleibt. Die Produktion dieses besonderen Hormons steigt innerhalb der ersten drei Schwangerschaftsmonate dramatisch an – um dann wieder abzusinken. In der zweiten Schwangerschaftshälfte wird seine Funktion vom Plazentahormon übernommen. Das HCG-Hormon ist es übrigens auch, worauf alle Schwangerschaftstests basieren. Es wird schon im frühen Stadium über den Urin ausgeschieden und ist dort nachweisbar. HCG wird mit der Schwangerschaftsübelkeit in Verbindung gebracht, ist allerdings nicht allein dafür verantwortlich.
- Östrogen: Dieses Hormon wird bei nicht schwangeren Frauen in den Eierstöcken gebildet. Während einer Schwangerschaft bildet

die Plazenta in größeren Mengen Östrogene. Deshalb fühlen sich Frauen in der Schwangerschaft auch besonders weiblich, der Busen wird größer, es wird mehr Blut gebildet und im Gewebe lagert sich Wasser ein. Zu den negativen Begleiterscheinungen gehört, dass sich Haut und Haare verändern können.

- Progesteron: Dieses Hormon ist ein „Schwangerschafts-Schutz-Hormon", denn es verhindert, dass die Gebärmutter unruhig wird, und beruhigt deshalb den Gesamtorganismus. Am Anfang ist das ziemlich lästig, denn man fühlt sich stets müde und unausgeschlafen, später sorgt dieses Hormon für die innere Ruhe vor der Geburt. Es ist jedoch auch für eine träge Verdauung verantwortlich.
- Das Plazentahormon HPL: Es wird von der Plazenta gebildet und bereitet den Busen für die Milchproduktion vor. Außerdem kann man über den HPL-Wert ermitteln, ob die Plazenta gut arbeitet.
- Relaxin: Dieses Hormon wird wahrscheinlich ebenfalls von der Plazenta produziert. Seine Hauptaufgabe ist es, das Becken und den Muttermund für die Geburt geschmeidig zu machen.
- MSH, das Pigmenthormon: Auch davon wird in der Schwangerschaft mehr produziert. Es sorgt für äußerliche Veränderungen – die Brustwarzen werden dunkler, auf dem Bauch zeichnet sich eine dunkle Linie (die Linea fusca) ab, manche Frauen bekommen Pigmentflecken.

Morgendliches Erbrechen zu Beginn der Schwangerschaft ist normal und muss keine Sorgen bereiten. Richten Sie sich selbst ein Frühstück mit Tee (in der Thermoskanne) und Keksen her – im Bett gegessen vertreibt das die Übelkeit.

... und sind für viele Schwangerschaftsbeschwerden zuständig

Die Schwangerschaft ist ein normaler Zustand und keine Krankheit, aber trotzdem fühlen sich nicht alle Schwangeren gerade am Anfang so recht wohl in ihrer Haut. Die „anderen" Umstände verlangen eine komplette Lebensumstellung und auch der Körper verändert sich, was sich in kleinen und größeren Befindlichkeitsstörungen bemerkbar macht.

Ganz typisch für eine Schwangerschaft ist die morgendliche Übelkeit und das Schwangerschaftserbrechen. Etwa die Hälfte aller Schwangeren leiden unter gelegentlichen Beschwerden in diesem Bereich. Zumeist treten die typischen Symptome morgens gleich nach dem Aufstehen auf und deshalb ist auch von morgendlicher Übelkeit

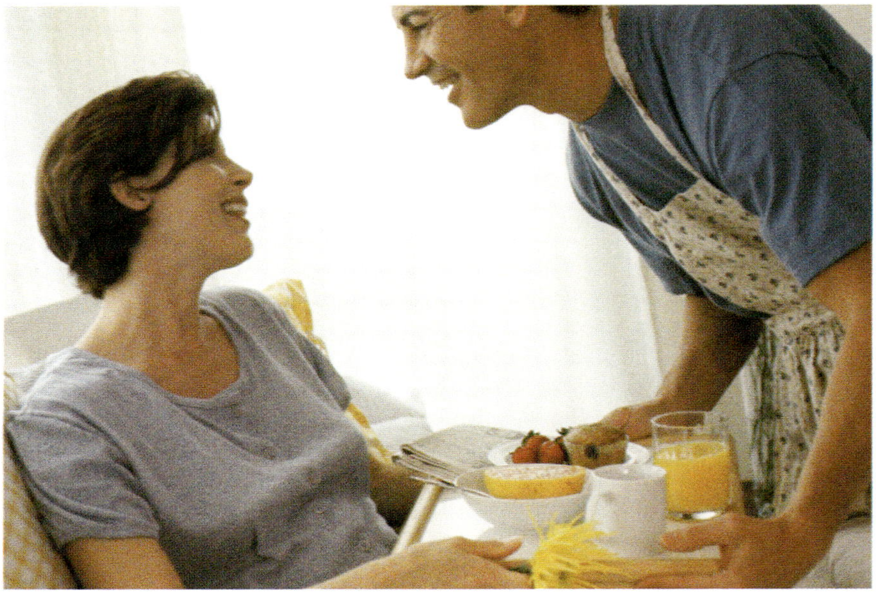

Lassen Sie sich verwöhnen und bitten Sie doch Ihren Partner, Ihnen das Frühstück ans Bett zu bringen, wenn Sie sich nicht wohl fühlen.

Jedes Kind kostet einen Zahn – behauptet der Volksmund. In der Tat sind die Zähne nun etwas gefährdet, weil das Zahnfleisch dank guter Durchblutung anschwillt und für Infektionen anfälliger ist. Gehen Sie also zum Zahnarzt und achten Sie besonders auf Mundhygiene.

die Rede. Es gibt allerdings eine ganze Reihe von Frauen, denen tagsüber ebenso schlecht wird und die sich übergeben müssen. Die Ursachen dafür sind noch nicht umfassend geklärt, allerdings scheint die Hormonumstellung und insbesondere das HCG-Hormon mit dafür verantwortlich zu sein. Zwar hält sich immer noch hartnäckig die Mär, dass Frauen, die unter starken Beschwerden in dieser Hinsicht leiden, ihr Kind innerlich ablehnen, aber man weiß es inzwischen besser und interpretiert die morgendliche Übelkeit sogar als gutes Zeichen für eine intakte Schwangerschaft. Am besten hilft es, wenn Sie morgens nicht mit nüchternem Magen aufstehen, sondern im Bett liegend die erste Mahlzeit zu sich nehmen. Entweder Sie lassen sich das Frühstück ans Bett servieren oder Sie richten selbst einen kleinen Morgensnack, den Sie neben das Bett stellen.

Problematischer ist es natürlich, wenn Ihnen ständig und auch tagsüber schlecht ist. Dann hilft es zumeist nur, die Ernährungsgewohnheiten zu überprüfen und ein bisschen zu experimentieren. Viele Frauen haben Probleme mit Eiweißprodukten. Ihnen hilft es, vorübergehend auf Fleisch zu verzichten und den Milchkonsum zu reduzieren. Als Trost sei gesagt, dass die Schwangerschaftsübelkeit spätestens nach dem dritten Monat aufhört und man dann wieder „normal" leben kann. Nur in Ausnahmefällen sollte man auf Medikamente gegen Übelkeit und Erbrechen zurückgreifen – und das natürlich nur in Rücksprache mit dem Arzt.

Auch die Nase wird empfindlicher

Übelkeit und Erbrechen verursachen bei vielen Frauen auch einen Widerwillen gegen Gerüche. Das kann der Geruch von bestimmten Speisen sein, genauso wie der Duft des Lieblingsparfüms. Aber nicht nur die Nase wird empfindlicher, auch der Geschmackssinn scheint manchmal völlig aus dem Ruder zu laufen. Die berühmte Lust auf saure Gurken oder grüne Heringe sind durchaus nichts Absonderliches, sondern normal. Genauso wie man sich eine Schlacht am Kuchenbüfett gönnen darf, sollte man den Gelüsten ruhig nachgeben. Die gesunde Ernährung darf dabei natürlich nicht zu kurz kommen.

Die ewig lächelnde Schwangere gibt es selten. Die meisten Frauen werden sehr sensibel und sind schnell zu Tränen gerührt. Hintergrund: Die Seele, regiert von den Hormonen, trainiert das Mitgefühl, das Mütter später brauchen.

Harndrang und Müdigkeit

Genauso unangenehm wie die permanente Übelkeit kann der verstärkte Harndrang sein. Wo auch immer man ist, man lernt viele Toiletten kennen. Das ist lästig, aber vollkommen normal. Die Nieren werden nun stärker durchblutet, die Ausscheidung funktioniert besser. Und im weiteren Verlauf der Schwangerschaft drücken dann auch Baby und Gebärmutter auf die Blase. Dieses Übel begleitet manche Schwangere die ganzen neun Monate.

Kein Problem, aber ganz schön lästig ist gerade in den ersten Monaten der Schwangerschaft die Müdigkeit. Man möchte am liebsten

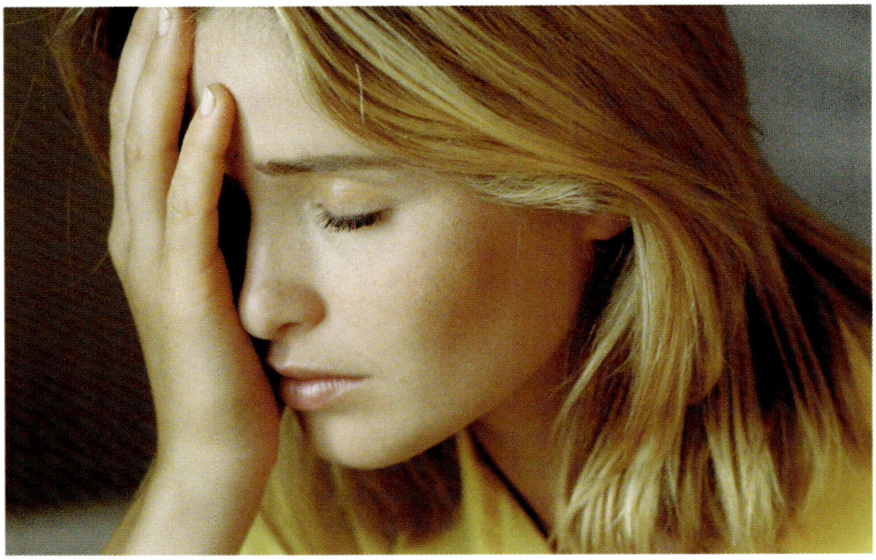

Müdigkeit und Übelkeit machen sehr vielen Schwangeren in der ersten Zeit zu schaffen.

immer nur schlafen. Das Progesteron ist dafür verantwortlich, denn es stellt die Gebärmutter ruhig, um die Entwicklung des Babys nicht zu gefährden. Auch die Stoffwechselumstellung macht den Schwangeren zu schaffen und man sehnt sich nach Erholung. Die gute Nachricht dazu: Nach spätestens acht Wochen ist diese Phase vorbei. Aber solange es andauert, kann man nichts dagegen tun außer schlafen, schlafen, schlafen.

Schmerzen im Rücken und in den Leisten

Rückenschmerzen und Ziehen in der Leistengegend, wie man es vom Beginn der Periode her kennt, sind auch in der Schwangerschaft möglich. Sie haben ihre Ursache zumeist im schubweisen Wachstum der Gebärmutter.

Verständlicherweise haben viele Schwangere Sorgen, wenn sie solche Schmerzen spüren – aber sie sind oft völlig normal. Sollten Sie dennoch unsicher sein, sprechen Sie am besten mit Ihrem Arzt oder Ihrer Hebamme. Hilfreich sind meistens Wärme, warme Bäder, sanfte Massagen, natürlich aber auch richtiges Gehen und richtiges Stehen. (Lesen Sie dazu auch das Thema Schwangerschaftsgymnastik ab Seite 100.)

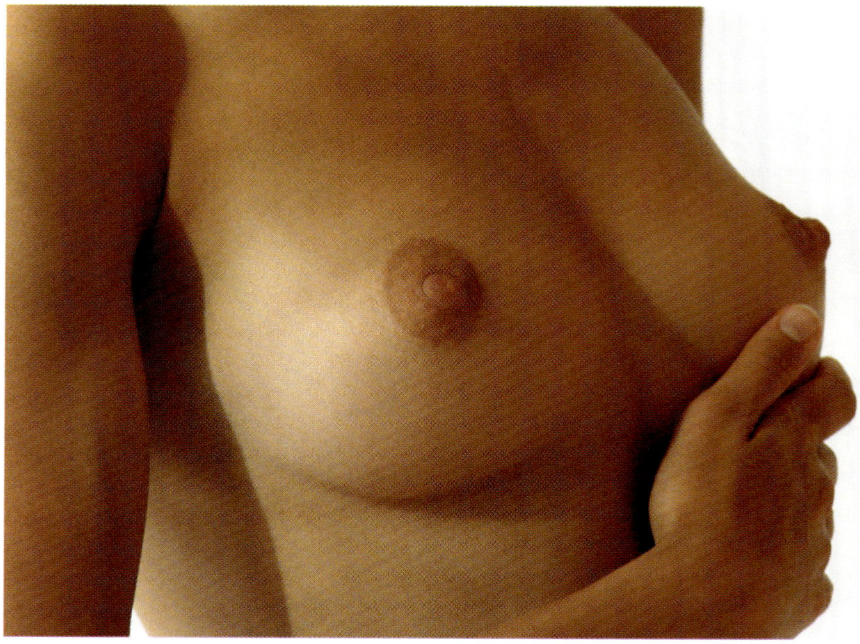

Bereits wenige Tage nach der Befruchtung beginnt sich der Busen zu verändern.

Natürlich verändert sich auch der Busen

Sichtbare, aber auch spürbare Veränderungen betreffen auch den Busen. Er verändert sich bereits zu Beginn der Schwangerschaft und ehe man sich versieht, kommt man mit der alten BH-Größe nicht mehr aus. Der Busen reagiert am heftigsten auf die überschießende Hormonproduktion. Er fühlt sich prall und geschwollen an, die Brustwarzen sind schmerzhaft-empfindlich. Optisch vergrößert er sich, Blutgefäße treten hervor und die Brustspitzen geben manchmal schon in den ersten Monaten etwas Vormilch ab. Der Warzenhof färbt sich dunkler. Den meisten Frauen ist diese Umstellung unangenehm, es zieht und pocht, drückt und tropft. Aber es ist ein gutes Zeichen, denn der Busen bereitet sich schon aufs Stillen vor.

Was tun gegen Sodbrennen?

Zu den Beschwerden, die Schwangeren besonders zu schaffen machen, gehört vor allem das Sodbrennen, dieses schmerzhafte Brennen hinterm Brustbein, das durch zurückfließenden Magensaft ausgelöst wird. Häufig tritt es besonders in den letzten drei Schwangerschaftsmonaten auf, wenn das immer größere werdende Kind auf den Magen drückt, doch auch zu Beginn einer Schwangerschaft klagen bereits viele Frauen darüber.

Es gibt zwar einige Medikamente gegen Sodbrennen, die relativ gefahrlos auch während der Schwangerschaft genommen werden können, doch ist es besser, vor der Einnahme von Medikamenten zunächst bewährte Hausmittel auszuprobieren. Vielen Schwangeren hilft es bereits, wenn sie beim geringsten Anzeichen von Sodbrennen ein Glas Wasser in kleinen Schlucken zu sich nehmen; ein Glas Milch hat oft die gleiche Wirkung. Auch eine Scheibe trockenes Brot, die ganz langsam gekaut wird, oder ein paar Mandeln, die vor dem Schlucken gründlich gekaut werden, bringen nicht selten die erwünschte Erleichterung, genau wie Fencheltee, nach dem Essen getrunken. Mit dem Einnehmen von Heilerde aus dem Reformhaus haben ebenfalls schon viele Schwangere bei Sodbrennen gute Erfahrungen gemacht. Schwangere sollten zudem wissen, dass es auch Nahrungs- und Genussmittel gibt, die Sodbrennen auslösen können. Dazu gehören vor allem Kaffee und Süßigkeiten. Die Devise lautet

Der Hebammen-Tipp

Selbstverständlich gibt es einiges, was man gegen Sodbrennen tun kann, ohne Angst haben zu müssen, dem Kind zu schaden. Bei akutem Sodbrennen hilft es auch, eine Messerspitze Senf einzunehmen.

deshalb, Kaffee und Süßes erst einmal wegzulassen, um zu sehen, ob sich das Sodbrennen dadurch bessert.

Zu viel auf einmal sollten Schwangere während einer Mahlzeit nicht zu sich nehmen, denn zu üppige Mahlzeiten begünstigen Sodbrennen. Viele kleine Mahlzeiten, die gründlich gekaut werden, sind daher besser als drei große.

Nach dem Essen sollte sich eine Schwangere mit Sodbrennen besser nicht sofort hinlegen, denn damit steigt die Gefahr, dass Magensaft in die Speiseröhre zurückläuft und Sodbrennen hervorruft. Daher sollte auch die letzte Mahlzeit des Tages spätestens zwei Stunden vor dem Schlafengehen eingenommen werden. Ein zusätzliches Kissen, das unter den Kopf gelegt wird, trägt außerdem dazu bei, den Rückfluss von Magensäure zu verhindern.

Falls all das nichts hilft, können Sie Ihren Arzt oder Ihre Hebamme immer noch um ein Medikament gegen Sodbrennen bitten. Es gibt Arzneimittel, die die Magensäure binden und auch während der Schwangerschaft genommen werden dürfen.

Verdauungsprobleme, insbesondere Verstopfung, sind im ersten Drittel der Schwangerschaft nicht selten. Der Grund dafür ist das Hormon Progesteron, das nun vermehrt vom Körper produziert wird, um die Gebärmuttermuskulatur ruhig zu stellen, damit sich das Baby „einnisten“ kann. Die unangenehme Begleiterscheinung ist, dass es auch die Darmmuskulatur ein wenig entspannt.

Verstopfung am besten mit natürlichen Mitteln bekämpfen

Dem „lahmen“ Darm können Schwangere meistens mit recht einfachen Mitteln ein wenig auf die Sprünge helfen. Vielfach hilft es bereits, möglichst viele Ballaststoffe (unverdauliche Nahrungsbestandteile) zu sich zu nehmen, die die Verdauung ankurbeln. Diese Ballaststoffe sind zum Beispiel reichlich in Gemüse, Vollkornprodukten und Obst enthalten. Zusätzlich sollten Sie noch viel trinken, damit der Darminhalt gut aufquellen kann und dadurch der „Anstoß“ zur Darmentleerung rascher gegeben wird. Falls das noch nicht helfen sollte, nehmen Sie ein bis zwei Teelöffel Leinsamen täglich zu sich. Allerdings müssen Sie dann möglichst viel trinken, denn sonst kann der Leinsamen im Darm verklumpen und schlimmere Beschwerden hervorrufen.

Der Hebammen-Tipp

Hilfreich bei Verstopfung ist auch eine sanfte Bauchmassage mit Fenchelöl: Massieren Sie von rechts unten an der Leiste beginnend, hoch zum rechten Rippenbogen, langsam zum linken Rippenbogen quer über den Oberbauch und dann an der linken Bauchseite nach unten zur linken Leiste.

Bewegung trägt ebenfalls dazu bei, den Darm anzuregen. Das heißt nun natürlich nicht, dass Schwangere körperliche Höchstleistungen vollbringen sollen, aber ein täglicher Spaziergang, der übrigens auch dem Baby gut tut, sollte schon drin sein. Einen weiteren Trost gibt es für Schwangere, die unter Verstopfung leiden: In der Regel normalisiert sich die Verdauung nach den ersten drei Schwangerschaftsmonaten wieder – dann hat sich der Organismus an die veränderte Hormonlage gewöhnt.

Nur im Ausnahmefall und nach Absprache mit dem Arzt sollte eine Schwangere zu abführenden Mitteln oder zu einem Einlauf greifen. Denn Abführmittel können unter anderem zu einem größeren Flüssigkeitsverlust führen, der während der Schwangerschaft nicht erwünscht ist.

Schwanger – das bringt auch die Seele aus dem Gleichgewicht

So, wie der gesamte Organismus unter dem Einfluss von Hormonen steht, geht es der Seele nicht anders. Die meisten Hormone wirken auch auf die Psyche und stiften dort eine Menge Verwirrung. Zwar sorgen sie einerseits dafür, dass die Schwangerschaft ruhig verläuft, andererseits beeinflussen sie aber auch die Stimmungen der werdenden Mutter. Man freut sich auf das Kind und ist gleichzeitig von vielen Zweifeln und Sorgen geplagt, ob man das wohl alles schafft. Manche Frauen träumen sogar davon, die Schwangerschaft „rückgängig" zu machen. Es ist völlig normal, dass man sich fragt, ob man überhaupt schon reif genug für die Mutterrolle ist, ob die Beziehung den Belastungen standhält, ob man dem Kind das bieten kann, was man sich für den Nachwuchs idealerweise erträumt.

Hinzu kommen in dieser Anfangsphase oft auch Schwierigkeiten in der Partnerschaft, denn auch der künftige Vater muss sich erst mit seiner Rolle zurechtfinden. Ängste und Sorgen gehören zur Schwangerschaft dazu, allerdings sollte man versuchen, der Situation die positiven Seiten abzugewinnen und sich mehr Zeit und Ruhe für die schönen Dinge zu gönnen.

Diese psychischen Probleme belasten und verwirren viele Schwangere. Man muss plötzlich erkennen, dass man ganz anders denkt und fühlt und reagiert als früher. Doch das ist gut so: Auf diese Art und Weise trainiert die Seele für die künftige Mutterrolle. Verantwortung zu übernehmen bedeutet schließlich empfindsam sein für die Probleme anderer, sensibel auf die Umwelt zu reagieren. Und sich Sorgen machen, bedeutet schlussendlich auch, bereit zu sein, Verantwortung zu übernehmen. Und all das gehört zum Muttersein dazu.

Schwanger sein bedeutet keineswegs nur, dass man ein Kind erwartet, in dieser Zeit ändert man sich äußerlich, vor allem aber auch psychisch: Vieles, was früher gültig und wichtig war, gewinnt jetzt eine ganz andere Bedeutung, an vieles denkt man in dieser Zeit zum ersten Mal. Keine Frage, dass all diese Veränderungen die werdende Mutter leicht verwirren und verunsichern. Verständnis und viel Liebe vonseiten des Partners sind jetzt besonders wichtig.

Soll die Ernährung nun anders aussehen?

Eine Schwangerschaft ist keine Krankheit, bei der man sich an bestimmte Ernährungsrichtlinien halten müsste, und dennoch ist dieses Thema sehr wichtig – nämlich deswegen, weil sich viele Frauen generell nicht optimal ernähren und weil in dieser Zeit, in der man einen weiteren Menschen mit ernährt, eine ausgewogene Kost entscheidend für dessen Wohlergehen und Entwicklung ist.

Wie ernähren sich Schwangere richtig?

Essen Sie lieber öfter am Tag (fünf- oder gar sechsmal) und in kleineren Portionen, statt dreimal größere Mahlzeiten zu sich zu nehmen. Auf diese Weise kann der Körper die Nährstoffe besser verarbeiten und auch für das Baby ist es besser, wenn die Abstände zwischen den Mahlzeiten kleiner sind.

Die Antwort ist im Grunde ganz einfach: Man muss sich abwechslungsreich ernähren. Das ist insofern eine Umstellung für die werdende Mutter, weil sich im Laufe der Jahre oft – wahrscheinlich ganz unbewusst oder mangels Zeit – schlechte Essgewohnheiten etabliert haben. Wer schlingt nicht morgens in der Hektik vor der Arbeit sein Frühstück hinunter, vielleicht sogar noch im Stehen, während man sich fertig anzieht oder die letzten Dinge für den Arbeitstag zusammensucht? Wie oft bleibt überhaupt keine Zeit zum Frühstücken? Und ist es nicht so, dass Fertigsuppen oder Fertigmenüs immer wieder in der Woche auf dem Speiseplan stehen – weil sie ja so schnell und unkompliziert zuzubereiten sind? Oft ist auch das Abendessen die einzige oder üppigste Mahlzeit, die man mit dem Partner oder der Familie einnehmen kann. Solche Essgewohnheiten sind natürlich schlecht und früher oder später wird jeder merken, dass sie einem schaden. Während der Schwangerschaft sollten solche Sünden allerdings nicht mehr vorkommen, denn sie schaden auch dem Baby. Eine gesunde Ernährung steigert Ihr Wohlbefinden und lässt Sie fit bleiben. Ihre Ernährung sollte sich aus folgenden Bausteinen zusammensetzen:

- Getreideerzeugnisse und Brot: Besonders Vollkornerzeugnisse enthalten Vitamine (zum Beispiel B_1, B_6), Mineralstoffe (zum Beispiel Eisen, Magnesium) und Ballaststoffe. Sie sollten täglich zwei bis drei Scheiben à 50 g Vollkornbrot essen.
- Milch und Milchprodukte: Das sind die wichtigsten Lieferanten für Kalzium, aber auch für Eiweiß, Phosphor, Magnesium,

Zink, Jod und einige Vitamine. Trinken Sie täglich 0,4 l Milch und essen Sie 100 g Milchprodukte (zum Beispiel Joghurt, Kefir, Quark). Auch Käse sollte mit 25 g auf Ihrem täglichen Speiseplan stehen.

- Obst und Gemüse: Sie liefern Mineralstoffe, Vitamine und Ballaststoffe. Nehmen Sie übrigens Abstand von Obst und Gemüse in Konserven, weil da der Vitamin- und Mineralstoffgehalt erheblich reduziert ist. Außerdem enthalten viele Gemüse- oder Obstkonserven – außer den Konservierungsstoffen – zusätzlichen Zucker und Salz, was den Körper nur belastet. Besser ist es, sich entsprechend den Jahreszeiten zu ernähren oder auf Tiefkühlprodukte zurückzugreifen. Essen Sie täglich 250 bis 300 g Obst und genauso viel Gemüse.
- Nudeln, Reis, Kartoffeln: Bevorzugen Sie Vollkornnudeln oder -reis. Sie liefern Ballassststoffe und Vitamin B_1. Auch Kartoffeln sind wichtige Ballaststoff-, Eiweiß- und Vitamin-C-Lieferanten. Fünf- bis sechsmal wöchentlich sollten Sie drei Kartoffeln und ein- bis zweimal pro Woche Vollkornnudeln oder Vollkornreis zu sich nehmen.
- Fleisch und Wurst: Fleisch und Wurstwaren enthalten Eiweiß, Vitamine (vor allem B_1 und B_{12}) sowie Eisen und Zink. Bevorzugen Sie mageres Fleisch und magere Wurstwaren und achten Sie auf die Zubereitung: besser dünsten, kochen oder braten als frittieren oder paniert braten. Rohes Fleisch ist nichts für Schwangere, denn es kann eine Infektion mit Toxoplasmosebakterien entstehen, die Schäden beim Kind hervorrufen kann. Fleisch sollte dreimal pro Woche mit je 150 g auf Ihrem Speisezettel stehen, Wurstwaren täglich mit bis zu 30 g.
- Fisch: Fisch ist ein wichtiger Eiweiß- und Jodlieferant. Während der Schwangerschaft besteht ein erhöhter Jodbedarf, der oft allein mit Fisch nicht gedeckt werden kann. Deswegen verschreiben Ärzte oft eine zusätzliche Jodeinnahme in Form von Tabletten. Fisch essen Sie am besten ein- bis zweimal pro Woche, jeweils etwa 150 g.
- Eier: Auch Eier liefern Vitamine (vor allem A und D), doch sollten sie sparsam verzehrt werden, da sie cholesterinreich sind. Zwei bis drei Eier pro Woche reichen aus.

Der Hebammen-Tipp

Achten Sie beim Kauf von Obst und Gemüse, dass es weitgehend frei von chemischen Rückständen wie Pestiziden und Kunstdünger ist.

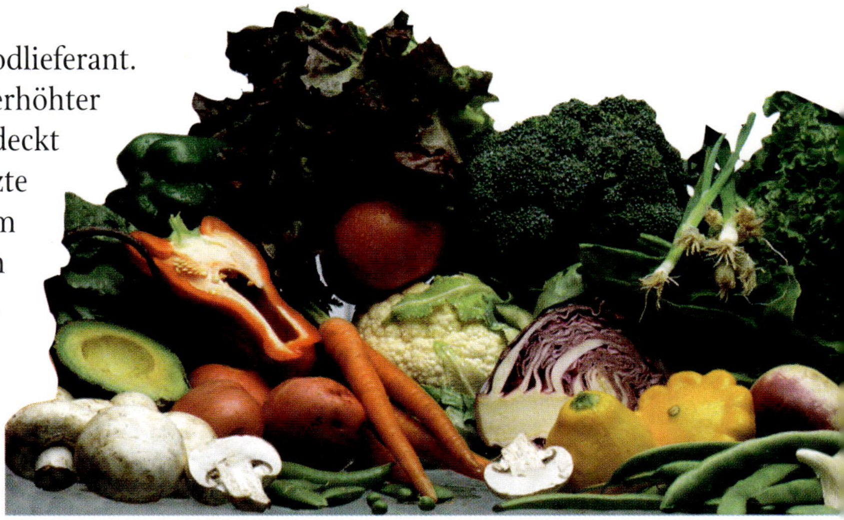

- Öl, Butter, Margarine: Butter liefert wichtige fettlösliche Vitamine; Margarine und Öle (vor allem Pflanzenöle) enthalten zusätzlich die mehrfach ungesättigte Fettsäure, die Linolsäure. Täglich 40 g Öl, Butter oder Margarine reichen aus.
- Getränke: Sie sollten täglich 1,5 bis 2 l trinken, damit die Nieren optimal arbeiten und der Wasserhaushalt gut funktionieren kann. Eine ausreichende Flüssigkeitsaufnahme ist auch für eine gute Verdauung entscheidend. Am besten eignen sich Mineralwasser, Tees oder Fruchtsäfte – diese kann man mit Wasser verdünnen.

Wirklich essen für zwei?

Eine Schwangere braucht sehr wenig zusätzliche Kalorien. In den ersten drei Monaten der Schwangerschaft müssen es gar keine zusätzlichen Kalorienmengen sein, in den folgenden Monaten zwischen 200 und 400 kcal pro Tag. Die werdende Mutter soll also keineswegs mengenmäßig für zwei essen – wohl aber mehr hochwertige Lebensmittel wie Obst, Gemüse, Getreide- und Milchprodukte. Sparsam sollten Sie

Ungefähre Gewichtsverteilung vor der Entbindung:

Baby:	*3000–3500 g*
Gewebswasser:	*mind. 2000 g*
Fettreserven:	*mind. 1700 g*
zusätzliches Blut:	*1500 g*
Gebärmutter:	*900–1000 g*
Fruchtwasser:	*800–1000 g*
Mutterkuchen:	*500–600 g*
Busen:	*400–500 g*

Welche Nährstoffe sind für Sie jetzt wichtig?

- Eiweiß ist wichtig für den Aufbau von Knochen, Muskeln und Organen des Babys.
- Vitamine sind wichtig für das Herz, das Nervensystem, den Stoffwechsel und die Muskeln (vor allem B-Vitamine), dienen der Abwehr von Infektionen (Vitamin C), helfen beim Aufbau von Knochen und Zähnen (Vitamin D).
- Folsäure braucht der Körper für die Bildung roter Blutkörperchen.
- Fett hilft bei der Verwertung einiger Vitamine und liefert Fettsäuren, die lebenswichtig sind.
- Kohlenhydrate geben dem Körper Energie.
- Ballaststoffe ermöglichen eine gute Verdauung.
- Mineralstoffe und Spurenelemente helfen bei der Blutbildung und dem Knochenaufbau des Kindes.
- Jod gewährleistet eine gute Schilddrüsenfunktion.
- Kalzium hilft die Knochen des Kindes aufzubauen.

mit Zucker und Fett sein, aber auch mit Kochsalz, weil sich sonst zu viel Wasser im Gewebe ansammelt. Das Kind bekommt alles, was es zum Wachstum braucht, aus dem Blutkreislauf der Mutter. Wenn zu wenig an bestimmten Nährstoffen und Mineralien in der Nahrung der Mutter vorhanden ist, „nimmt" sich das Kind das, was es selbst braucht. Für die Mutter bedeutet das, dass sie dann einen Mangel an diesen Stoffen hat. Das kann Auswirkungen beispielsweise auf ihre Zähne haben. Erst wenn bestimmte Nährstoffe und Mineralien in der Nahrung gänzlich fehlen, behindert das die Entwicklung des Babys: seiner Knochen, Nerven, des Bluts oder bestimmter Organe.

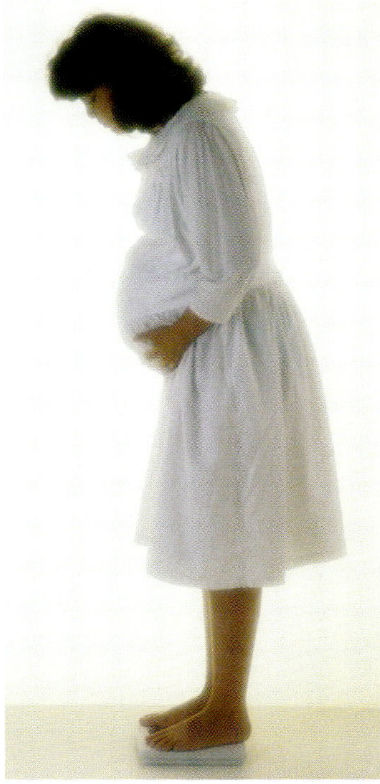

Wie viel dürfen Sie zunehmen?

Dass Sie eine übermäßige Gewichtszunahme vermeiden, ist aus mehreren Gründen wichtig. Zum einen belastet Sie ein Zuviel an Gewicht stärker während der Schwangerschaft, zum anderen kann die Geburt schwieriger werden und schließlich wird es Ihnen nach der Entbindung schwerer fallen, Ihr altes Gewicht zurückzuerlangen. Das früher oft gehörte Motto „dicke Mutter – gutes Kind" ist längst überholt, genauso wie das „Essen für zwei". Man sagt heute, dass eine Schwangere bis zur Entbindung durchschnittlich 10 bis 12 kg zunehmen soll. Das ist ein Orientierungswert, an den man sich nicht sklavisch halten muss, denn was in jedem speziellen Fall optimal ist, das können am besten Hebamme oder Frauenarzt sagen. Sehr schlanke Frauen können auch durchaus bis zu 18 kg zunehmen. Das Gewicht steigert sich auch nicht kontinuierlich: In den ersten drei Monaten erfolgt keine Zunahme, in vielen Fällen ist sogar eine Gewichtsabnahme von 1 bis 1,5 kg nichts Ungewöhnliches. In den beiden letzten Schwangerschaftswochen nimmt man oft weniger zu als in den Wochen zuvor. Grob zusammengefasst, verteilt sich das Mehr an Gewicht zeitlich wie folgt: In der ersten Schwangerschaftshälfte ist eine Zunahme von 3 bis 4 kg ideal, in der zweiten Schwangerschaftshälfte sind es 7 bis 8 kg. Wer vor der Schwangerschaft übergewichtig war, sollte jetzt keine Diät durchführen – das muss auf die Zeit nach dem Stillen verschoben werden. Wichtig ist gerade für diese Frauen ein diszipliniertes Essverhalten. Übrigens: Auch für die Zeit des Stillens sorgt der mütterliche Organismus in der Schwangerschaft vor, indem er Fettdepots aufbaut.

Trotz dieser vielen Zahlen und Richtwerte sollten Sie eines nicht vergessen: Während Ihrer Schwangerschaft sollen Sie sich wohl fühlen. Wenn es Ihnen ein Bedürfnis ist, etwas zu essen, was von Nährwert und Kalorienzahl „unvernünftig" ist, tun Sie es dennoch. Genießen Sie das Stück Kuchen, das Eis, das üppig bestrichene Marmeladenbrot – haben Sie deswegen keine Schuldgefühle, aber halten Sie diese „Sünden" in Maßen und essen Sie nichts, von dem Sie wissen, dass es Ihnen nicht bekommt.

Das Leben ändern – manchmal ganz schön schwer!

„Was, du willst mit einem Glas Sekt auf die frohe Nachricht anstoßen? Du weißt doch, Alkohol ist für Schwangere tabu." „Wie, du rauchst immer noch? Denkst du denn gar nicht an dein Kind?" „Die Katze, die muss aber jetzt aus dem Haus, wo du doch ein Kind erwartest. Babys und Haustiere, das passt nicht zusammen." Diese und ähnliche Kommentare kennt jede Schwangere. Als ob sie nicht selbst genau weiß, was jetzt richtig oder falsch ist. Gute Vorsätze und schlechtes Gewissen sind ohnehin die ständigen Begleiter. Die Nachricht, ein Kind zu erwarten, sorgt im Leben einer Frau für radikale Veränderung. Davon ist natürlich in erster Linie die werdende Mutter betroffen, die sofort ins Rampenlicht öffentlichen Interesses rückt. Das Leben umzustellen, fällt den einen leichter und den anderen etwas schwerer. Vor allem deshalb, weil es so vieles zu bedenken und zu berücksichtigen gibt. Hinzu kommt natürlich, dass es alle besser wissen als die Schwangere selbst – das verunsichert die junge Mutter.

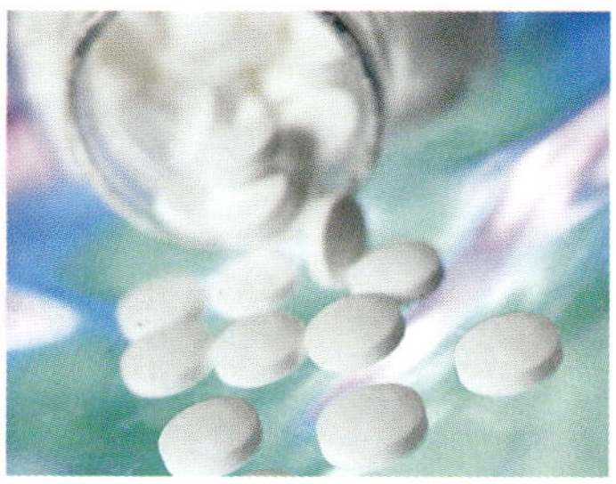

Medikamente in der Schwangerschaft können sehr gefährlich werden. Sprechen Sie unbedingt mit Ihrem Arzt über Präparate, die Sie eingenommen haben, als Sie noch nicht wussten, dass Sie schwanger sind.

Alkohol und Kaffee – je weniger, desto besser!

Auf den morgendlichen Kaffee zu verzichten fällt nicht allen Frauen ganz leicht. Manche haben „Glück", ihnen wird allein vom Geruch schon übel und so geraten sie gar nicht in die Versuchung, zu viel davon zu genießen. Aber für alle anderen kann es ein Problem sein. Tatsache ist, dass nur übermäßiger Kaffee- oder Teegenuss dem Kind wirklich schadet. Die kritische Koffeingrenze liegt bei etwa 600 mg am Tag. Das entspricht etwa vier Tassen Kaffee (mit normalem Koffeingehalt) oder zwei Espressos. Wird diese Grenze öfter überschritten, kann das die Ursache für eine Fehlgeburt oder einen vorzeitigen Blasensprung sein. Ganz verzichten muss man also nicht, nur etwas genauer kontrollieren.

Ein heikles Thema ist natürlich auch der Alkohol. Er ist vor allem in den ersten Schwangerschaftsmonaten gefährlich, weil er die Organentwicklung des Babys beeinträchtigen kann. Aber Grund zur Sorge besteht eigentlich nur, wenn er zu diesem Zeitpunkt auch in größeren Mengen getrunken wird oder darüber hinaus regelmäßig genossen wird. Das bedeutet Absolution für das Glas Sekt zum Anstoßen, aber darüber hinaus sollte man besser auf Alkohol verzichten. Wichtig in diesem Zusammenhang: Medikamente auf pflanzlicher Basis, wie sie in der Schwangerschaft bevorzugt werden, sind oft mit hochprozentigem Alkohol angesetzt – auch dieser zählt.

Nicht rauchende Schwangere tragen ebenfalls ein Risiko, wenn der Partner oder die Kollegen am Arbeitsplatz in ihrer Gegenwart rauchen. Bestehen Sie also auf Ihrem Recht auf einen rauchfreien Arbeitsplatz und schicken Sie den Partner auf den Balkon.

Vorsicht! Baby raucht mit!

Die meisten Menschen wissen inzwischen um die schädigende Wirkung des Nikotins und doch rauchen vor allem immer mehr Frauen. Die meisten haben irgendwann den Vorsatz gefasst, sofort damit aufzuhören, wenn sie schwanger sind. Aber tritt der Fall des Falles ein, ist es oft gar nicht so leicht, dieses Versprechen auch einzulösen. Das Beste wäre ohnehin, schon vorher mit dem Rauchen aufzuhören und nicht erst jetzt, wo man schwanger ist. Natürlich ist es ebenso gut, gleich die Zigaretten wegzuwerfen, wenn man erfährt, dass man schwanger ist. Wer allerdings zuvor viel geraucht hat, dem wird der Verzicht von heute auf morgen schwer fallen. Dann ist es besser, den Nikotinkonsum sukzessiv zu verringern, um schließlich ganz aufzuhören. Der Wille ist es, der dabei zumeist Berge versetzt.

Haustiere – ab ins Tierheim?

Müssen Haustiere wirklich verschwinden, wenn ein Baby unterwegs ist? Tatsache ist, dass ein Hygiene-Anspruch, wie er für ein Baby ideal wäre, nicht immer leicht mit der Haltung eines haarenden Haustieres zu vereinbaren ist. Das ist aber nicht das zentrale Problem. Was wirklich zählt und worauf man unbedingt achten muss, ist eine bestimmte Krankheit, die von Haustieren – vor allem Katzen – übertragen werden kann und die dem Ungeborenen schadet. Bei der so genannten Toxoplasmose handelt es sich um Erreger, die durch Speichel oder Ausscheidungen der Tiere über kleinste offene Wunden in den menschlichen Körper gelangen können. Für schwangere Frauen wird daraus ein echtes Risiko, denn die Erreger können Missbildungen beim Ungeborenen verursachen und/oder zu Frühgeburten führen. Das soll kein Grund zur Panik sein, aber Vorsicht ist auf alle Fälle geboten.

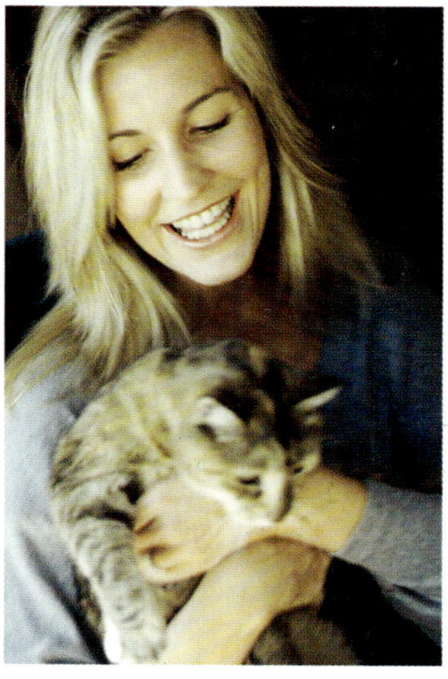

Stressfreie Schwangerschaft – geht das überhaupt?

Stress ist die Geißel unserer Zeit. Er ist einerseits Motor für Erneuerung und Fortschritt, andererseits macht er uns krank, wenn Entspannung fehlt. Stress und Hektik sind immer und überall – und da Schwangere nicht in einem Kokon leben, sind auch sie davon betroffen. Wir Erwachsenen haben gelernt, mit Stress zu leben, und haben Methoden entwickelt, Anspannung auszugleichen. Schwangere Frauen stellen sich natürlich zu Recht die Frage, wie das alles aufs Kind wirkt und ob zu viel Stress ihm schaden kann.

Babys sind am Stress beteiligt …

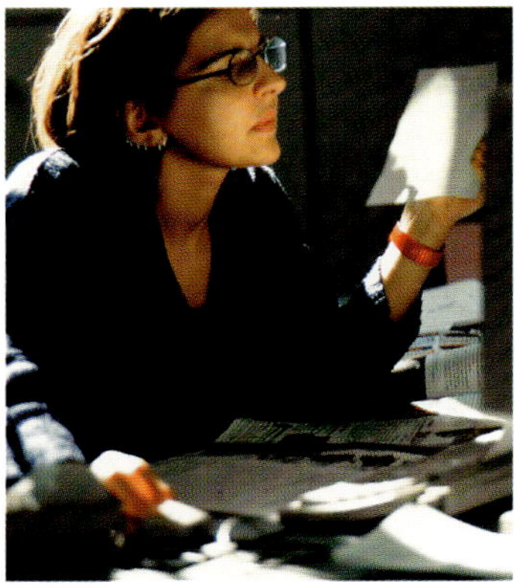

Stress und Entspannung gehören zusammen wie kalt und heiß, oben und unten, gut und böse. Das eine ist ohne das andere nicht denkbar. Stress komplett zu vermeiden, ist unmöglich.

Stress ist – rein chemisch betrachtet – eine hormonelle Reaktion auf äußere Einflüsse. Geraten wir in Stress, wird vom Gehirn beispielsweise vermehrt Adrenalin ausgeschüttet, um den Körper zu noch mehr Leistung und erhöhter Konzentration zu aktivieren. Diese körperliche Stressreaktion diente einst dem Menschen zum Überleben, weil es ihm schier übermenschliche Kräfte verlieh, heikle Situationen (Flucht oder Auseinandersetzung) zu meistern. Heute sind wir Menschen derart degeneriert, dass wir vor drohenden Gefahren selten flüchten oder uns einem Kampf stellen. Wir bewältigen Ängste im Kopf, gehen Gegnern vorsorglich aus dem Weg und wenn wir flüchten, dann zumeist in Gedanken und nicht zu Fuß.

Die chemische Körperreaktion läuft aber immer gleich ab und was den Körper der Mutter beeinflusst, beeinflusst auch das Kind im Bauch. Sein Organismus ist an den der Mutter gekoppelt und so wirken die Hormone auch aufs Baby. Allerdings sind solch überschießende und damit gefährliche Stressreaktionen in der Schwangerschaft eher selten. Der Hormonhaushalt ist turbulent genug, außerdem schwirren jetzt viele Hormone durch den Körper, die nur zur Aufgabe haben für Ruhe zu sorgen. Zum Beispiel das Progesteron, das nicht nur in der Gebärmutter, sondern auch in der Seele der Schwangeren für ausgeglichene Verhältnisse sorgt. Deshalb wirken auch viele Schwangere so, als wären sie der Fels in der Brandung, der ruhende Pol, der durch nichts und niemanden aus dem Gleichgewicht gebracht werden kann. Das Baby im Bauch bekommt von all dem Trubel nicht so viel mit und wenn, ist es dadurch nicht gefährdet.

… aber Stress lässt sie kalt

Manche Babys finden es ganz toll, wenn draußen richtig was los ist. Dann fühlen sie sich wohl und sind zumeist ganz ruhig. Stress, wenn er denn nur im Kopf stattfindet, irritiert die Babys auch nicht sonderlich. Schließlich können sie keine Gedanken lesen. Wer also in der Schwangerschaft von Sorgen, Ängsten und Albträumen geplagt ist, braucht keine Sorge zu haben, dass das Baby dadurch Schaden nimmt.

Problematisch ist anhaltender Stress allerdings für die Mutter. Sie kann deshalb beispielsweise einen zu hohen Blutdruck bekommen, der dann wiederum natürlich in der Folge auch dem Baby schaden kann.

Auf der diesem Buch beigelegten CD finden Sie auch eine kleine Entspannungsreise, die Sie unternehmen können, sooft Sie das Bedürfnis dazu haben.

Sorgen Sie für Entspannung!

Wichtig bei all dem Stress ist es, die Entspannung nicht zu vergessen. Babys sind versöhnliche Wesen, die eine ganze Menge wegstecken können, wenn nach hektischen Phasen auch wieder Zeiten der Ruhe kommen. Vielen Frauen hilft es, dann Kontakt zum Baby aufzunehmen und ihm ein paar zärtliche Gedanken in den Bauch zu schicken.

Eine wunderbare Entspannungsübung ist folgende: Legen oder setzen Sie sich bequem hin und schließen Sie die Augen. Atmen Sie bewusst ganz tief ein und aus, hören Sie in sich hinein. Legen Sie eine Hand auf den Rücken in Höhe des Kreuzbeins und die andere auf das Schambein – so umfassen Sie den Raum, in dem Ihr Baby lebt. Versuchen Sie sich nun ein Bild von diesem Platz zu machen und stellen Sie sich Ihr Kind bildlich vor. Wenn Sie ruhig und entspannt sind, kehren Sie von dieser inneren Reise zurück.

Solche Ruhe- und Entspannungsmomente sollte es viele in ihrer Schwangerschaft geben – stehen sie ausgewogen dem Stress und der Hektik gegenüber, kann Ihrem Kind die ganze Aufregung wenig anhaben.

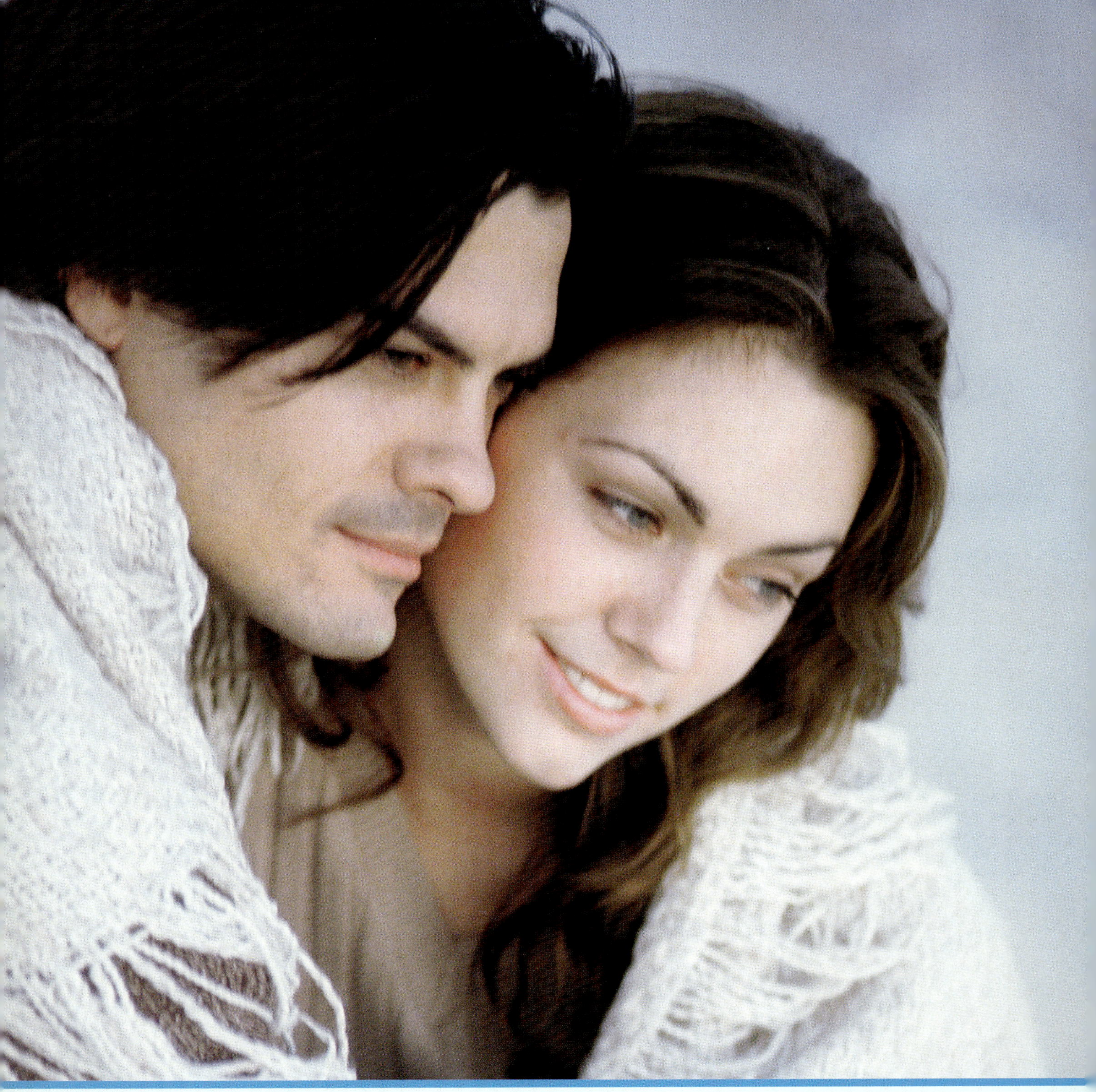

Ist Ihnen eigentlich mal bewusst geworden, dass die meisten Schwangeren so strahlend und froh aussehen? Aus medizinischer Sicht könnte man dieses Phänomen ganz einfach mit der Tatsache erklären, dass die vermehrte Wassereinlagerung unter der Haut dafür verantwortlich ist. Doch das alleine ist es keineswegs. Die Freude auf das Baby ist es, die die Frauen so glücklich erscheinen lässt. Körper und Seele haben sich allmählich auf diesen neuen Zustand gewöhnt, was aber nicht heißt, dass die Zeit des Neuen und Aufregenden vorbei ist. Ganz und gar nicht! Pausenlos geht es mit Veränderungen und Fortschritten weiter. Niemanden sollte es daher wundern, dass sich die meisten Schwangeren in dieser Zeit nach Schutz, Geborgenheit und Zärtlichkeit sehnen. Für die Partner heißt es jetzt, viel Einfühlungsvermögen, Verständnis und Geduld aufbringen.

Glück, Stolz, Freude

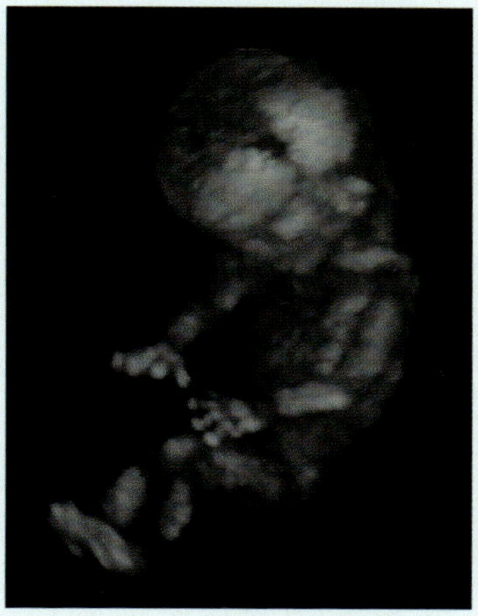

So sieht ein zwölf Wochen alter Fetus auf einem 3-D-Ultraschallbild aus.

Mutter und Kind

Bis zum Ende des dritten Schwangerschaftsmonats ist aus der befruchteten Eizelle ein kompletter kleiner Mensch geworden. In den folgenden Monaten muss er nur noch wachsen und reifen. Sie als werdende Mutter fühlen nicht nur, sondern sehen auch jeden Tag deutlicher, dass sich Ihr Körper verändert.

Die meisten Schwangeren haben angenehm warme Hände und Füße. Das liegt daran, dass sich die Venen und Arterien dort entspannen, um den erhöhten Blutdruck während der Schwangerschaft zu senken.

Wie verändern Sie sich?

Äußerlich werden Sie in diesen Wochen einige kleine Veränderungen an Ihrem Körper feststellen: Der Brustwarzenhof ist dunkler geworden und die Talgdrüsen am Warzenhof kann man deutlich sehen. Insgesamt hat sich die Blutzufuhr zum Bauch und auch zu den Beinen verstärkt, sodass zahlreiche Venen als blaue Linien sichtbar werden – mal deutlicher, mal weniger ausgeprägt. Manche Frauen haben bereits etwas an Gewicht zugelegt, was sich zunächst an enger werdender Kleidung im Bereich der Taille und des Busens bemerkbar macht. Das stetig wachsende Kind schiebt den Gebärmuttergrund bis über den Beckenrand in den Bauchraum und man kann ihn beim Abtasten des Bauches fühlen. Viele Frauen, die in den ersten Wochen an Übelkeit oder Brechreiz gelitten haben und übermäßig müde waren, haben diese Beschwerden gar nicht mehr.

Welche Fortschritte macht das Baby?

In der zehnten Woche endet die so genannte Embryonalphase und man spricht ab jetzt nicht mehr vom Embryo, sondern vom Fötus oder Fetus. In der zehnten Woche misst das Baby vom Scheitel bis zum Steiß etwa 25 mm und wiegt um die 10 g. Zwei Wochen später, also am Ende des dritten Schwangerschaftsmonats, ist es auf etwa 90 mm herangewachsen und wiegt ca. 50 g. Immer noch ist der Kopf der größte Körperteil, doch man kann auf dem Ultraschallbild deutlich das Profil eines Kindes mit hoher Stirn und kleiner Stupsnase erkennen. Die Schneckenwindungen der Ohren sind angelegt, Finger und Zehen nehmen allmählich ihre endgültige Form an, die Augen stehen zwar noch weit auseinander, doch haben sie sich zur Vorderseite des Gesichtes bewegt. Über den Augen bilden sich die Lider. Das Baby kann die Lippen bewegen und den Kopf drehen, ebenso kann es den ganzen Körper drehen und Arme und Beine bewegen. Zu sehen sind auch die 32 Zahnknospen. Die Anlagen für die geschlechtsspezifischen äußeren Sexualorgane haben sich gebildet. Der ganze kleine Körper ist von einem Flaum bedeckt. Ein zwölf Wochen alter Fetus kann bereits auf Reize von außen reagieren. Alle Organe des kleinen Menschen sind in ihren Anlagen vorhanden – in den folgenden Monaten müssen sie zum Teil fertig entwickelt werden und vor allem reifen.

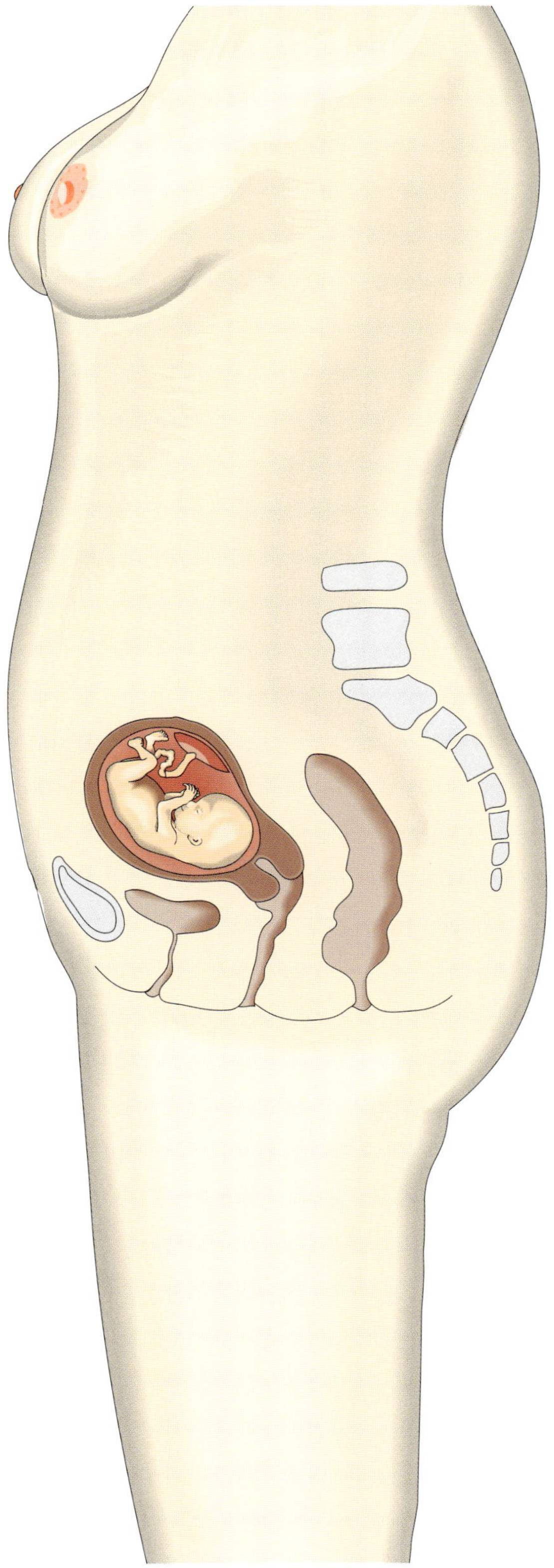

Die Zeichnung zeigt eine Schwangere und ihr Baby in der 12. Schwangerschaftswoche. Auf dem Ultraschallbild unten kann man deutlich Kopf, Ärmchen und Beinchen eines 11 Wochen alten Fetus sehen.

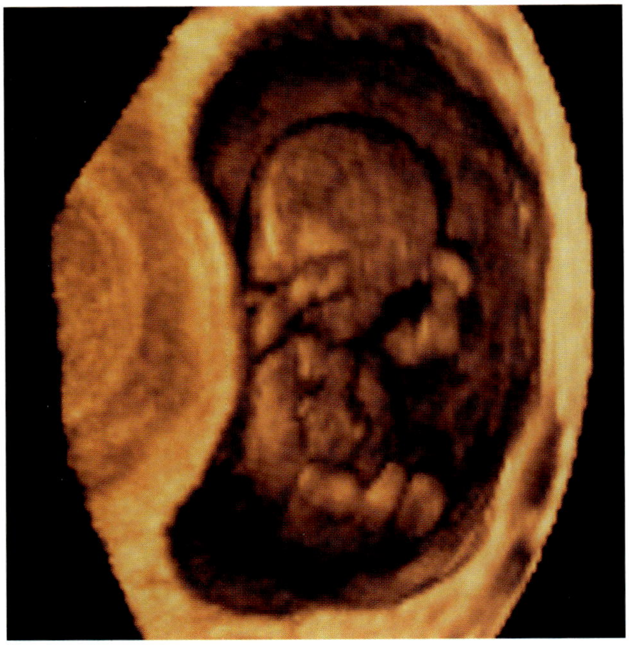

Mutterschutz – das steht Ihnen zu

Selbstständige und freiberuflich tätige Frauen können Mutterschaftsgeld beim Bundesversicherungsamt (Reichpietschufer 74–76, 10785 Berlin) beantragen.

Mutterschutz ist ein Gesundheitsschutz. Diese gesetzliche Regelung sorgt dafür, dass Mutter und Kind in der Schwangerschaft und auch eine gewisse Zeit nach der Geburt besonders geschützt sind. Oberste Prämisse dabei: Die Entwicklung des Kindes darf nicht beeinträchtigt werden. Das Mutterschutzgesetz gilt für alle Arbeitnehmerinnen, und zwar auch für Teilzeitbeschäftigte, Auszubildende, Haushaltsgehilfinnen und Heimarbeiterinnen. Frauen, die selbstständig sind, freiberuflich arbeiten oder überhaupt nicht berufstätig sind, unterliegen nicht dem Mutterschutzgesetz. Der Mutterschutz beginnt mit der Feststellung der Schwangerschaft und endet acht Wochen (bei Früh- oder Mehrlingsgeburten zwölf Wochen) nach der Entbindung.

Das Mutterschutzgesetz schützt auf vielfache Weise

Während der Schwangerschaft dürfen Frauen keine Tätigkeiten ausüben, die gefährlich für Leben und Gesundheit von Mutter und Kind sind. Damit sind beispielsweise Arbeiten mit gesundheitsgefährdenden Stoffen gemeint wie Gasen, Dämpfen, aber auch Erschütterungen und großer Lärm sind tabu. Verboten sind auch Fließband- oder Akkordarbeit mit vorgegebener Arbeitsleistung. Schwangere und junge Mütter genießen einen besonderen Kündigungsschutz. Dieser gilt vom Beginn der Schwangerschaft an bis zum vierten Monat nach der Geburt. Um vor einer Kündigung tatsächlich auch geschützt zu sein, muss man den Arbeitgeber so früh wie möglich von den anderen Umständen informieren. Andererseits können Schwangere und junge Mütter kündigen – zum Ende der Schutzfrist.

Mutterschaftsgeld und -urlaub

Im Mutterschutzgesetz sind darüber hinaus die so genannte Freistellung und die finanzielle Unterstützung in dieser Zeit geregelt. Der Mutterschaftsurlaub ist gesetzlich verankert und kann nicht verschoben oder aufgehoben werden. Das bedeutet, die Schwangere wird sechs Wochen vor dem errechneten Geburtstermin von der Arbeit freigestellt – ebenso wie acht Wochen danach. Kommt das Baby zu früh oder gibt es gleich mehrfachen Familienzuwachs, verlängert sich die Zeit nach der Geburt auf drei Monate (zwölf Wochen). In diesem Zeitraum darf der Arbeitgeber die Frau nicht beschäftigen. Wünscht sie allerdings vor der Entbindung noch zu arbeiten, darf sie das tun.

Das Mutterschutzgesetz sichert die Schwangere auch finanziell ab. Für Arbeitnehmerinnen, die in einer gesetzlichen Krankenkasse versichert sind, ist der bisherige Nettoverdienst während der Mutterschutzfrist gesichert. In diesem Zeitraum erhalten sie Mutterschaftsgeld: Die Krankenkasse zahlt einen Zuschuss von 25 DM pro Tag, also maximal 755 DM pro Monat. Die Differenz zum bisherigen Nettogehalt trägt der Arbeitgeber.

Erziehungsurlaub steht übrigens gleichermaßen Mutter oder Vater zu. Leider nehmen noch immer viel zu wenige Männer diese Chance wahr – zumeist, weil die finanzielle Lage oder die Karriere es nicht anders zulassen.

Frauen, die selbstständig sind, aber in einer gesetzlichen Krankenkasse oder Ersatzkasse mit Anspruch auf Krankengeld versichert sind, erhalten ebenfalls ein Mutterschaftsgeld. Anders ist die Situation für Frauen, die nicht selbst in einer gesetzlichen Krankenkasse pflichtversichert oder die privat versichert sind: Sie können beim Bundesversicherungsamt in Berlin Mutterschaftsgeld beantragen, jedoch nur bis zur Höhe von insgesamt 400 DM.

Erziehungsurlaub – rechtzeitig beantragen

Etwa gegen Mitte der Schwangerschaft möchte jeder Arbeitgeber auch wissen, ob seine Mitarbeiterin den Erziehungsurlaub in Anspruch nimmt. Dieser kann variabel gewählt werden und dauert maximal drei Jahre. Auch während dieses Erziehungsurlaubes kann den Frauen nicht gekündigt werden. Sie haben Anspruch darauf, nach dem Erziehungsurlaub einen vergleichbaren Job in der gleichen Firma zu erhalten. Der Erziehungsurlaub muss mindestens vier Wochen bevor er in Anspruch genommen wird beantragt werden. Allerdings sollte man das fairerweise schon früher tun, denn schließlich braucht der Arbeitgeber ja Ersatz. Das Erziehungsgeld liegt bei 600 DM im Monat und wird 24 Monate lang gezahlt. Dabei ist es den jungen Müttern erlaubt, bis zu 19 Stunden in der Woche nebenbei zu arbeiten. Hinzu kommt auch noch das Kindergeld, das für das erste Kind zurzeit bei 250 DM im Monat liegt.

Denken Sie daran: Wird der Erziehungsurlaub erst einmal nur für ein Jahr beantragt, muss er rechtzeitig verlängert werden, wenn Sie ihn weiter in Anspruch nehmen wollen!

Schwangerschaft ist eine Zeit ganz besonderer Liebe

Ein immer größer werdender Bauch eignet sich nicht für die so genannte Missionarsstellung. Es gibt ja unzählige andere Stellungen, die Sie ausprobieren können, unter anderem folgende:

- *Die Frau liegt oben.*
- *Die Frau sitzt auf dem Schoß des Partners.*
- *Die Frau kniet auf allen vieren und der Partner dringt von hinten in sie ein.*
- *Beide liegen auf der Seite, der Partner schmiegt sich an den Rücken der Frau.*

Früher wurde Frauen von Sex in der Schwangerschaft generell abgeraten. Die Rede war von gefährlichen Keimen und drohenden Frühgeburten durch zu heftige sexuelle Aktivitäten. Heute weiß man es besser: Das Baby ist gut und sicher in der Gebärmutter aufgehoben. Bei einer normal verlaufenden Schwangerschaft schadet ihm der Sex der Eltern keineswegs. Im Gegenteil: Viele Frauen berichten, dass der Sex in der Schwangerschaft viel intensiver ist als zuvor. Das mag an der angstfreien Liebe liegen, denn Verhütung ist nicht notwendig, oder daran, dass die Sexualorgane der Frau nun besser durchblutet werden und sie deshalb empfindsamer auf Zärtlichkeiten reagiert. Manche Männer hingegen haben Bilder im Kopf („mit einer Mutter im Bett" oder „das Baby schaut zu"), die die Lust schwinden lassen, andere finden gerade ihre schwangere Partnerin mit größerem Busen ungeheuer anziehend. Ganz gleich, wie es um die Lust bestellt ist, ein Partnerschaftsproblem sollte die Schwangerschaft nicht werden – und deshalb hilft nur Reden.

Wann sollte man auf Sex in der Schwangerschaft besser verzichten?

Manchmal sprechen medizinische Gründe dafür, auf Geschlechtsverkehr ganz oder zumindest für eine bestimmte Zeit zu verzichten. Ihr Arzt oder Ihre Hebamme werden mit Ihnen darüber sprechen, wann Vorsicht geboten ist. Meistens sind es folgende Gründe, aus denen Zurückhaltung oder Abstinenz geübt werden soll:

- Wenn eine Placenta praevia (Vorlagerung der Plazenta vor den Muttermund) vorliegt. Die Plazenta bedeckt nicht die obere Innenwand der Gebärmutter, sondern den unteren Bereich. Hat der Arzt eine Placenta praevia diagnostiziert, muss Geschlechtsverkehr vermieden werden, weil es sonst zu Blutungen und einer Gefahr für Mutter und Kind kommen kann.
- Wenn es früher schon in den drei ersten Schwangerschaftsmonaten zu Fehlgeburten gekommen ist und wenn jetzt erneut die Gefahr einer Fehlgeburt gegeben ist.

- Wenn es sich um eine Mehrlingsschwangerschaft in den ersten drei Monaten handelt.
- Wenn eine Neigung zu vorzeitigen Wehen besteht.
- Bei einem geschwächten Muttermundverschluss.
- Bei Auftreten von Blutungen.
- Nachdem die Fruchtblase geplatzt ist.

Viele Frauen erleben erstmals in der Schwangerschaft einen Orgasmus oder mehrere Orgasmen hintereinander.

Kann Geschlechtsverkehr die Wehen auslösen?

Sie werden vielleicht staunen, aber es stimmt – Geschlechtsverkehr kann Wehen auslösen, allerdings erst, wenn bei der werdenden Mutter die Geburtsbereitschaft vorhanden ist. Das Prostaglandin, eine Substanz, die im Sperma des Mannes vorhanden ist, verwendet man sonst in Kliniken, wenn eine Geburt künstlich eingeleitet werden muss. Viele Hebammen geben daher werdenden Müttern und Vätern den Rat, sich körperlich zu lieben, wenn der errechnete Geburtstermin überschritten ist.

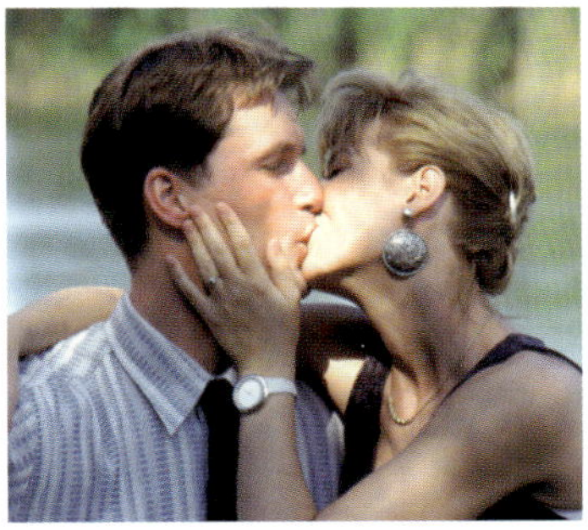

Probieren Sie Neues aus, lassen Sie sich beispielsweise vom Partner liebevoll massieren oder nehmen Sie ein gemeinsames Bad und liebkosen Sie gegenseitig zärtlich Ihre Körper – es gibt so viele Möglichkeiten, der körperlichen Beziehung neue Varianten zu geben.

Damit die Sexualität kein Problem für die Partnerschaft wird

Eine Schwangerschaft ist in vielerlei Hinsicht eine Ausnahmesituation – körperlich und seelisch sowohl für die werdende Mutter wie auch für den Partner. Es ist eine Zeit, in der sich Wünsche und Abneigungen ändern, und das kann im Grunde eine wunderbare Gelegenheit sein, die Beziehung zwischen Mann und Frau zu intensivieren – wenn man offen und ehrlich zueinander ist, wenn man genau erklärt, was man jetzt mag und was warum nicht, wenn man Verständnis und Geduld aufzubringen bereit ist. Die Sexualität kann während einer Schwangerschaft wirklich wunderschön sein, es kann aber genauso passieren, dass ein oder beide Partner zeitweise viel weniger oder gar kein Interesse an Sex haben. Eine Beziehung, in der über alles gesprochen wird, wird das in keinster Weise belasten. Im Gegenteil: Vielleicht ist das die Gelegenheit, anstelle von Sex Zärtlichkeit in den Vordergrund der körperlichen Beziehung zu schieben. Berührungen können ungeheuer erotisch sein und auch der Sexualität nach der Schwangerschaft ganz neue Impulse geben.

Wann sind Amniozentese und Chorionzottenbiopsie notwendig?

Mithilfe der Amniozentese und der Chorionzottenbiopsie lassen sich verschiedene Fehlbildungen am Kind im Mutterleib feststellen.

Viele Frauen – vor allem, wenn sie über 35 Jahre alt sind – stellen sich die Frage, ob sie eine Amniozentese (Fruchtwasseruntersuchung) oder eine Chorionzotten- bzw. Plazentabiopsie durchführen lassen sollen. Das sind Untersuchungen, mit denen manche, aber längst nicht alle Defekte am kindlichen Erbgut, zum Beispiel Veränderungen der Chromosomenzahl sowie einige andere Erkrankungen (etwa offener Rücken) festgestellt werden können, die wie beim Downsyndrom (Chromosom 21 ist drei- statt zweimal vorhanden) zu einer schweren geistigen Behinderung des Kindes führen.

Die Entscheidung sollte gut überlegt sein

Natürlich wünscht sich jede Frau ein gesundes Kind – was liegt da näher, als eine solche Untersuchung durchführen zu lassen, insbesondere wenn vielleicht auch noch der Frauenarzt dazu rät? Doch so einfach ist die Sache leider nicht. Schließlich birgt jeder dieser Eingriffe ein Risiko für eine Fehlgeburt; außerdem sollte sich jede Frau vor solch einer Untersuchung über die möglichen Konsequenzen im Klaren sein, denn bislang gibt es keine Möglichkeit der Heilung, wenn sich herausstellt, dass das Erbgut des Kindes geschädigt ist.

Die Eltern werden bei einem positiven Resultat vor eine der schwersten Entscheidungen gestellt, die sie jemals treffen müssen: Bekommen wir das Kind, obwohl wir wissen, dass es behindert ist, oder entscheiden wir uns für den Abbruch einer vielleicht lang ersehnten Schwangerschaft? Eltern, für die ein Schwangerschaftsabbruch nicht infrage kommt, sollten daher besser von vornherein auf diese Untersuchungen verzichten, es sei denn, sie wünschen diesen Eingriff, um sich nötigenfalls auf ein Leben mit einem behinderten Kind vorbereiten zu können.

Eltern, die sich näher über das Für und Wider dieser Untersuchungen beraten lassen möchten, können sich unter anderem an die CARA e. V. – Beratungsstelle zur vorgeburtlichen Diagnostik wenden (Adresse siehe Anhang).

Was wird bei der Amniozentese gemacht?

Die meisten Frauenärzte raten ihren Patientinnen ab dem Alter von 35 Jahren zu einer Fruchtwasserpunktion (Amniozentese), denn das statistische Risiko von 35- bis 40-jährigen Frauen, ein Kind mit Downsyndrom zu bekommen, liegt etwa zwischen 0,5 und 1 %. Dies übersteigt deutlich das Risiko einer Fehlgeburt infolge einer Amniozentese (durchschnittlich 0,1 %; viele Ärzte, die den Eingriff durchführen, geben für sich persönlich ein geringeres Fehlgeburtsrisiko an). Auch Eltern, in deren Familie Chromosomendefekte vorkommen, wird oft eine Fruchtwasserentnahme angeraten.

Bei einer Amniozentese sticht der Arzt eine sehr dünne, hohle Nadel (dünner als eine Nadel zur Blutentnahme) durch die Bauchdecke, die Gebärmutterwand und die Fruchtblase und entnimmt ca. 20 ml Fruchtwasser. Die Untersuchung wird in der Regel unter Ultraschallkontrolle durchgeführt, um das Baby nicht zu verletzen. Sehr oft kann man übrigens auf dem Ultraschallbild beobachten, dass das Baby die Anwesenheit der Nadel spürt und ihr auszuweichen versucht.

Die Punktion, die meist ohne örtliche Betäubung durchgeführt wird, ist nicht schmerzhaft, wenn es der Schwangeren gelingt, sich ein wenig zu entspannen (obwohl das aus Angst um das Baby natürlich oft schwer fällt!). Die ganze Untersuchung dauert 10 bis 20 Minuten.

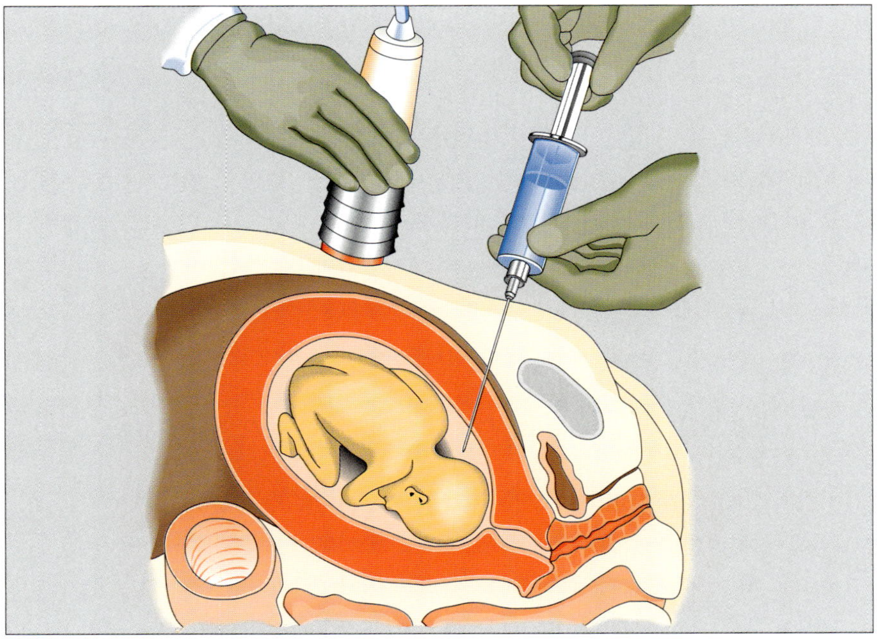

Während der Arzt bei einer Amniozentese über die Bauchdecke Fruchtwasser entnimmt, wird gleichzeitig mit Ultraschall kontrolliert, wie das Baby gerade liegt, damit es durch die Nadel nicht verletzt wird.

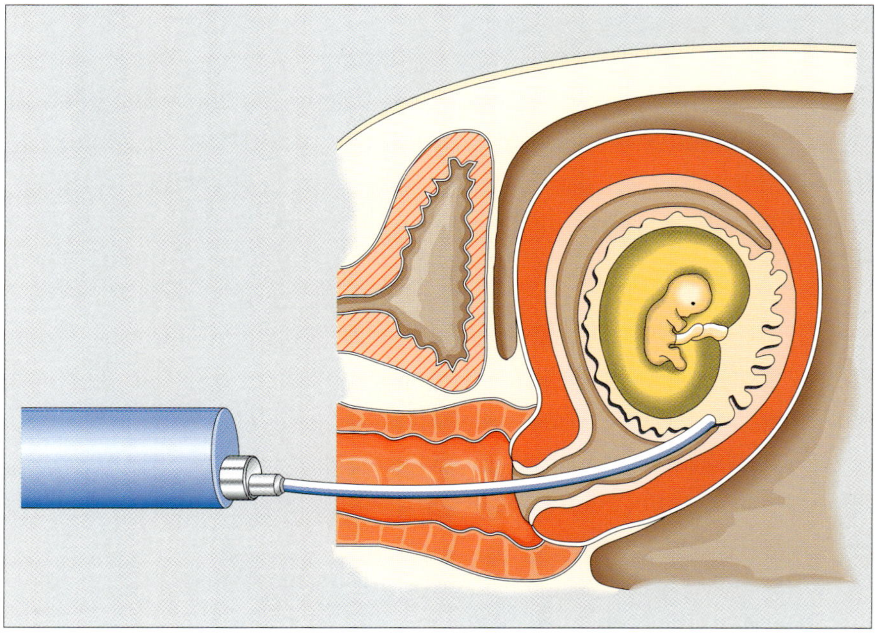

Bei einer Chorionzottenbiopsie werden die Zellen entweder mit einer Punktion durch die Bauchdecke oder mit einem Katheter durch den Muttermund gewonnen.

Sie sollten sich zu einer solchen Untersuchung nur entscheiden, wenn Sie sich darüber im Klaren sind, was Sie tun werden, falls das Baby eine Behinderung aufweist.

Zellen des Babys, die im Fruchtwasser enthalten sind, werden anschließend im Labor gezüchtet und mit speziellen Verfahren unter anderem auf Chromosomendefekte hin untersucht. Ein erstes Ergebnis liegt heute oft bereits nach zwei Tagen vor. Dadurch können bestimmte Krankheiten (etwa Downsyndrom) schon weitgehend (aber noch nicht ganz) ausgeschlossen werden. Auf das Endergebnis müssen die Eltern jedoch mindestens 14 Tage warten – das ist eine zermürbend lange Zeit.

Ein weiterer Nachteil der Amniozentese: Sie kann erst etwa ab der 14. Schwangerschaftswoche durchgeführt werden, sodass ein eventueller Schwangerschaftsabbruch frühestens in der 16. oder 17. Woche stattfinden kann. Nicht selten sind dann schon Kindsbewegungen zu spüren. Unter Umständen muss der Abbruch nach einer Amniozentese durch die Weheneinleitung erfolgen.

Wie wird die Chorionzottenbiopsie durchgeführt?

Die Chorionzottenbiopsie, die Entnahme von Zellen aus dem Chorion, der späteren Plazenta, bzw. der Plazenta selbst, kann bereits etwa ab der 10. Schwangerschaftswoche durchgeführt werden. Meistens werden die Zellen ebenfalls mit einer Punktion durch die Bauchdecke gewonnen, Chorionzellen können aber auch mithilfe eines Katheters durch Vagina und Muttermund entnommen werden. Die Eltern erhalten schon zwei bis drei Tage später Nachricht über das Ergebnis der Untersuchung. Auch können an den Zellen Genuntersuchungen durchgeführt werden, was bei den durch die Amniozentese gewonnenen Zellen nicht möglich ist. Das ist für alle Eltern wichtig, in deren Familien Erbkrankheiten vorkommen, die auf ein defektes Gen zurückzuführen sind. Die Chorionzotten- oder Plazentabiopsie hat aber zwei Nachteile:

- Das Risiko einer Fehlgeburt liegt mit 1 % höher als bei der Amniozentese.
- Soll ein Schwangerschaftsabbruch durchgeführt werden, muss leider häufig eine Amniozentese das Ergebnis der Chorionzottenbiopsie bestätigen, sodass man durch die Untersuchung im Prinzip keine Zeit gewonnen hat. Ohne die Bestätigung durch die Amniozentese wird der Schwangerschaftsabbruch zum Beispiel bei Verdacht auf das Downsyndrom nicht durchgeführt, denn bei den Chorionzellen handelt es sich nicht um Zellen des Babys selbst. Deshalb kann sich ihr Erbgut im Einzelfall von denen des Kindes unterscheiden.

Lassen Sie diese Untersuchungen nur von darin erfahrenen Spezialisten durchführen, um das Risiko einer Fehlgeburt so gering wie möglich zu halten.

Weitere Untersuchungen

Ganz selten kann es notwendig sein, aus der Nabelschnur Blut zu entnehmen, um den Chromosomensatz des Babys zu untersuchen. Eine solche Nabelschnurblutentnahme (Cordozentese) wird nur von wenigen Spezialisten durchgeführt, da sie für das Baby mit relativ großen Risiken behaftet ist.

Manche Frauenärzte empfehlen in der 16. Schwangerschaftswoche, den so genannten Triple-Test durchführen zu lassen. Dabei wird der Schwangeren Blut entnommen und aus der Konzentration bestimmter während der Schwangerschaft im Blut vorhandener Stoffe sowie dem Alter der Mutter die Wahrscheinlichkeit errechnet, dass das Kind am Downsyndrom leidet (zum Beispiel 1 : 323).

Leider muss bei einer erhöhten Wahrscheinlichkeit für eine Behinderung zusätzlich eine Amniozentese durchgeführt werden, will die Mutter sicher wissen, ob bei ihrem Kind diese Behinderung tatsächlich vorliegt.

Der Nachteil eines Triple-Tests ist, dass er auch zu falschen positiven Ergebnissen führen kann und so die Schwangere unnötigerweise beunruhigt wird und eventuell weitere Untersuchungen auf sich nimmt.

Und wenn es mehr als ein Kind ist?

Die Zahl der Zwillings- und Mehrlingsgeburten steigt seit einiger Zeit.

Dank der heutigen Untersuchungsmethoden weiß eine Schwangere schon recht früh, ob sie ein Kind, Zwillinge oder gar noch mehr Kinder auf einmal zur Welt bringen wird. Nach dem ersten Schock, der die meisten Eltern trifft, wenn sie erfahren, dass sie mehr als ein Kind erwarten, heißt es, sich darauf einzustellen. Möglicherweise gelten schon für die Geburt andere Bedingungen – vielleicht muss die Schwangere per Kaiserschnitt entbinden, um das Risiko für sich und die Kinder zu minimieren; eventuell wird die Schwangere auch in eine auf Mehrlingsgeburten spezialisierte Klinik eingewiesen, insbesondere wenn sie mehr als zwei Kinder erwartet.

Wie kommt es zu Mehrlingsschwangerschaften?

In Europa kommt auf 100 Geburten etwa eine Zwillingsgeburt. Durch die moderne Fortpflanzungsmedizin (zum Beispiel künstliche Befruchtung) steigt zudem die Zahl der Frauen an, die Drillinge oder gar noch mehr Kinder erwarten. Eineiige Zwillinge entstehen, wenn sich das Ei nach der Befruchtung noch einmal teilt; zu zweieiigen Zwillingen kommt es, wenn bei einer Frau beim Eisprung zwei Eier reif geworden und beide befruchtet worden sind. Während sich eineiige Zwillinge in der Regel eine Plazenta teilen, hat jeder der zweieiigen Zwillinge eine eigene Plazenta.

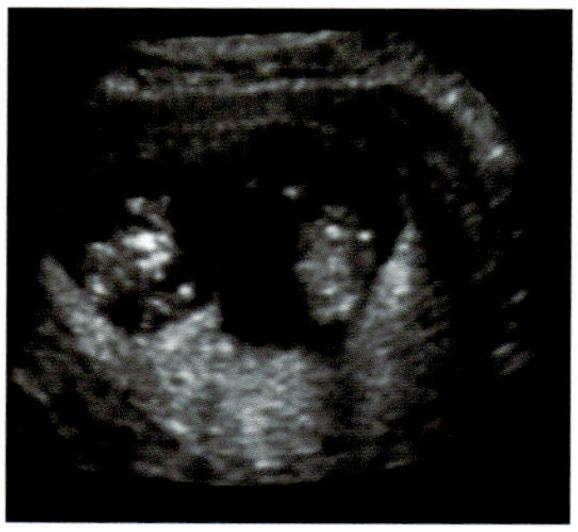

Ultraschallbilder verraten heute sehr früh in der Schwangerschaft, ob man ein Kind, Zwillinge oder gar Mehrlinge erwartet.

Sehr wichtig: viel Ruhe

Eine Schwangerschaft, bei der eine Frau zwei oder mehr Kinder erwartet, ist viel anstrengender als eine Schwangerschaft, bei der nur ein Kind heranreift. Der Grund: Die Mutter muss in der Regel ein größeres Gewicht tragen, das vor allem in den letzten Schwangerschaftsmonaten auf den Beckenboden drückt. Zudem ist das Risiko für Frühgeburten bei Mehrlingen erhöht, sodass eine Frau auch im Sinne ihrer Babys handelt, wenn sie sich – besonders im letzten Drittel der

Schwangerschaft – viel Ruhe gönnt. Wenn Sie Zwillinge erwarten, sollten Sie sich deshalb oft hinlegen, viel schlafen und sich möglichst wenig Stress aussetzen.

Der im Vergleich meist größere Bauch kann im letzten Drittel der Schwangerschaft äußerst belastend sein. Achten Sie deshalb darauf, den Bauch zu entlasten (zum Beispiel durch stützende Kissen), wenn Sie sitzen und liegen.

Risiken bei Mehrlingsschwangerschaften

Mehrlinge sind meistens kleiner und leichter als Einlinge, sie kommen oft vor dem errechneten Entbindungstermin zur Welt, da der Platz in der Gebärmutter für zwei oder mehr Kinder ab einer bestimmten Größe der Babys nicht mehr ausreicht. Mehrlingsmütter sollten sich also mit dem Gedanken vertraut machen, dass ihre Kinder eventuell zunächst intensiver medizinischer Betreuung benötigen. Auch die Wahrscheinlichkeit für einen Kaiserschnitt steigt bei Zwillingen an – oft wäre eine natürliche Geburt zu gefährlich für die Mutter oder die Babys. Bei Drillingen oder mehr Kindern ist eine natürliche Geburt noch unwahrscheinlicher.

Die Wahrscheinlichkeit eines Kaiserschnitts ist bei Zwillingsgeburten höher als bei der Geburt eines Kindes.

Vorbereitungen treffen

Wenn Sie wissen, dass Sie Zwillinge oder mehr Kinder erwarten, sollten Sie sich schon im Voraus um Hilfe nach der Geburt kümmern. Schön ist es natürlich, wenn sich der Vater für die erste Zeit zu Hause Urlaub nehmen kann. Vielleicht helfen Ihnen aber auch die Großeltern, gute Freunde oder die Nachbarn. Fragen Sie auch einmal bei der Krankenkasse nach, ob sie Ihnen in den ersten Tagen zu Hause die Kosten für eine Haushaltshilfe erstattet. Zwei Babys bedeuten natürlich auch doppelte Kosten: Günstige Kinderkleidung erhalten Sie beispielsweise auf Basaren und in Secondhandshops. Denken Sie auch an einen Zwillingskinderwagen: Um einen solchen Wagen gebraucht zu bekommen, können Sie zum Beispiel eine Annonce in die Zeitung setzen. Und vor allem: Machen Sie sich im Vorfeld nicht zu verrückt. Zwei Kinder machen zwar die doppelte Arbeit, sie bereiten Ihnen aber auch doppelte Freude.

Was kann die pränatale Chirurgie?

Pränatale chirurgische Eingriffe werden heute noch relativ selten durchgeführt und nur wenige führen zum Erfolg.

Man hört und liest viel über Operationen, die am ungeborenen Kind durchgeführt werden. Das weckt in Schwangeren große Hoffnungen, dass ihr Kind bei einer möglichen Schädigung schon im Mutterleib operiert werden kann. Doch leider sind die Möglichkeiten der pränatalen Chirurgie noch begrenzt und es gibt nur wenige Ärzte, die solche Operationen überhaupt vornehmen. Und natürlich birgt ein solcher Eingriff im Mutterleib auch immer Risiken für das Baby. Allerdings wird eine Operation am Fetus auch nur dann vorgeschlagen, wenn das Kind ohne diesen Eingriff kaum Überlebenschancen hätte, was die Einwilligung der Eltern zu einer Operation im Mutterleib sicherlich einfacher macht.

Möglichkeiten und Grenzen der pränatalen Chirurgie

Bislang gibt es nur wenige Eingriffe, die mit Erfolg am ungeborenen Kind durchgeführt werden können. Dazu zählen vor allem der Blutaustausch beim Baby, falls eine Rhesusunverträglichkeit zwischen dem Blut der Mutter und dem des Kindes besteht (das Blut der Mutter ist rhesusnegativ, das des Babys rhesuspositiv), die das Leben des Kindes gefährdet.

Aber auch Stauungen des Harns in der Niere (zum Beispiel aufgrund eines fehlgebildeten Harnleiters), die zu schwerwiegenden Nierenschäden bis zum Nierenversagen führen, können schon mit Erfolg behandelt werden, indem der Harn durch einen künstlichen Harnleiter aus den Nieren abgeleitet wird. Auch ein Zwerchfellbruch, der dazu führt, dass die Lunge sich nicht richtig ausbilden kann, weil die Bauchorgane in den Brustraum eindringen, kann bereits durch die pränatale Chirurgie geschlossen werden.

Die Grenzen der pränatalen Chirurgie sind damit auch schon aufgezeigt: Für schwerwiegende Behinderungen (zum Beispiel geistige Behinderungen infolge eines Defekts am Erbgut) gibt es keine Behandlungsmöglichkeit. Hier bleiben der Betroffenen nur zwei Möglichkeiten: die Behinderung zu akzeptieren oder der Schwangerschaftsabbruch.

Wie wird eine Operation im Mutterleib durchgeführt?

Manche Eingriffe (zum Beispiel Bluttransfusionen) können mit winzigen endoskopischen Instrumenten durch die Bauchdecke der Mutter am Baby durchgeführt werden. Der Eingriff wird mithilfe von Ultraschall überwacht, damit dem Baby nichts passiert. Andere Operationen (zum Beispiel das Verschließen eines Zwerchfellbruchs) sind nur möglich, wenn das Baby kurzzeitig aus der Gebärmutter geholt wird. Diese Eingriffe erfolgen unter Vollnarkose sowohl der Mutter als auch des Babys. Die Gebärmutter wird aufgeschnitten, das Fruchtwasser kurzzeitig entfernt (es wird aufgehoben und auf Körpertemperatur gehalten). Dann wird das Baby operiert. Im Anschluss daran wird das Baby zurück in den Mutterleib gehoben, das Fruchtwasser wird wieder zugeführt und die Gebärmutter wird mit Fäden, die sich selbst auflösen, wieder verschlossen. Nach dem Eingriff stehen Mutter und Kind noch ein paar Tage unter intensiver medizinischer Überwachung. Babys, die im Mutterleib operiert wurden, müssen in der Regel per Kaiserschnitt auf die Welt gebracht werden, denn eine natürliche Geburt wäre für die meisten von ihnen zu gefährlich.

Kinder, die bereits im Mutterleib operiert wurden, müssen in den meisten Fällen per Kaiserschnitt auf die Welt gebracht werden.

Welche Risiken sind mit einem solchen Eingriff verbunden?

Bei einer Operation im Mutterleib besteht natürlich immer das Risiko, dass das Kind stirbt. Dabei sind Eingriffe, bei denen das Kind kurzzeitig aus der Gebärmutter geholt werden muss, selbstverständlich gefährlicher. Der Blutaustausch, der durch die Bauchdecke der Mutter durchgeführt wird, ist zwar ebenfalls gefährlich, doch in manchen Kliniken hat man bereits große Erfahrung mit diesem Eingriff, sodass das Risiko minimiert werden kann.

Was besonders interessant ist: Je früher ein Eingriff durchgeführt werden kann, umso besser wird er vom Baby oft verkraftet. Der Grund: Die Wundheilung schreitet umso schneller voran, je weniger weit der Fetus entwickelt ist. Hinzu kommt, dass manche Probleme (zum Beispiel Stauungsnieren) so rasch wie möglich behoben werden sollten, da sie sonst das Leben des Kindes gefährden. Die Devise lautet deshalb den Eingriff so schnell wie möglich durchzuführen, nachdem der Defekt entdeckt wurde.

Wenn die Schwangerschaft vorzeitig endet

Für alle, die sich auf ein Kind gefreut haben, ist es ein tiefgreifendes traumatisches Erlebnis, wenn die Schwangerschaft plötzlich endet. Die meisten Frauen geben sich selbst dafür die Schuld und brauchen unter Umständen lange, bis sie den Verlust des Babys überwunden haben. Vor allem, wenn es recht spät zu einer Fehlgeburt kommt oder wenn sie nach einer lang erwarteten Empfängnis stattfindet, dauert es lange, bis sie zur Normalität zurückfinden. Vielleicht ist es für die Betroffenen ein kleiner Trost zu wissen, dass in der überwiegenden Zahl der Fälle das Verhalten der Schwangeren nichts mit einer Fehlgeburt zu tun hat.

Wann spricht man von einer Fehlgeburt?

Von einer Fehlgeburt spricht man, wenn die Schwangerschaft vor der 28. Woche endet. In etwa 85 % der Fälle bemerken die Frauen nichts

Vielleicht mag es Sie überraschen, doch nur in etwa 20 % der Fälle endet eine Empfängnis mit der Geburt des Kindes.

Verschiedene Begriffe

- Eine drohende Fehlgeburt macht sich in den ersten drei Monaten der Schwangerschaft mit Blutungen bemerkbar, während es dem Embryo sonst gut geht. Mit einer bestimmten Behandlung (unter anderem Bettruhe) kann die Schwangerschaft fortgesetzt werden.
- Eine fehlgeschlagene Fehlgeburt bedeutet, dass der Embryo oder Fetus zwar nicht mehr am Leben ist, sich aber noch in der Gebärmutter befindet – er muss durch eine Ausschabung entfernt werden.
- Bei einer unausweichlichen Fehlgeburt treten Schmerzen und Blutungen auf, der Muttermund öffnet sich und das Kind wird ausgestoßen.
- Bei einer unvollständigen Fehlgeburt bleiben Teile der Plazenta in der Gebärmutter zurück. Um eine Infektion und Blutungen zu verhindern, wird eine Ausschabung durchgeführt.

von der Fehlgeburt, weil diese erfolgen, noch bevor die Frau weiß, dass sie schwanger ist. Eine solche frühe Fehlgeburt äußert sich in einer verzögerten und/oder verstärkten Periode. Man unterscheidet zwischen einer drohenden, fehlgeschlagenen, unausweichlichen und unvollständigen Fehlgeburt. Alle Fehlgeburten machen sich mit vaginalen Blutungen bemerkbar, weshalb man dieses Symptom immer ernst nehmen und sich unverzüglich untersuchen lassen muss. Weitere Symptome sind oft Unterbauchschmerzen (ziehend, wehenartig, krampfartig) und es kann zum Abgang von Blutklumpen kommen.

Vielen Betroffenen kann es nach einer Fehlgeburt helfen, mit Menschen zu sprechen, die Ähnliches durchgemacht haben. Sie können sich an eine Selbsthilfegruppe wenden – einige Adressen finden Sie im Anhang dieses Buches.

Was kann eine Fehlgeburt auslösen?

Es gibt zwar zahlreiche Ursachen, die eine Fehlgeburt auslösen können, in vielen Fällen bleibt allerdings die Frage nach dem Grund für ein solches Schwangerschaftsende unbeantwortet. Zu den Ursachen zählen Anomalien der Chromosomen, Fehlbildungen der Gebärmutter, Stoffwechselerkrankungen der Mutter, bakterielle und Virusinfektionen, aber auch schädliche Umwelteinflüsse, eine ungesunde Lebensführung der Mutter (beispielsweise starker Alkohol- oder Drogenkonsum) oder starke psychische oder physische Belastungen der Mutter. Einige Ursachen können rechtzeitig beseitigt werden, wenn die Schwangere die Vorsorgeuntersuchungen regelmäßig wahrnimmt und Ratschläge ihres Arztes oder ihrer Hebamme hinsichtlich der Lebensführung im Verlauf der Schwangerschaft befolgt.

Wie soll man sich nach einer Fehlgeburt verhalten?

Es ist allzu verständlich, wenn die Frau um das verlorene Baby trauert. Diese Trauerarbeit ist sogar wichtig, um das Erlebte besser verarbeiten zu können. Mit den in den allermeisten Fällen auftretenden Schuldgefühlen können die betroffenen Frauen besser leben, wenn ihr Arzt ihnen den (wahrscheinlichen) Grund für die Fehlgeburt erklärt. Viele Frauen möchten so schnell wie möglich wieder schwanger werden. Meistens wird ihnen geraten, drei, vier Monate zu warten, weil sich aus statistischer Sicht das Risiko einer erneuten Fehlgeburt reduziert, je mehr Zeit zwischen Fehlgeburt und erneuter Empfängnis liegt. Nach einer Fehlgeburt liegt das Risiko einer weiteren bei etwa 25 %.

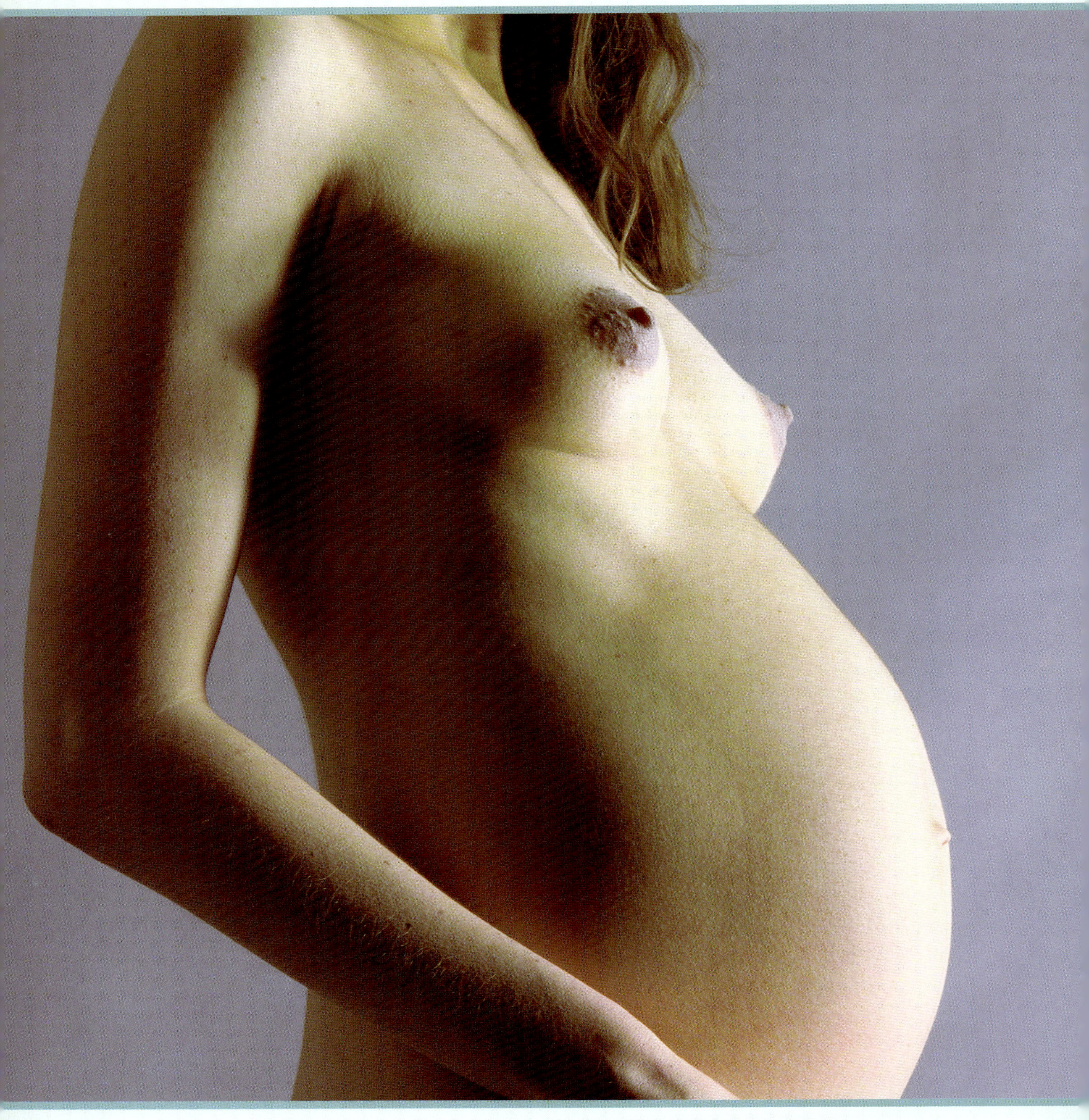

Das Kind ist am Ende des vierten Monats etwa 12 cm groß und wiegt um die 180 g. Es kann am Daumen lutschen oder auch die Stirn runzeln. Die Ultraschallbilder, die der Arzt jetzt macht, könnten auch verraten, ob es ein Junge oder ein Mädchen ist – allerdings nicht mit hundertprozentiger Sicherheit, weil zu diesem Zeitpunkt die Geschlechtsorgane noch leicht verwechselt werden können. Manche Eltern können es kaum erwarten, das Geschlecht ihres Kindes zu erfahren, andere wollen sich die Spannung unbedingt bis zur Geburt bewahren. Dass Sie ein Baby erwarten, ist jetzt auch für Außenstehende sichtbar – Ihr Bauch wölbt sich bereits deutlich. Die meisten Frauen freuen sich darüber ungeheuer und tragen bewusst Kleidung, die diese Wölbung betont. Jeder soll es wissen und jeder soll sehen, wie sie sich auf ihr Kind freuen.

Unübersehbar schwanger

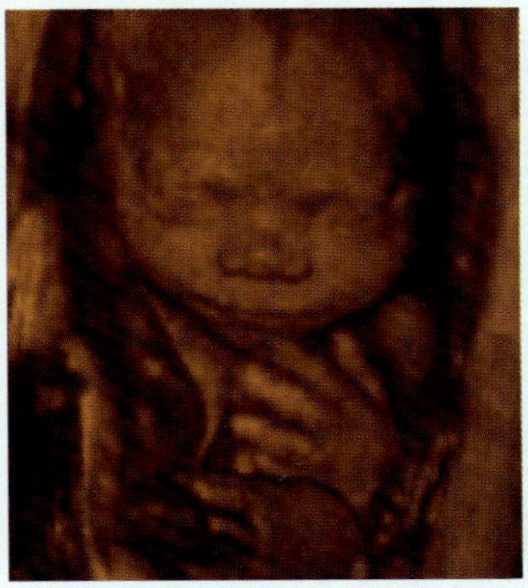

Ein vier Monate alter Fetus auf einem 3-D-Ultraschallbild.

Mutter und Kind

Auch wenn Sie bisher stolz auf Ihr Gedächtnis waren und nie oder selten Dinge vergessen hatten, stellen Sie sich darauf ein, dass sich das in den folgenden Monaten mit größter Wahrscheinlichkeit ändern wird. Die meisten Schwangeren haben ein schlechteres Kurzzeitgedächtnis. Dafür sind Hormonveränderungen verantwortlich.

Mit dem vierten Schwangerschaftsmonat beginnt das zweite Trimester und damit für die meisten Schwangeren eine Zeit des Wohlfühlens. Übelkeit und Erbrechen haben entweder stark nachgelassen oder völlig aufgehört und auch die Ermüdungserscheinungen plagen nicht mehr so wie zu Beginn der Schwangerschaft. In diesen Wochen wächst das Kind am meisten.

Wie verändern Sie sich?

Ihr Busen vergrößert sich zwar weiter, er ist aber nicht mehr so empfindlich wie bisher. Die Brustwarzen können jetzt öfter jucken oder leicht schmerzen. Auch wenn Sie bisher keine Anhängerin von Büstenhaltern waren, tragen Sie sie in den nächsten Monaten. Es ist wichtig, dass der immer größer werdende Busen gestützt wird, damit er später seine Form nicht einbüßt.

Bei den meisten Frauen wölbt sich der Bauch bereits etwas. Ob und wie stark ein schwangerer Bauch zu diesem Zeitpunkt zu sehen ist, hängt vom Körperbau und von der Größe der Frau ab. Es gibt keine allgemein gültige Regel, sodass Sie sich keine Sorgen machen sollen, wenn bereits „viel" oder noch „nichts" zu sehen ist. Am Bauch zeichnet sich allmählich eine dunkle Linie ab, die so genannte Linea fusca. Sie verläuft von der Bauchmitte an abwärts.

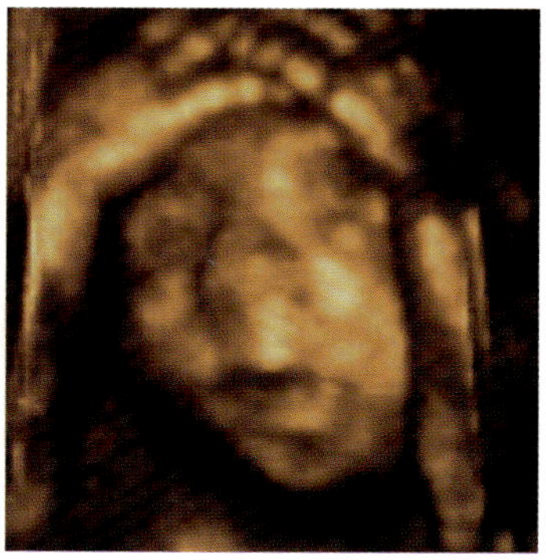

Dieser vier Monate alter Fetus betastet gerade mit den Händchen seine Stirn.

Es kann sein, dass Sie einen dünnflüssigen, weißen Ausfluss bei sich feststellen. Das ist während der Schwangerschaft eine normale Erscheinung, die sich sogar bis zur Entbindung verstärken kann. Eine Infektion liegt meistens erst dann vor, wenn es sich um einen dickflüssigen, gelblichen oder gräulichen und stark riechenden Ausfluss handelt, der mit Jucken oder Brennen oder gar Schmerzen verbunden ist. Aber auch in einem solchen Fall wäre die Behandlung kein Problem und stellt in keiner Weise eine Gefahr für das Kind dar.

Manche Frauen bemerken bei sich die ersten Krampfadern oder auch Hämorrhoiden, einige haben bereits jetzt leichte Schwellungen an Füßen und Händen. Eine verstopfte und/oder gelegentlich blutende Nase kommen häufig in dieser Zeit vor und sind kein Grund zur Besorgnis. Zu diesen Beschwerden kommt es aufgrund des erhöhten Hormonspiegels – die Hormone führen auch in die Nasenschleimhäute mehr Blut und lassen sie anschwellen. Die Hormone sind auch maßgeblich beteiligt an Haar- und Hautveränderungen. Ob im positiven oder negativen Sinn, das ist von Frau zu Frau verschieden. Manche Schwangeren bekommen plötzlich einen wunderbar reinen und leuchtenden Teint, andere müssen sich mit Pickeln herumquälen, manche wundern sich über die plötzliche Haarfülle, andere klagen über glanzloses, fahles Haar.

Welche Fortschritte macht das Baby?

Am Ende des vierten Monats ist das Kind vom Scheitel bis zum Steiß etwa 12 cm lang und um die 180 g schwer.

Die Ohren und die Nase sind ausgebildet, die Knöchelchen in den Ohren sind härter geworden und das Kind kann Geräusche von außen wahrnehmen. Allmählich wachsen Augenbrauen, Wimpern und Kopfhaare. Auf den Fingern haben sich bereits kleine Nägel gebildet und mit seinen Händchen kann das Kind greifen. Es spielt auch gerne mit der Nabelschnur, was man manchmal auf dem Ultraschallbild erkennen kann. Nun ist auch recht genau zu erkennen, ob das Kind ein Junge oder ein Mädchen ist – die Geschlechtsorgane haben sich deutlich herausgebildet. Die Knochen werden mit jedem Tag härter. Die kleinen Lungenbläschen sind noch nicht entfaltet, doch das Kind kann das Fruchtwasser, das immer wieder ausgetauscht wird, ein- und ausatmen.

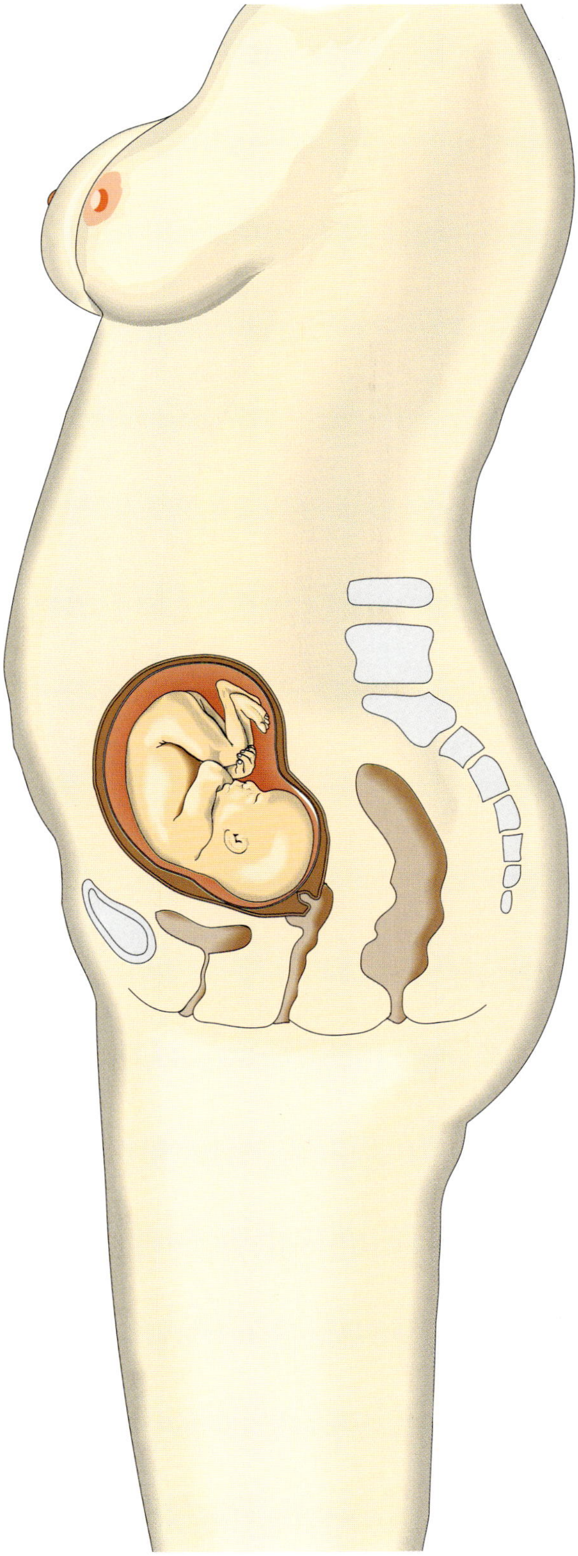

Mutter und Kind in der 16. Schwangerschaftswoche.

Schön durch die Schwangerschaft mit richtiger Pflege

Den Körper während der Schwangerschaft zu pflegen, bedeutet nicht nur, dass man etwas für die Schönheit tut, sondern auch für das Wohlbefinden. Nehmen Sie sich regelmäßig Zeit für sich selbst und genießen Sie es, Ihrem Körper und Ihrer Seele etwas Gutes zu tun. Hormonelle Veränderungen können dazu beitragen, dass Sie einfach strahlender und gesünder aussehen, möglich ist aber auch genau das Gegenteil. Ob Sie nun eine unreine Haut bekommen oder ob bisher lästige Pickel verschwinden, ob Ihre Haare plötzlich struppig werden oder zum ersten Mal zu glänzen beginnen, das können Sie leider nicht beeinflussen. Sie können aber auf jeden Fall dazu beitragen, dass Sie sich trotz möglicher negativer Veränderungen schön und wohl fühlen.

Die Haare

Die Nägel können in der Schwangerschaft schneller wachsen oder aber brüchiger werden – da hilft nur regelmäßiges Kurzschneiden.

Die meisten Schwangeren stellen fest, dass ihre Haare plötzlich voller und kräftiger werden. Haare, die früher schnell fettig wurden, bleiben jetzt länger in Form, bisher trockenes Haar trocknet jetzt allerdings schneller und sollte dementsprechend gepflegt werden. Vor allem wenn man sich in fortgeschrittener Schwangerschaft wegen des immer größer werdenden Bauches unförmig vorkommt und all die weiten Hemden, Blusen, Kleider an sich nicht mehr sehen mag, kann ein neuer Haarschnitt die Laune steigern. Warum sollte diese „andere" Zeit, in der Sie sich befinden, nicht auch mit einer ganz anderen Frisur erlebt werden? Früher riet man Schwangeren vom Haarefärben ab, weil gefürchtet wurde, dass die dabei verwendeten Chemikalien zum Kind vordringen und es schädigen könnten. Diese Befürchtungen haben sich zwar nicht bestätigt, doch können werdende Mütter, wenn sie ganz sichergehen wollen, Präparate mit pflanzlichen Inhaltsstoffen verwenden. Auch Dauerwellpräparate sind nicht bedenklich, wer aber auf Nummer sicher gehen will, verzichtet einfach auf die Dauerwelle während der Schwangerschaft. Man kann übrigens auch nicht ausschließen, dass die Haare ganz anders als sonst auf eine Dauerwelle reagieren und der erhoffte Effekt ausbleibt.

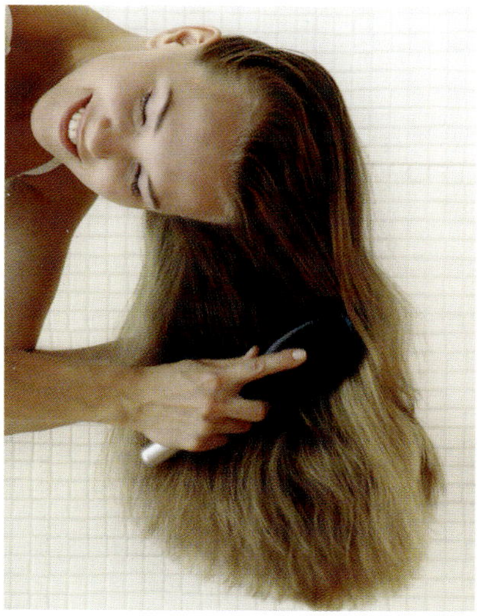

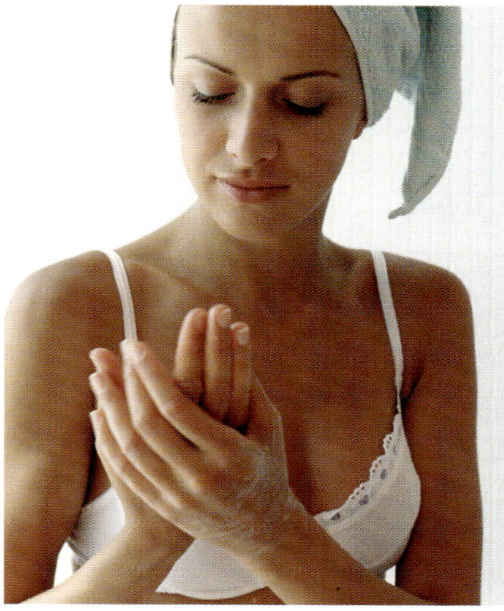

Nehmen Sie sich Zeit für ihren Körper. Wenn Sie sich gepflegt fühlen, wirkt sich das auch positiv auf Ihr Wohlbefinden aus.

Die Haut

Die meisten werdenden Mütter freuen sich über einen schöneren Teint. Die Gesichtshaut wirkt glatter und frischer und hat gar keine oder viel weniger Pickel als vor der Schwangerschaft. Manchmal können die Hormone jedoch auch das Gegenteil bewirken. Was man gegen die Hautprobleme tun kann, sollten Sie mit einem Hautarzt besprechen. Selbstverständlich muss dieser von Ihrer Schwangerschaft wissen, denn verschiedene Medikamente – etwa gegen Akne – dürfen Sie nun nicht einnehmen. Die richtige Ernährung und ausreichend Flüssigkeitszufuhr wirken sich auf jeden Fall positiv bei Hautproblemen aus. Schwangere, die zu Pigmentflecken neigen – sie treten vor allem auf Stirn und Wangen auf –, sollten sich nicht ungeschützt der direkten Sonneneinstrahlung aussetzen, weil die Flecken sonst dunkler werden können. Aus dem gleichen Grund ist auch die Sonnenbank nichts für werdende Mütter; außerdem kann die Hitze zu Kreislaufproblemen führen. Ein vorsichtiger Umgang ist bei Selbstbräunern angesagt: Sie begünstigen zwar nicht die Entstehung von Pigmentflecken, dunkeln aber vorhandene Hautverfärbungen nach.

Sanfte Bürstenmassagen der gesamten Körperhaut machen nicht nur die Haut zart und halten sie elastisch, sie bringen auch den Kreislauf auf Trab.

Der Busen

Ihr Busen beginnt sich bereits in den ersten Tagen nach der Empfängnis zu verändern und diese Veränderung dauert die gesamte

Gehen Sie bei der Abhärtung der Brust als Vorbereitung aufs Stillen behutsam und schrittweise vor. Alle paar Tage erweitern Sie das Vorbereitungsprogramm um einen Schritt.

Der Hebammen-Tipp

Eine Möglichkeit, den Busen aufs Stillen vorzubereiten, ist auch, in einen alten BH Löcher reinzuschneiden, sodass die Warzen frei bleiben und Stoffkontakt bekommen.

Verzichten Sie in den letzten zwei, drei Schwangerschaftswochen lieber auf die Bauchmassage, weil dadurch Wehen ausgelöst werden könnten.

Schwangerschaft und danach während der Stillzeit an. Jede Brust nimmt bis zum Ende der Schwangerschaft etwa 300 g zu. Damit sie in Form bleiben, sollten Sie sie von Beginn der Schwangerschaft täglich pflegen. Wechselduschen und sanfte Massagen beim Eincremen oder -ölen fördern die Durchblutung. Achten Sie auf eine aufrechte Haltung und tragen Sie einen gut sitzenden BH, der aber nicht einengen darf. In den letzten Wochen vor der Entbindung können Sie den Busen schon aufs Stillen vorbereiten:

- Waschen Sie den Busen täglich mit einem Waschlappen kalt ab.
- Bürsten Sie mit einer weichen Hautbürste den Busen sternförmig und kreisförmig vom Ansatz zur Warze.
- Nehmen Sie die Brustwarze zwischen Daumen und Zeigefinger und rollen Sie sie.
- Bei Flach- oder Hohlwarzen sprechen Sie am besten mit der Hebamme. Sie kann Ihnen sagen, wie Sie dennoch stillen können.

Schwangerschaftsstreifen

Auch wenn die Kosmetikindustrie es anders darstellt – es gibt keine Creme, die die Entstehung von Schwangerschaftsstreifen verhindern kann. Und auch wenn sie einmal da sind, kann sie kein Kosmetikpräparat wieder zum Verschwinden bringen. Etwa 30 % der Erstgebärenden sind von den Schwangerschaftsstreifen betroffen, davon sind diese Striae gravidarum etwa bei 10 % der Frauen deutlich zu sehen. Warum einige Frauen unter dieser Streifenbildung leiden und andere nicht, ist noch nicht ganz geklärt. Man nimmt an, dass es eine Sache der Veranlagung ist, ob das Bindegewebe einer Belastung durch die Dehnung standhält oder nicht. Dennoch kann man einiges tun, um diese gefürchteten Schwangerschaftsstreifen zu mildern. Von Beginn der Schwangerschaft an, also nicht erst wenn sich der Bauch deutlich wölbt, sollten Sie auf Folgendes achten:

- Tragen Sie keine einengende Kleidung.
- Stehen und sitzen Sie nicht zu lange.
- Achten Sie auf eine vitaminreiche Ernährung. Vor allem das Vitamin E erhält die Haut elastisch.
- Vermeiden Sie eine übermäßige Gewichtszunahme.
- Cremen oder ölen Sie Ihre Haut regelmäßig ein, damit sie Fett und Feuchtigkeit erhält, um elastisch zu bleiben.

- Massieren Sie die Haut beim Eincremen oder Einölen sanft in kreisförmigen Bewegungen oder wenden Sie Zupfmassagen an. Dazu wird mit Daumen und Zeigefinger die Haut Stück für Stück etwas hochgezogen und wieder losgelassen. Beginnen Sie mit der Nabelgegend und gehen Sie kreisförmig über den ganzen Bauch. Dann sind Oberschenkel und der Busen an der Reihe, wobei die Brustwarzen ausgelassen werden müssen. Lassen Sie sich für diese Massage jeden Tag fünf bis zehn Minuten Zeit.
- Nach der Massage eignet sich eine Wechseldusche, die man immer mit kaltem Wasser beendet.

Wenn Schwangerschaftsstreifen einmal entstanden sind, kann man sie nicht mehr beseitigen, doch im Laufe der Zeit blassen sie immer mehr ab, sodass schließlich nur noch dünne, silbrige Linien zurückbleiben. Bei jeder weiteren Schwangerschaft kommen allerdings neue hinzu.

Die Beine

Weil die Venen jetzt mehr Blut zum Herzen pumpen als sonst – es sind etwa anderthalb Liter mehr –, verlangsamt sich der Rücklauf des Blutes und die Beine fühlen sich oft schwer an und schwellen an. Legen Sie daher Ihre Beine öfter am Tag mal hoch, schlagen Sie sie beim Sitzen niemals übereinander und tragen Sie flachere, bequeme Schuhe. Massieren Sie regelmäßig Beine und Füße oder bitten Sie Ihren Partner am Abend um eine Massage. Wohltuend sind bei geschwollenen Füßen und Beinen auch kalte Fußbäder, kalte Beingüsse oder auch Wassertreten in der Badewanne. Bei schweren Beinen können kalte Wadenwickel Linderung verschaffen. Alles, was Ihren Beinen im Augenblick wohl tut, hilft auch längerfristig als Vorbeugung gegen Krampfadern.

Die Zähne

Von der stärkeren Durchblutung während der Schwangerschaft ist wie der gesamte Körper auch das Zahnfleisch betroffen. Das kann zu häufigerem Zahnfleischbluten führen. Die Hormone bewirken einen Anstieg des Säureanteils im Speichel und das wiederum erhöht die Kariesgefahr. Besonders wichtig ist daher jetzt eine sehr sorgfältige Zahnpflege – idealerweise mit Zahnseide und Munddusche – und mindestens (!) ein Zahnarztbesuch während der Schwangerschaft. Zur Stärkung von Zähnen und Zahnfleisch eignen sich kalziumreiche Nahrungsmittel und Vitamin C.

Eventuell notwendige Betäubungsspritzen beim Zahnarzt sind für das Kind vollkommen unschädlich.

Sport und Bewegung ja – aber richtig!

Selbstverständlich dürfen sich Schwangere sportlich betätigen. Sport und Bewegung wirken sich günstig auf den Kreislauf aus, mindern einige typische Beschwerden in dieser Zeit wie Rückenschmerzen und Verstopfung und machen auch fit für die Geburt. Dennoch muss die körperliche Betätigung jetzt anders aussehen als vor der Schwangerschaft.

Warnsignale nach sportlicher Betätigung, die man immer ernst nehmen muss und am besten nie erst aufkommen lassen sollte:

- *Kopfschmerzen*
- *Muskelkater*
- *Atemnot*
- *Schwindelanfälle.*

Worauf sollte man achten?

Oberstes Gebot lautet: Tun Sie alles in Maßen! Es gibt keinen Grund, sich irgendeiner Form von Leistungsdruck auszusetzen, die Sportart, die Sie für sich ausgesucht haben, soll Ihnen schließlich gut tun und Spaß machen. Sie sollten auch nie mit leerem Magen Sport treiben, sondern am besten eine oder eine halbe Stunde vorher einen kleinen (!) Imbiss zu sich nehmen. Die Kleidung, die Sie bei Ihrem Sportprogramm tragen, soll Sie in keiner Weise einengen. Treiben Sie keinen Sport bei hohen Temperaturen oder in stickigen Räumen. Fangen Sie langsam an, am besten mit Übungen zum Warmmachen, und hören Sie nicht abrupt auf, sondern mit einfacheren, langsameren Übungen oder mit Entspannungsübungen.

Wenn Sie vor der Schwangerschaft nie oder nur selten in die Sauna gegangen sind, sollten Sie jetzt auch nicht damit anfangen.

Welche Sportarten jetzt verboten sind

- Geräteturnen
- Gymnastik, bei der die Bauchdecke zu sehr beansprucht und die Hüftmuskulatur gedehnt wird
- Jogging (ab dem 6. Monat)
- Kurzstreckenläufe
- Motorradtouren
- Reiten (ab dem 6. Monat)
- Schlittschuhlaufen
- Skilaufen (Abfahrtslauf und Langlauf)
- Surfen
- Tauchen und Springen
- Volleyball
- Wasserski
- Kraft- und Leistungssport generell
- Plötzliche Bewegungen wie Springen oder Hüpfen

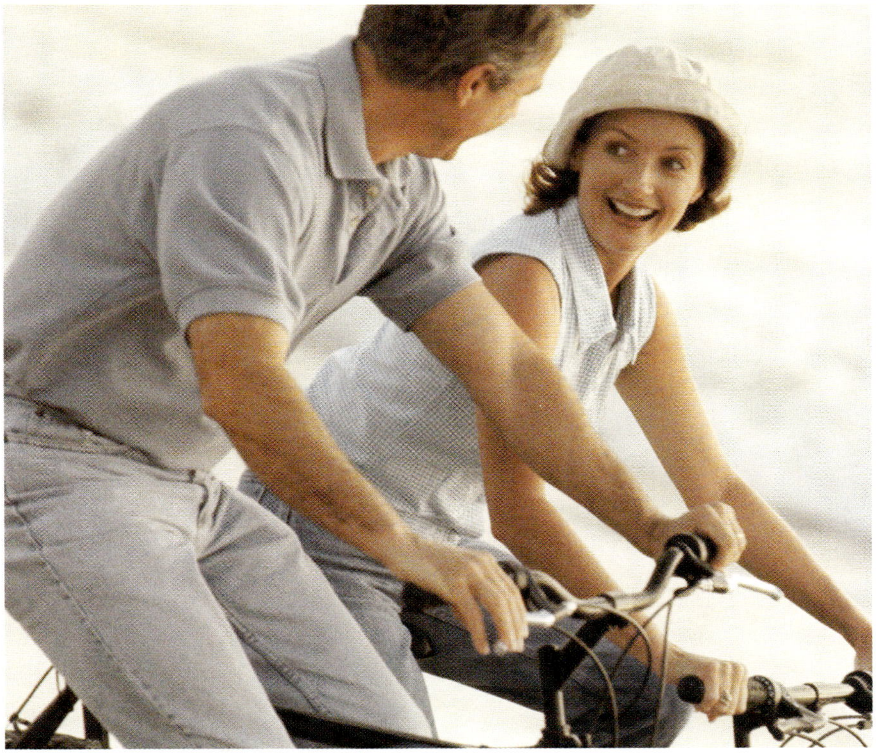

Radfahren gehört zu den sportlichen Betätigungen, die für Schwangere gut geeignet sind.

Je näher der Geburtstermin rückt, desto leichtere Übungen sollten Sie sich zumuten. Egal, für welche sportliche Betätigung Sie sich entschieden haben, denken Sie immer daran, dass Sie als Schwangere und vor allem mit wachsendem Bauch eher zu Verletzungen neigen, als das bisher der Fall war.

Wenn Sie vor der Schwangerschaft überhaupt keinen Sport getrieben haben und auch jetzt keine Lust darauf haben, wird das weder Ihnen noch dem Baby schaden. Vielleicht können Sie sich aber überwinden und regelmäßig an der frischen Luft spazieren gehen – das tut Körper und Seele immer gut.

Was tut Mutter und Kind gut?

Als die ideale sportliche Betätigung für Schwangere gilt das Schwimmen. Es entlastet Beine und Wirbelsäule, verbessert die Durchblutung und ist auch noch mit großem Bauch problemlos möglich. Das Wasser darf allerdings weder zu kalt noch zu heiß sein, am besten ist eine Temperatur zwischen 26 und 29 °C.

Immer gut ist auch Bewegung an der frischen Luft: Radfahren, Wandern, Spazierengehen. Joggen sollten lieber trainierte Frauen, und auch nicht zu lange Strecken oder nach dem sechsten Schwangerschaftsmonat. Gymnastik, insbesondere die für Schwangere, ist gut für die Bauchmuskeln, die Wirbelsäule und die Beine.

Umstandskleidung – was brauchen Sie eigentlich?

Die meisten Geschäfte, die Babykleidung und -ausrüstung führen, haben auch eine Abteilung mit Umstandskleidung.

Die Zeiten, in denen schwangere Frauen extrem weite Rüschenkleider in Pink oder Hellblau trugen, sind Gott sei Dank passé. Die Umstandsmode bietet heute für jeden Geschmack etwas, und sehr viele Kleidungsstücke, die man in dieser Zeit tragen kann, müssen auch nicht extra gekauft werden. Unabhängig davon, was Sie sich kaufen wollen oder können – achten Sie darauf, dass Sie sich in Ihrem Outfit wohl fühlen. Das muss nicht unbedingt ein neues Umstandskleid oder eine teuere Bluse bewirken. Oft kann ein optisch interessantes Halstuch, eine Kette oder eine Brosche die Wirkung eines schlichten T-Shirts um ein Vielfaches steigern.

Alles muss bequem sein

Im Grunde müssen es nicht viele Sachen sein, die Sie sich neu zulegen. Ein paar weitere Blusen und weiche Leggings haben die meisten Frauen sowieso im Kleiderschrank. Für zu Hause leisten auch Jogginghosen längere Zeit noch gute Dienste und überaus praktisch erweisen sich auch die Hemden und T-Shirts des Partners. Vielleicht gibt es in Ihrem Freundes- und Verwandtenkreis Frauen, die Ihnen einige Umstandskleidungsstücke überlassen können, oder Sie kaufen gebrauchte Sachen in Secondhandshops. Was genau Sie brauchen, hängt auch von der Jahreszeit ab und davon, ob Sie berufstätig sind und viel mit Menschen zu tun haben. Wenn Sie aus beruflichen Gründen elegantere Umstandskleidung tragen müssen, erkundigen Sie sich bei Ihrem Arbeitgeber, ob es einen Zuschuss für Ihre Garderobe jetzt gibt. Viele Sachen, die Sie jetzt kaufen, können Sie aber auch nach der Schwangerschaft (eventuell mit kleineren Veränderungen) weitertragen.

Klug ist es, nicht zu viel auf einmal zu kaufen. Sie können im vierten Monat nicht wissen, wie groß Ihr Bauch im achten tatsächlich sein wird und ob es wirklich so kalt oder so warm wird wie angenommen. Alles, was Sie sich neu zulegen, sollte bequem und aus Naturfasern sein – Letzteres, weil man während der Schwangerschaft in der Regel mehr schwitzt als sonst und die Haut unter synthetischen Materialien nicht atmen kann. Wenn Sie Nachthemden oder Schlafanzüge kaufen, achten Sie darauf, dass sie vorne aufzuknöpfen sind, damit Sie sie auch später beim Stillen tragen können. Stützstrumpfhosen eignen sich vor allem für Frauen, die viel stehen oder sitzen müssen und die zu Krampfadern neigen, sie tun aber auch bei geschwollenen und schmerzenden Beinen gut. Socken und Kniestrümpfe sollten im Bündchen nicht einschnüren.

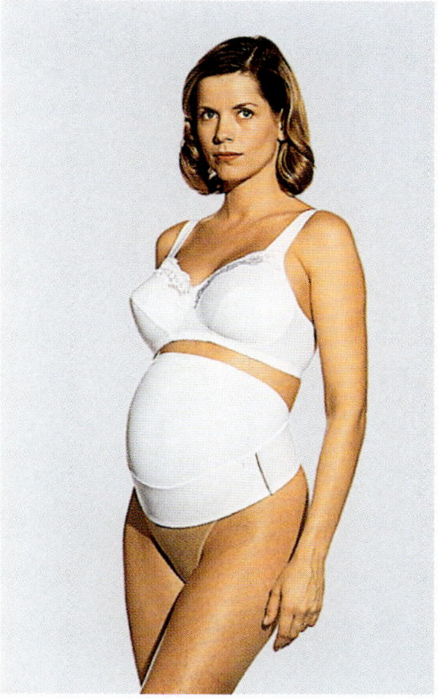

Wichtiges Thema: Unterwäsche

Ihr Busen verändert sich von Beginn der Schwangerschaft an und wird bis zur Entbindung ein ganzes Stück wachsen. Wenn Sie zulassen, dass sich das Bindegewebe dehnt – weil es nicht gestützt wird –, werden Sie die alte Form Ihres Busens nicht wiedererlangen können. Tragen Sie daher während der Schwangerschaft einen BH, und zwar einen richtigen. Entscheidend ist die Passform. Das heißt erstens, dass ein neuer BH in der Regel nicht die gleiche Größe haben wird wie Ihre bisherigen Büstenhalter und zweitens, dass Sie im Laufe der Schwangerschaft mehrere Größen brauchen werden. Kaufen Sie daher zunächst am besten nur zwei BHs und später dann weitere in der jeweils richtigen Größe und lassen Sie sich wegen der Passform vom Verkaufspersonal beraten. Für die Stillzeit besorgen Sie am besten noch vor der Geburt zwei Still-BHs, und zwar zwei Nummern größer als sonst. Spezielle Unterhöschen sind für Schwangere erhältlich, aber nicht unbedingt notwendig. Wichtig ist, dass die Höschen bequem und aus Naturmaterialien sind. Idealerweise sollten auch die BHs nicht aus synthetischen Materialien sein (am besten eignen sich Baumwolle oder Seide).

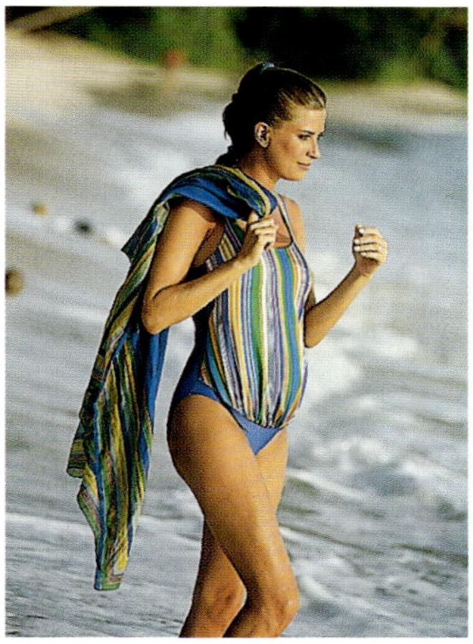

Manche Frauen empfinden den stützenden Effekt eines Miederhöschens (Abb. oben) als angenehm, andere fühlen sich darin eingeengt. Notwendig ist so ein Mieder keinesfalls. Ein Badeanzug für Schwangere (Abb. unten) lohnt sich in der Anschaffung nur, wenn Sie tatsächlich vorhaben, regelmäßig zu schwimmen.

Was ist mit den Schuhen?

So wie sich Ihr gesamter Körper ändert und an Umfang zunimmt, vergrößern sich auch die Füße. Meistens passen den Schwangeren Schuhe in einer halben bis einer ganzen Nummer größer als bisher. Wichtig ist, dass die Schuhe weder zu hoch (wegen des instabiler werdenden Gleichgewichts) noch zu flach sind (weil das den Venen nicht gut tut). Bequeme Schuhe sind in der Schwangerschaft ein Muss und das bedeutet heute nicht, dass man auf Schönheit verzichtet.

Qual der Wahl – der Name für das Baby

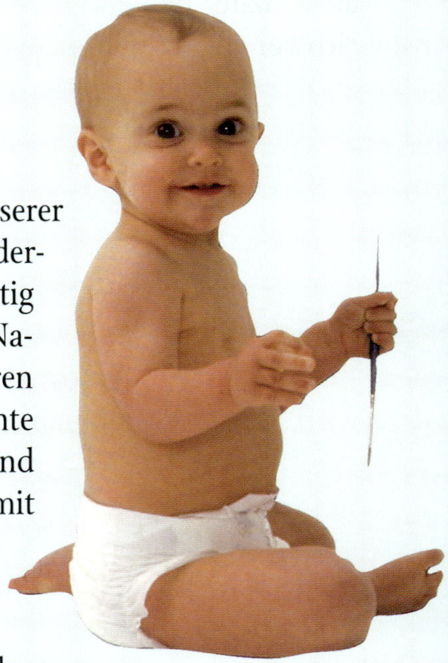

Die erste Frage ist immer: „Wann soll es denn kommen?" und die zweite: „Wie soll es denn heißen?" Dass sich Freunde und Verwandte sofort für den Namen interessieren, wenn sie erfahren, dass ein Kind unterwegs ist, darf Sie nicht überraschen oder gar ärgern. Vielleicht haben Sie ja auch schon einmal anderen diese Frage gestellt – einfach so aus Neugierde.

Der Name eines Menschen ist etwas Besonderes, er prägt ihn in gewisser Weise, ruft oft bestimmte Assoziationen hervor. In der Regel lebt man sein ganzes Leben mit dem Namen, den die Eltern ausgewählt haben, man sollte sich daher schon Gedanken darüber machen. Passt der vorgesehene Name auch zum Nachnamen? Lässt er sich leicht aussprechen und schreiben? Ist er gar so ausgefallen, dass das Kind gehänselt werden könnte? Viele Menschen haben auch eine Vorliebe für ausländische Namen. Doch was in Frankreich, Italien oder Russland gut klingt, kann in unserer Sprache und mit unserer Aussprache sehr sonderbar wirken. Vorsichtig sollte man auch bei Namen berühmter Figuren aus Literatur, Geschichte und Film sein. Sie sind zu oft untrennbar mit dem Wesen und dem Aussehen der fiktiven oder historischen Figur verbunden. Das muss für das Kind, das einen solchen Namen trägt, später einmal nicht unbedingt angenehm sein.

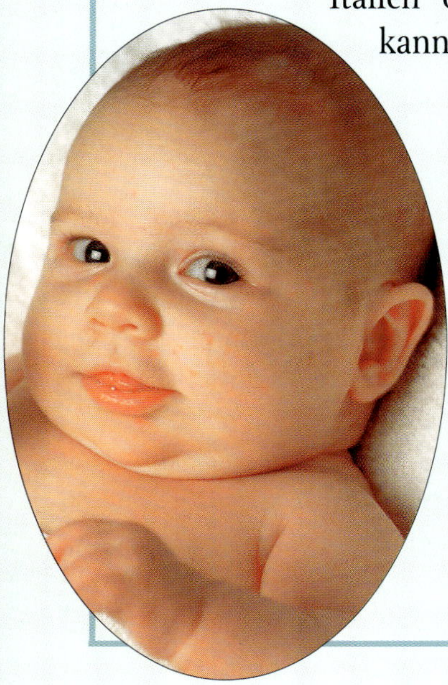

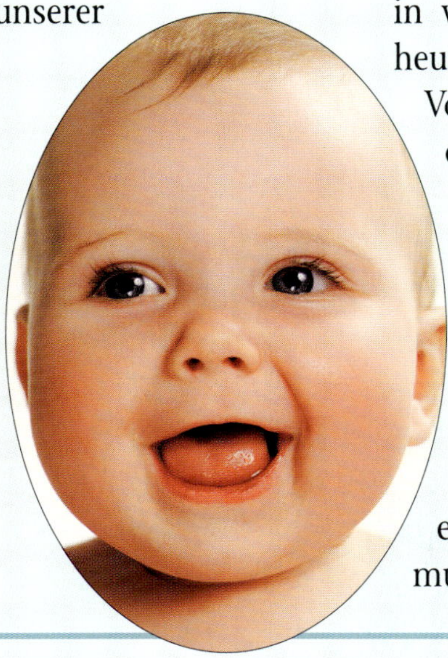

Viele Jahrhunderte lang schrieb die römisch-katholische Kirche ihren Gläubigern vor, welchen Namen sie einem Neugeborenen geben sollten. Es musste der Name des Heiligen sein, der am Tag der Geburt in der Kirche verehrt wurde. Und in vielen Ländern und Gegenden war und ist heute immer noch Brauch, das Kind nach einem Vorfahren zu benennen: beispielsweise nach dem Vater, dem Großvater, der Mutter oder Großmutter. Obwohl Sie als Eltern heute die freie Wahl bei der Namensgebung Ihres Kindes haben, können in seltenen Fällen die Standesämter einen Namen ablehnen – dann nämlich, wenn anzunehmen ist, dass das Kind unter dem vorgesehenen Namen leiden würde oder wenn der Name später zum erwachsenen Menschen nicht passt: „Pumuckl" war zum Beispiel so ein Fall.

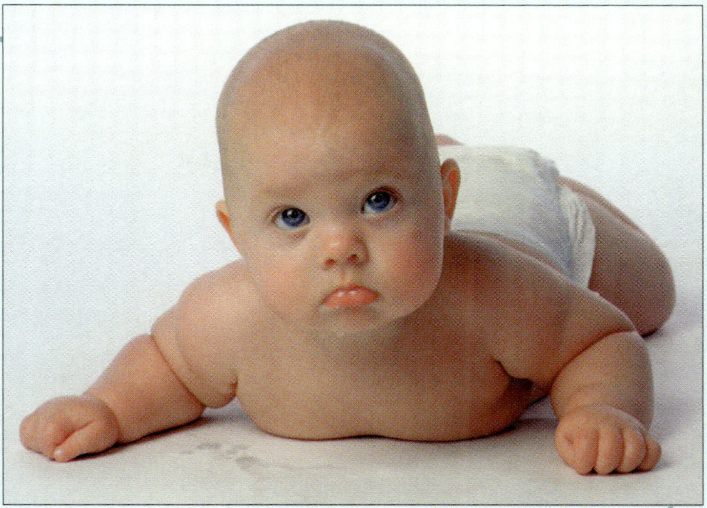

*Die beliebtesten Vornamen**

Mädchen		Jungen
Maria		Lukas
Julia	1	Alexander
Anna/Anne		Maximilian
Sophie	9	Daniel
Marie		Philipp
Laura		Felix
Lisa	9	Tim
Vanessa		Jan
Sarah	8	Florian
Katharina		Jonas
Maria/Marie		Alexander
Sophia/Sophie	1	Maximilian
Julia		Lukas
Laura	9	Philipp
Anna/Anne		Daniel
Sara(h)		Jan
Lisa	9	Florian
Katharina		Niklas
Vanessa	7	Felix
Michele		Dominik

* *in Deutschland 1997 und 1998; Quelle: Der Sprachdienst, Gesellschaft für deutsche Sprache*

Wie wählt man den Namen aus?

Ein gut gemeinter Rat: Beziehen Sie Verwandte oder Freunde nicht in die Namenssuche ein. Sie würden so viele widersprüchliche Meinungen erfahren, dass Sie sich erst recht nicht entscheiden könnten. Und so manch ein Gespräch über die Namensgebung, das angenehm begann, endete mit Streit und Beschimpfungen. Suchen Sie einen Namen mit Ihrem Partner aus. Sie können zum Beispiel eine Liste aufstellen mit Ihren und mit seinen Lieblingsnamen. Wenn Sie das Geschlecht des Kindes vor der Geburt nicht erfahren möchten, wählen Sie Jungen- und Mädchennamen aus. Es macht auch immer wieder Spaß, in Namenslexika zu stöbern und dabei etwas über die Etymologie der verschiedenen Namen zu erfahren. Wussten Sie zum Beispiel, dass Johannes aus dem Hebräischen stammt und „Gott sei gnädig“ bedeutet, dass Sarah die „Fürstin“ ist und Brigitte die „Kräftige“? Die Suche nach dem Namen für Ihr Kind gehört auch zur Freude auf den neuen Erdenbürger. Machen Sie daraus keine wissenschaftliche Angelegenheit, genießen Sie es, sich mit Ihrem Partner zusammen Gedanken über dieses kleine Wesen zu machen. Und wenn Sie sich gar nicht entscheiden können? Sie werden sehen: Spätestens wenn Sie das Kind zum ersten Mal sehen, werden Sie genau sagen können, welcher Name zu ihm passt.

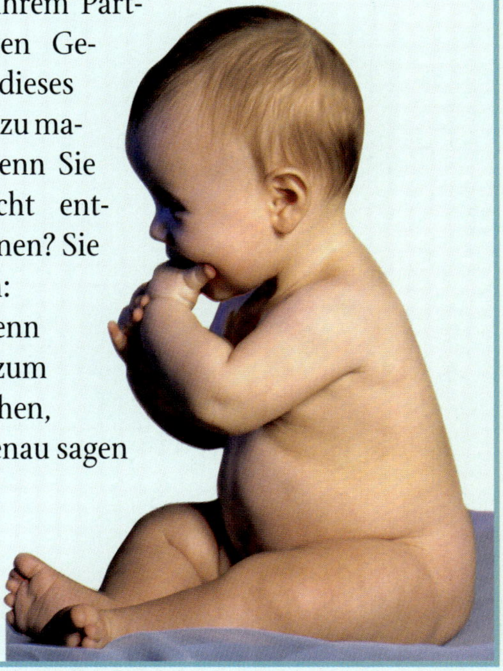

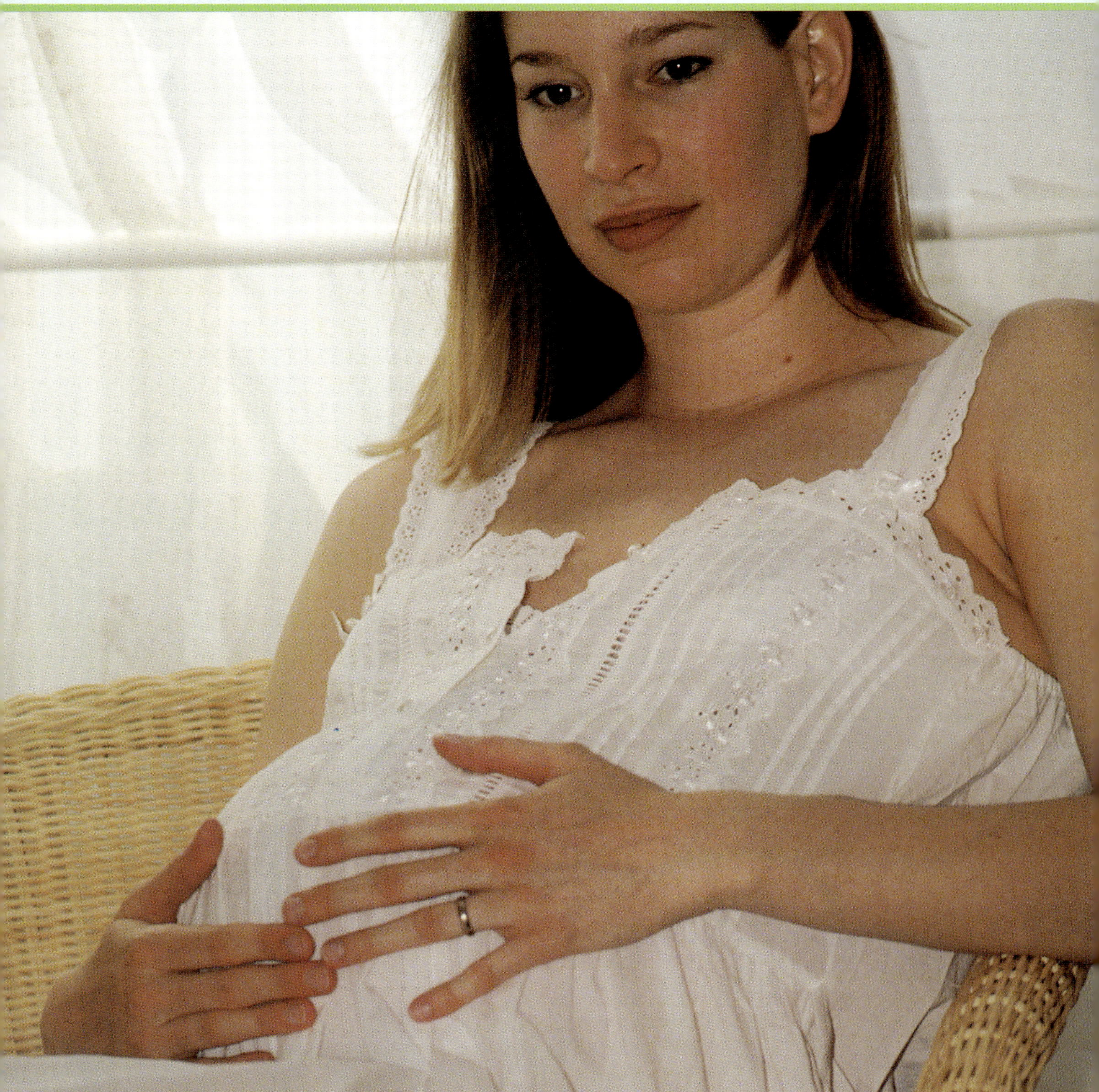

Erste Klopfzeichen

Für die meisten Schwangeren beginnt jetzt eine Wohlfühlzeit. Übelkeit und Müdigkeit sind vorbei, die werdenden Mütter sind voller Elan und Zufriedenheit. Der Bauch ist zwar unübersehbar, doch er behindert nicht. Das ist eine gute Zeit, um mit dem Partner noch einmal zu verreisen, sich gemeinsam zu entspannen, diese Wochen zu zweit zu genießen. Es ist aber auch eine Zeit, in der sich der Kontakt zwischen Mutter und Kind auf wunderbare Weise erweitert: Das Baby gibt ganz deutlich zarte, fröhliche Lebenszeichen an seine Mutter. Wie ein sanfter Hauch, wie eine scheue Berührung empfindet es die Schwangere, wenn sich ihr Baby zum ersten Mal mit Bewegungen meldet – ein Augenblick, der lebenslang in Erinnerung bleibt. Die Kommunikation zwischen Mutter und Kind ist keine Einbahnstraße mehr, die Mutter kann mit ihrem Baby sprechen, es über die Bauchdecke streicheln und das Baby „antwortet" mit seinen Klopfzeichen. Mit jedem Tag werden seine Meldungen an die Außenwelt deutlicher, so als wolle es immer wieder auf seine Entwicklungsfortschritte aufmerksam machen.

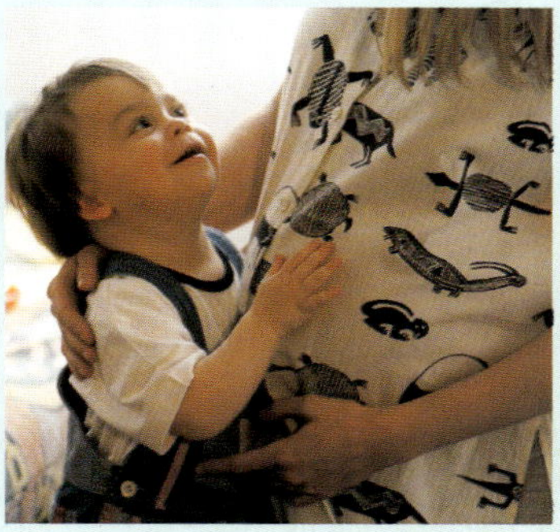

Wenn Ihr Bauch deutlich sichtbar wird, sollten Sie Ihrem älteren Kind langsam erklären, dass sich darin ein kleines Baby befindet und dass es auch zur Familie gehören wird.

Mutter und Kind

Im zweiten Trimester beginnen die Brustwarzen das Kolostrum, die Vormilch, abzusondern. Viele Frauen sind beunruhigt, wenn sie das bemerken, dazu besteht allerdings kein Grund. Das Kolostrum kann auch bei sexueller Erregung austreten. Wenn Ihnen oder Ihrem Partner das unangenehm sein sollte, verzichten sie einfach auf ein intensives Streicheln des Busens.

Der Hebammen-Tipp

Alle Arten von Muskelkrämpfen sprechen gut auf feuchte Wärme an. Machen Sie zum Beispiel Wickel mit Zypressenöl.

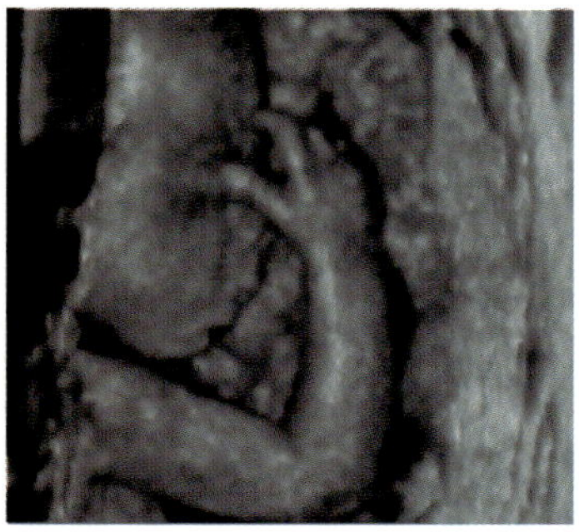

Profil eines fünf Monate alten Fetus.

Frauen, die ihr erstes Kind erwarten, bemerken meistens zwischen der 18. und 20. Woche zum ersten Mal die Bewegungen ihres Kindes. Das Kind ist in diesem Monat schon sehr gut entwickelt, aber noch weit davon entfernt, außerhalb der Gebärmutter überleben zu können. Für die Schwangere hält die angenehme Zeit mit relativ geringen Beschwerden an.

Wie verändern Sie sich?

Zu den bereits beim vierten Schwangerschaftsmonat beschriebenen Beschwerden und Veränderungen können jetzt vor allem Unterleibsschmerzen, Rückenschmerzen und Muskelkrämpfe hinzukommen.

Zu Unterleibsschmerzen kommt es jetzt häufig, weil sich die Muskeln und Bänder um die Gebärmutter herum dehnen. Unbedenklich sind diese Schmerzen, wenn sie nur ab und zu auftreten. Sie können dabei krampfartig, ziehend oder stechend sein. Erleichterung verschaffen Ihnen das Hochlegen der Beine und zusätzliche Ruhe, ein warmes Bad oder eine sanfte Massage der Beckenregion durch den Partner. Ein Arzt ist unbedingt zu informieren oder aufzusuchen, wenn diese Schmerzen über eine längere Zeit andauern und mit Fieber, Blutungen oder Schwächeanfällen einhergehen. Unter Umständen ist strenge Bettruhe notwendig.

Unter Rückenschmerzen leidet der Großteil aller Schwangeren. Das liegt zum einen daran, dass die Blutzufuhr ins Becken verstärkt ist und zu einer Erschlaffung der Bänder führt, die die Wirbelsäule und das Becken miteinander verbinden. Zum anderen entstehen Rückenschmerzen ganz einfach deswegen, weil man falsch steht, sitzt, hebt und oft auch ungeeignete Schuhe trägt. Achten Sie beim Stehen, dass Sie kein Hohlkreuz machen. Wenn Sie etwas heben, stellen Sie sich breitbeinig hin und gehen Sie in die Knie, um den Gegenstand hochzunehmen, beugen Sie nicht den Rücken.

Schwere Lasten sollten Sie jetzt überhaupt nicht mehr heben. Vermeiden Sie nach Möglichkeit langes Stehen und langes Sitzen und schlafen Sie lieber auf einer recht festen Matratze. Wenn Sie sitzen, schlagen Sie die Beine nicht übereinander und sitzen Sie nach Möglichkeit mit etwas erhöhten Beinen – Sie können zum Beispiel die Füße auf einen niedrigen Schemel stellen. Das Schuhwerk sollte bequem sein. Zu hohe Absätze sind genauso schlecht wie ganz flache Schuhe. Da Rückenschmerzen auch oft durch Stress verstärkt werden, achten Sie darauf, dass Sie sich regelmäßig ausruhen.

Linderung bei Rückenschmerzen verschaffen ein warmes Bad, ein warmes Kirschkernkissen oder auch ein Heizkissen.

Muskelkrämpfe, vor allem in den Waden, werden durch Veränderungen im Hormonhaushalt und durch einen niedrigen Kalzium- und Magnesiumspiegel begünstigt. Sie treten häufig nachts auf. Es hilft, die Beine auszustrecken und die Füße zum Körper hin anzuspannen. Beinmassagen oder regelmäßige sanfte Wadenmassagen in der Badewanne vor dem Schlafengehen können vorbeugend wirken.

Welche Fortschritte macht das Baby?

Am Ende des fünften Monats ist das Kind etwa 18 cm lang und wiegt ungefähr 350 g. Es ist so groß, dass die Mutter seine Bewegungen spüren kann. Die gesamte Haut des Kindes ist von der so genannten Käseschmiere und von Lanugo, feinen Daunenhaaren, bedeckt. Der Geschmackssinn hat sich so weit entwickelt, dass das Kind süß von bitter unterscheiden kann. In den Gaumenkiefern befinden sich bereits die Anlagen für die Milchzähne. Insgesamt ist zwar das Kind sehr gut entwickelt, dennoch könnte es außerhalb der Gebärmutter noch nicht überleben. Vor allem die Lungen und das Verdauungssystem sind noch nicht fertig ausgebildet.

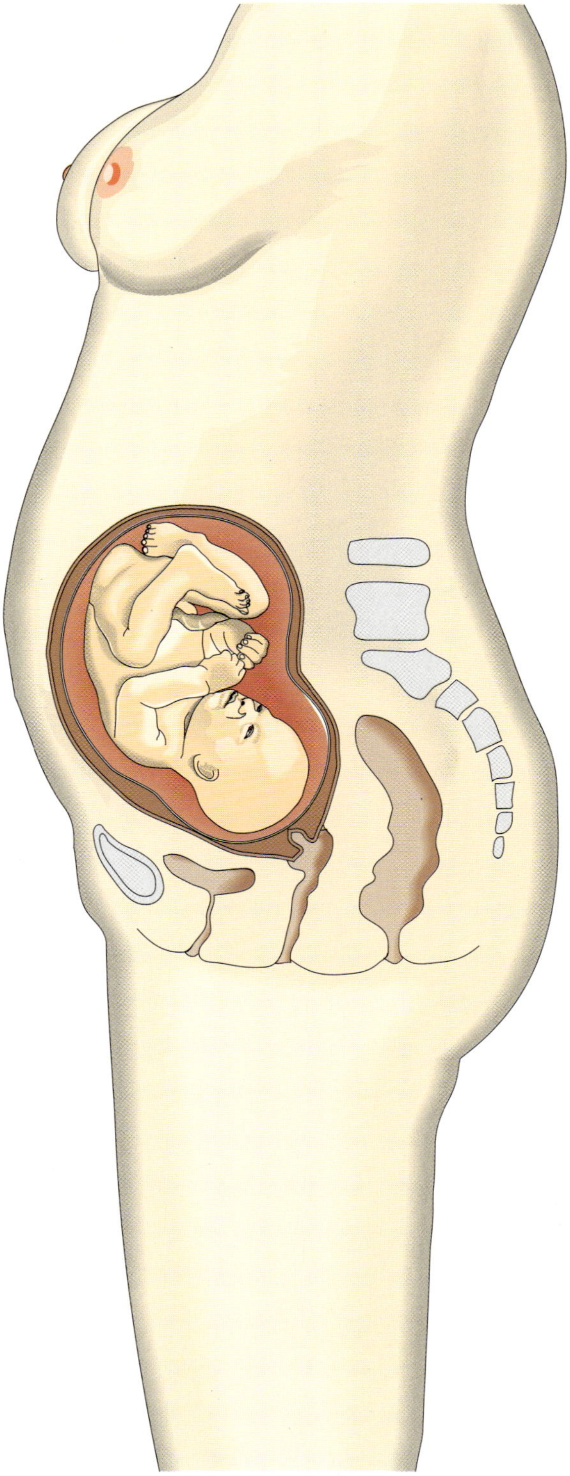

Mutter und Kind in der 20. Schwangerschaftswoche.

Hallo Baby! Hallo Mami! Kommunikation mit dem Kind

Das Köpfchen des Babys erfühlen Sie, wenn Sie im unteren Bauchbereich die Hand leicht gegen den Bauch drücken. Der Po ist im oberen Teil des Bauches und fühlt sich weich und eher etwas spitz an. Den Rücken des Babys finden Sie meistens auf der linken oder rechten Bauchseite, und zwar dort, wo Sie einen längeren, weichen Körperteil ertasten können. Auf der jeweils anderen Bauchseite können Sie vielleicht die Bewegungen der Händchen fühlen.

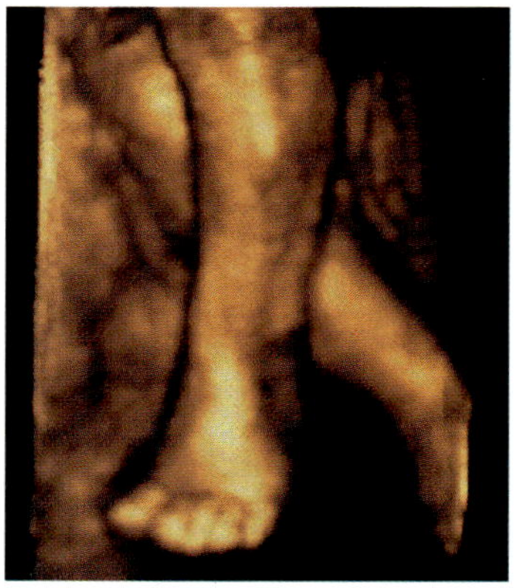

Diese Beinchen und Füßchen können ganz schön kräftig treten.

Meistens passiert es ganz unverhofft, wenn man auf dem Sofa liegt und ein wenig ausruht, wenn man im Büro mit einem Kunden telefoniert oder wenn man in der Küche das Abendessen für sich und den Partner zubereitet – ein Klopfen im Bauch, ganz sanft, wie ein Hauch, und doch bleibt einem der Atem weg, vor Freude und Überraschung. Dieses zarte Klopfen gehört zu den aufregendsten und einprägsamsten Erlebnissen in der Schwangerschaft, für viele Frauen ist es mit größerer Freude verbunden als die Bestätigung der Schwangerschaft.

Wann sind die ersten Bewegungen spürbar?

Eine Frau, die ihr erstes Kind erwartet, spürt in der Regel zwischen der 18. und 22. Schwangerschaftswoche zum ersten Mal die Bewegungen ihres Kindes. Schlanke Frauen spüren sie meistens früher als übergewichtige, und Frauen, die bereits schon ein Kind geboren haben, eher als Erstgebärende. Wie genau sich diese Bewegungen anfühlen, kann Ihnen niemand voraussagen, denn jede Frau empfindet sie anders und jedes Baby „meldet" sich anders. Bei den einen ist es ein einziges leises Klopfzeichen, andere veranstalten ein stolzes Trommeln. Manche Frauen interpretieren diese neuen Lebenszeichen aus dem Bauch sofort richtig, andere verwechseln sie mit Blähungen oder Darmbewegungen.

Das Kind hat sich auch vor diesem Zeitpunkt kräftig bewegt, doch Sie konnten das nicht spüren, weil es kleiner und schwächer war. Wenn Sie nach diesem „ersten Mal" eine Weile keine Bewegungen fühlen oder nur in unregelmäßigen Abständen, so ist das kein Grund zur Sorge. Es liegt ganz einfach daran, dass das Kind so liegt, dass seine Tritte und Bewegungen nicht nach außen, zu Ihrer Bauchdecke zielen. Etwa ab der 26. Woche werden die Kindsbewegungen regelmäßiger, sodass Sie sie kontrollieren und, wenn Sie wollen, notieren können. Ein Grund, Ihren Arzt oder Ihre Hebamme aufzusuchen, besteht, wenn Sie auffällige Veränderungen feststellen, wenn sich das Kind über mehrere Stunden gar nicht oder extrem selten bewegt. Das

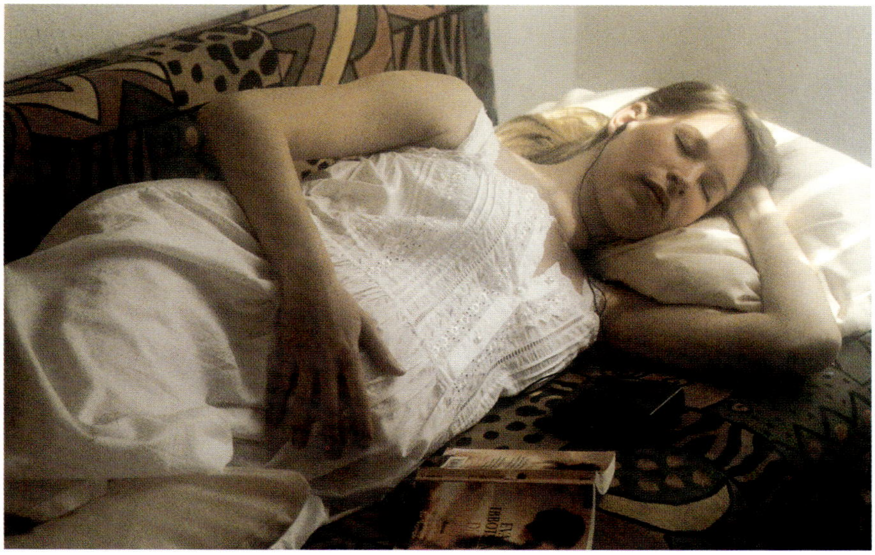

Bereits vor der Geburt mit dem Kind zu kommunizieren, indem man mit ihm spricht, es berührt, ihm etwas vorsingt oder einfach an ihn denkt, hat so mancherlei positive Auswirkung sowohl beim Kind wie auch bei Mutter und Vater. Zu den wichtigsten gehört wohl, dass dem Kind auf diese Weise das Gefühl vermittelt wird, willkommen zu sein. Das schafft eine einmalige Bindung und ist der ideale Grundstein für Vertrauen und Liebe.

muss nicht bedeuten, dass es dem Baby nicht gut geht, aber es ist wichtig zu überprüfen, in welchem Zustand es sich befindet – auch zu Ihrer eigenen Beruhigung.

Wichtig und schön: die Kommunikation mit dem Kind

Spätestens jetzt können Sie mit Ihrem Baby kommunizieren. Das bedeutet nicht nur zu ihm reden, sondern auch über Berührungen mit ihm in Kontakt treten. Sie werden merken, wie Sie das Kind beruhigen können, wenn es kräftig und aufgeregt strampelt, indem Sie es durch die Bauchdecke streicheln. Manchmal wird es sich auch nah an die Bauchdecke schmiegen, um Ihren Berührungen näher zu sein.

Im Laufe der kommenden Wochen werden Sie lernen, die „Sprache“ Ihres Babys zu verstehen und angemessen zu reagieren. Sie werden wissen, ob es sich einfach nur aus Freude an der Bewegung dreht und wendet oder ob es aufgeregt ist, ob es schmusebedürftig ist oder ob ihm Ihre Körperhaltung nicht gefällt. Mit ein wenig Übung und Hilfe von der Hebamme finden Sie auch schnell heraus, welchen Körperteil des Kindes Sie berühren. Der Vater, der sich bisher nur mit Informationen „aus zweiter Hand“ zufrieden geben musste, ist jetzt endlich auch in der Lage, sein Kind zu spüren und es über den Bauch der Mutter zu berühren.

Musik – entspannend und prägend für das Kind

Bis zum Ende des fünften Monats hat sich das Gehör des Babys so weit entwickelt, dass es sowohl den gleichmäßigen Herzschlag der Mutter, die zahlreichen anderen Geräusche in ihrem Körper wie auch Laute aus der Außenwelt hören kann. Es reagiert auf die Geräusche und Rhythmen, und verschiedene Untersuchungen haben gezeigt, dass sich die Kinder nach der Geburt an Stimmen und Melodien, die sie im Bauch der Mutter regelmäßig gehört haben, erinnern: Sie lassen sich von solchen Stimmen und Melodien leichter beruhigen als von unbekannten.

Wie sollte die pränatale Musik klingen?

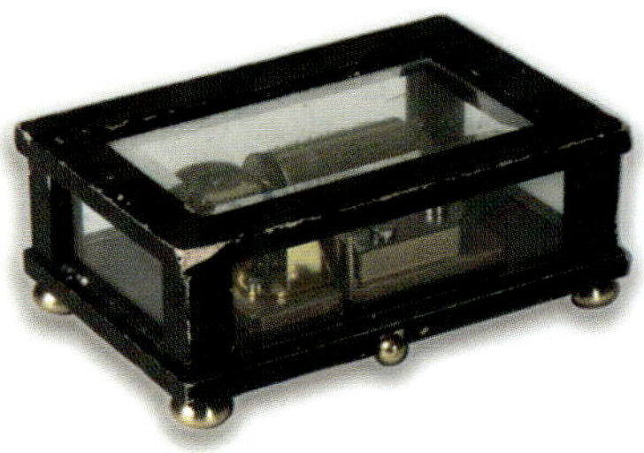

Diese Spieluhr hat die Mutter ihrem Sohn während der Schwangerschaft immer wieder vorgespielt. Nach der Geburt tat sie es weiterhin, obwohl viele (Großmütter wie Freundinnen) meinten, diese doch im Vergleich zu „richtigen" Babyspieluhren viel zu laute Melodie sei nichts für ein so kleines Wesen. Im Laufe der Monate blieb diese Spieluhr das liebste, wenn auch nicht das geeignetste Spielzeug des Kleinen – davon zeugen eindeutig die zahlreichen Kratzer und Bissstellen.

Vor allem in letzter Zeit wurde viel über die so genannte pränatale Musik geschrieben. Die einen verfechten die Meinung, dass die Melodien eher von dunklen Tönen geprägt sein sollten, weil das Kind im Mutterleib eben eher tiefere Töne wahrnehmen kann. Die anderen behaupten das Gegenteil: Helle Tonlagen, einfache und verspielte Melodien sollten es sein. Mozart ja, Wagner nicht, Klassik eher als Techno.

Bei dieser ganzen Diskussion wird der entscheidende Aspekt außer Acht gelassen: Für das Kind ist das gut, was der Mutter gut tut. Wenn die Mutter klassische Musik nie gerne gehört hat, bringt es überhaupt nichts, wenn sie damit während der Schwangerschaft beginnt und dabei keine Entspannung erreicht und keine positiven Gedanken entwickelt. Das Kind wird sich dann nämlich ebenfalls nicht wohl fühlen. Es spricht nichts dagegen, die Musik zu hören, die man selbst gerne hört. Das können leise harmonische Melodien sein wie auch laute und schnelle rhythmische. Sie müssen also keine Angst haben, wegen Ihrer Musikvorlieben in irgendeiner Form ein auffälliges Verhalten beim Kind herbeizuführen.

Ein anderer Aspekt ist allerdings, dass wohl der Großteil der Schwangeren in der Tat lieber sanftere, liebliche, freundliche Melodien bevorzugt als etwa Hardrock. Aus diesem Grund enthält auch die diesem Buch beigelegte CD pränatale Musik, die nach diesen Gesichtspunkten komponiert wurde.

Was soll das Ziel solcher Musikerlebnisse sein?

Aus den einfachsten Dingen entwickeln manche Menschen wissenschaftliche Abhandlungen, interpretieren Dinge hinein, die fragwürdig erscheinen, zumindest aber betroffene Laien verunsichern. Das ist sicherlich auch der Fall bei der pränatalen Musik. Es gibt Theorien, die besagen, dass eine regelmäßige Konfrontation etwa mit klassischer Musik bei den Kindern den Grundstein für eine spätere Vorliebe für solche Musik legt. Unabhängig davon, ob diese Behauptungen stimmen oder nicht, sie lenken das Erlebnis Musik für Mutter und Kind in eine ganz andere Richtung, die eher etwas mit Erziehung und Pflicht als mit Entspannung und Wohlergehen zu tun hat. Die Frauen geraten leicht unter Druck. Auf der einen Seite wollen sie das Beste für ihr Kind, auf der anderen empfinden sie das Musikhören immer häufiger als lästige Pflicht. Das kann nicht gut sein.

Sinn des Musikhörens während der Schwangerschaft ist Entspannung für beide, für Mutter und Kind, und dabei auch die Gelegenheit der Kommunikation: Die Mutter kann sich auf das kleine Wesen in ihrem Bauch konzentrieren, ihre Hände auf den Bauch legen und spüren, wo und wie das Kind liegt, mit ihm reden oder ihm gar – passend zur Musik – etwas vorsingen. Solche Momente der Zweisamkeit werden Ihnen als Mutter unvergesslich bleiben und sie sind es eigentlich, die das Kind tatsächlich später „prägen" können. Prägen insofern, als sich das Kind nach der Geburt von solcher Musik, von Ihrer Stimme und Ihren Streicheleinheiten in einer solchen entspannten Atmosphäre besser beruhigen lassen wird.

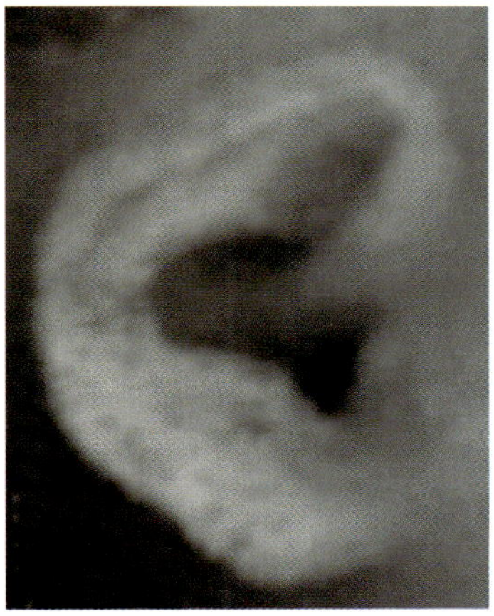

Das Ohr eines 32 Wochen alten Fetus, wie es auf dem 3-D-Ultraschallbild darstellbar ist.

Vielleicht wird Ihr Partner es am Anfang als etwas sonderbar empfinden, zu Ihrem Bauch zu reden, doch erklären Sie ihm, dass sich das Kind so an die Stimme des Vaters gewöhnt und sie ihm nach der Geburt vertraut sein wird.

Und wenn man Musik gar nicht mag?

Das ist gar nicht so selten, dass Frauen überhaupt kein Bedürfnis haben, während der Schwangerschaft Musik zu hören. Deswegen wird das Kind später sicherlich nichts vermissen. Sie werden automatisch einen anderen Weg finden, um mit dem Kind zu kommunizieren, um sich mit ihm zu entspannen. Wichtig ist immer nur, dass Sie sich wohl fühlen und dass Sie dem Kind zeigen, wie Sie sich freuen, dass es da ist. Das kann durch Streicheln Ihres Bauches, Sprechen zum Baby oder Vorsingen erfolgen. Und ermutigen Sie immer wieder auch Ihren Partner, zum Kind zu reden.

Ältere Geschwister – so bereiten Sie Ihr Kind vor

Kaufen Sie ein Spielzeug, das Sie mit in den Klinikkoffer packen. Dieses sollte das Geschwisterkind gleich beim ersten Besuch in der Klinik bekommen: „Hat das Baby dir mitgebracht!"

Davor hüten sollte man sich, dem Kind einen „Spielkameraden" anzukündigen. Darunter verstehen Kinder in der Regel einen Gleichaltrigen, mit dem man richtig rumtoben kann. Ein Baby allerdings ist noch lange nicht so „handfest" und mit Spielen hat es erstmal nichts im Sinn. Oftmals sind ältere Geschwister maßlos enttäuscht, wenn anstelle des versprochenen Freundes ein hilflos schreiendes Baby aus der Klinik nach Hause kommt.

Einen idealen Abstand zwischen dem ersten und dem zweiten Kind gibt es nicht. Zwar haben Untersuchungen ergeben, dass Vier- bis Fünfjährige auf Geschwister weniger eifersüchtig sind als Kinder, die schon mit zwei oder drei Jahren ein Geschwisterchen bekommen – aber verlassen sollte man sich darauf besser nicht. Mit einem weiteren Kind kommt für die Größeren Konkurrenz ins Haus und je früher sich diese ankündigt, desto problematischer wird es, den Zuwachs freudig aufzunehmen.

Warten, solange es geht

Die einen sind der Meinung, Kinder sollten schon möglichst früh über Mutters Zustand informiert werden. Andere wiederum denken, es ist besser, es so lange wie möglich zu verheimlichen. Tatsache ist, dass Kinder bis zum Schulalter noch keinen guten Zeitbegriff haben. Sie können Stunden, Tage oder Monate nicht einordnen und geduldig zu warten ist nicht unbedingt ihre Stärke. Dieses Argument steht dafür, den Älteren die anderen Umstände so lange wie möglich zu verheimlichen. Wenn sie hören, dass ein Geschwisterchen unterwegs ist, wollen sie es unter Umständen jetzt gleich und sofort in Augenschein nehmen. Neun Monate sind für Kinder eine halbe Ewigkeit.

Für den Fall, dass man eine Fruchtwasseruntersuchung machen lässt, sollte die große Enthüllung auf alle Fälle erst nach dem Untersuchungsergebnis verkündet werden. Kinder haben keine Vorstellung davon, was alles schief gehen kann. Sie würden einen Verlust nur schwer verkraften und schon gleich gar nicht verstehen können.

Wenn sich der Bauch dann wölbt und die Mutter unübersehbar schwanger ist, ist die richtige Zeit für die freudige Nachricht gekommen. So lange kann man allerdings nur dann warten, wenn nicht ständig über das Ungeborene geredet wird. Nichts Schlimmeres gibt es für die Kleinen, als wenn sie das Gefühl haben, ihnen würde etwas verheimlicht. Solch einen Vertrauensbruch können sie nur schwer verzeihen und deshalb sollte man eventuellen Tratschereien unbedingt zuvorkommen.

Kleine Entscheidungen mittreffen lassen

Wenn es das ältere Kind möchte, sollte man es so viel wie möglich in die praktischen Entscheidungen und Vorbereitungen mit einbeziehen und auch bestimmen lassen. So ist es oft für die Großen eine Ehre, den Namen für das Geschwisterchen auszusuchen. Ebenso suchen die Kinder gerne die Einrichtungsgegenstände für das Babyzimmer mit aus und beraten beim Einkauf von Kleidung. Ganz wichtig ist es auch, die Kinder schon rechtzeitig auf die Geburt vorzubereiten. Das bedeutet in erster Linie, dass die Mutter für einige Zeit nicht zur Verfügung steht.

Wenn das Kind nicht zu Hause auf die Welt kommt, sollten Sie bei der Wahl der Klinik unbedingt beachten, dass das Geschwisterkind so früh wie möglich wieder zur Mutter darf und auch den neuen Erdenbürger in Augenschein nehmen kann. Und da kleine Geschenke die Freundschaft erhalten, sollte der/die Große zur Geburt unbedingt etwas geschenkt bekommen.

Apropos groß: So groß wie die Kleinen oft sein wollen, sind sie natürlich noch lange nicht. Erwarten Sie also keine Vernunft oder übermäßige Rücksichtnahme. Im Gegenteil, viele zeigen bereits jetzt, wo das Baby noch im Bauch ist, deutliche Eifersucht und werden auf einmal wieder ganz klein.

Gerade die „Noch“-Einzelkinder haben manchmal schon frühzeitig Angst, die Aufmerksamkeit der Eltern teilen zu müssen. Sie spüren schon allein an den Gesprächen, die die Erwachsenen untereinander führen, das da etwas Besonderes vor sich geht. Sie reagieren durchaus neidisch darauf, wenn sich Außenstehende mehr nach dem Wohlbefinden des Babys erkundigen als nach dem eigenen. Wie schwer diese diffusen Ängste auf den kleinen Kinderseelen lasten, können sich die Erwachsenen oft nicht vorstellen. Es kommt deshalb gar nicht so selten vor, dass die Kinder versuchen, mit den Eltern zu verhandeln. Zum Beispiel heißt es da plötzlich: „Können wir nicht das Baby gegen einen Hund eintauschen?“

Wichtig ist es auf alle Fälle, die Schwangerschaft tunlichst nicht als Ausrede für notwendige Veränderungen (zum Beispiel einen Wohnungswechsel) oder größeres Ruhebedürfnis (Sei leise, das Baby will jetzt schlafen) zu nehmen. Alles in allem ist es leider gar nicht so leicht, den älteren Kindern die Konkurrenz im Bauch schmackhaft zu machen.

Die meisten Eltern geben sich viel Mühe, dem älteren Geschwisterkind die Schwangerschaft und Entwicklung des Babys kindgerecht beizubringen. Sie sind oft enttäuscht, wenn die Kinder die gute Nachricht mehr beiläufig aufnehmen und sich nicht neugierig zeigen. Dann sollte man sie auch keinesfalls drängen und mit unerwünschten Details füttern.

Wenn das ältere Kind erfährt, dass bald ein Geschwisterchen da sein wird, ist die Eifersucht oft ein Problem.

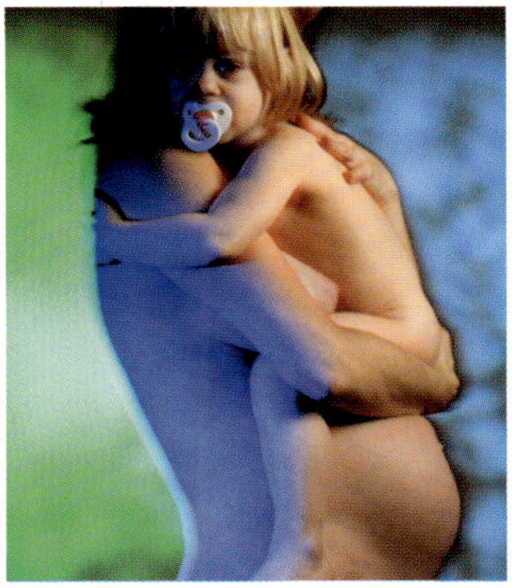

Haushalt, Kinder und Beruf – nehmen Sie sich nicht zu viel vor

Gerade wenn Kinder merken, dass die Mutter eigentlich Ruhe brauchte, werden sie besonders aufmüpfig. Lassen Sie sich dadurch nicht unter Druck setzen.

Die Zeit läuft – und ehe man sich versieht, ist schon die Hälfte der Schwangerschaft vorbei. Manche Frauen fühlen sich in der Mitte der Schwangerschaft so energiegeladen wie selten. Voller Tatendrang stürzen sie sich in alle möglichen Aktivitäten, als ob es darum ginge, irgendetwas nicht zu verpassen. Dabei fordert der ganz normale Alltag mit Haushalt und Beruf, eventuell auch mit den älteren Geschwisterkindern, schon genug von der Schwangeren. Manche Frauen bedrückt das Gefühl, von aller Welt wie ein rohes Ei behandelt zu werden. Tu dies nicht, lass das sein, verzichte hier, verkneif dir das – jede Schwangerschaft wird von vielen guten Ratschlägen und wohlmeinenden „Experten" begleitet. Geradezu zum Trotz nehmen sich da manche Frauen einfach ein bisschen zu viel vor.

Das bisschen Haushalt macht sich von allein …

Ende des siebten und Anfang des achten Monats wächst die Gebärmutter schubweise. Kontraktionen, die dabei entstehen, sind völlig normal. Unter zusätzlicher Anspannung und extremer körperlicher Belastung können jedoch daraus massive Komplikationen werden.

… von wegen. Hausarbeit ist anstrengend und nicht unbedingt das richtige Fitnesstraining für eine werdende Mutter. Richtiger wäre es, etwas mehr Gelassenheit an den Tag zu legen und das schmutzige Geschirr einfach zu ignorieren. Aber so einfach ist das gar nicht und deshalb hier nur die wichtigsten Tipps, was man vermeiden sollte:

Hantieren Sie nicht mit giftigen Substanzen. Am Arbeitsplatz sind Sie durch den Mutterschutz abgesichert, aber zu Hause vergisst man oft die Warnungen. FCKW-haltige Haarsprays, aggressive Reinigungsmittel, giftige Insektenschutzmittel – all das sollten Sie jetzt aus dem persönlichen Umfeld verbannen.

Das Tragen schwerer Wasserkisten und überfüllter Einkaufstaschen sollten Sie nun besser dem Partner überlassen. Das Gleiche gilt auch für Wäschekörbe und quengelnde Kleinkinder. Das ist leider leichter gesagt als getan. Wenn Sie sich also bücken oder etwas tragen müssen, dann richtig: Gehen Sie möglichst nahe an den Gegenstand heran, der aufgehoben werden soll. Nun die Beine leicht grätschen (in Schrittstellung), den Oberkörper aufrecht halten und in die Hocke gehen. Mit geradem Oberkörper wieder aufrichten. Außerdem sollte man beim Heben den Gegenstand nahe an den Körper heranführen und erst dann – wiederum mit geradem Rücken und der Kraft der Beine – aufstehen. Viele Paare stellen erst in der Schwangerschaft fest, dass die eigene Wohnung zu klein für den Nachwuchs ist, oder beginnen damit, das Kinderzimmer zu renovieren. Diesen Tatendrang, alles fürs Baby herzurichten, nennt man „Nestbautrieb". Unglücklicherweise setzt er in der Schwangerschaft genau dann ein, wenn etwas mehr Ruhe angesagt wäre. Wenn sich also radikale Veränderungen vermeiden lassen, wäre das besser.

Lassen Sie ein älteres Kind zuerst auf einen Stuhl klettern, und nehmen Sie es dann in den Arm!

Im Beruf – Vorsicht und Rücksicht

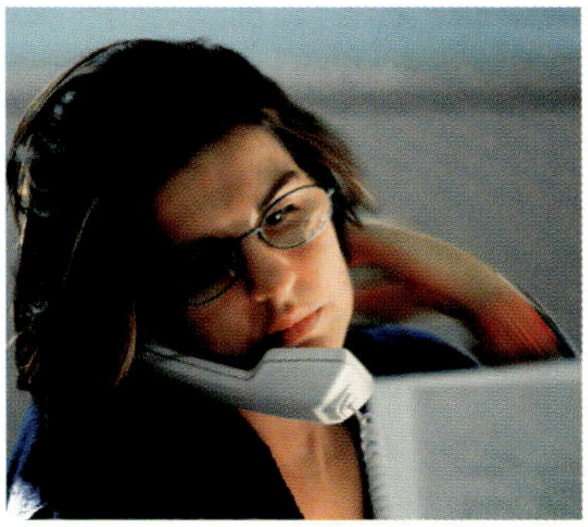

Auch wenn Sie körperlich keine schwere Arbeit leisten müssen und überwiegend hinter dem Schreibtisch sitzen, gilt es vorsichtig zu sein. Ob die Computerarbeit für Schwangere gefährlich ist, darüber gibt es keine eindeutigen Erkenntnisse. Man geht davon aus, dass dem Ungeborenen nichts passiert, wenn die Rahmenbedingungen stimmen. Auch bei den lange umstrittenen elektromagnetischen Feldern, die von Computern ausgehen, gab es inzwischen Entwarnung.

Computerarbeit

Das Gefährliche an der Arbeit mit Computern ist nicht die Arbeit an sich, sondern der damit verbundene Stress und die schlechte Sitzhaltung. Folgendes sollten Sie beachten:

- Ändern Sie häufiger die Sitzhaltung. Achten Sie darauf, mit geradem Rücken zu sitzen und die Lehne auf den Rückenwirbelbereich einzustellen. Die Sitzhöhe sollte so sein, dass Ober- und Unterschenkel einen geraden Winkel bilden. Der Unterarm verläuft waagerecht zur Tastatur.
- Ein Abstand von 50 cm zwischen Augen und Bildschirm ist ideal. Vermeiden Sie Reflexblendungen, indem die Blickrichtung parallel zum Fenster ausgerichtet ist.
- Sie sollten mindestens 15-Zoll-Monitordiagonale haben und einen Bildschirm mit Positiveinstellung (Schwarz-auf-weiß-Zeichen). Keine Zeichen sollten kleiner als 3 mm sein.
- Sitzen Sie nicht länger als vier Stunden täglich vor dem Monitor. Und machen Sie öfter mal eine Pause.

Reisen in der Schwangerschaft – jetzt oder nie?

Gerade wenn man das erste Kind erwartet, hat man oft das Gefühl, die Zeit läuft einem davon. Was es noch alles zu tun und zu organisieren gibt – die neun Monate scheinen wie im Flug zu vergehen. Tatsache ist, dass Sie die Ruhe und Zufriedenheit, die Sie jetzt umgibt, unbedingt genießen sollten. So ruhig und friedvoll wird es nicht mehr sein, wenn erst einmal Kindergeschrei die Wohnung erfüllt. Außerdem ist die Schwangerschaft auch noch die „Schonfrist" für Paare, die nun bald Eltern sein werden, und deshalb denken fast alle noch über einen raschen Urlaub zu zweit nach. Das ist auch kein Problem, allerdings steht die Sicherheit des Ungeborenen im Vordergrund und darauf sollte bei der Planung natürlich Rücksicht genommen werden. Falls Sie also vor der Geburt noch eine Urlaubsreise planen, dann am besten zwischen dem fünften und dem siebten Monat. In den ersten Schwangerschaftsmonaten können die mit der Reise verbundenen Strapazen die Gefahr einer Fehlgeburt erhöhen – und nach dem achten Monat könnte es zu einer Frühgeburt kommen.

Impfungen mit so genanntem Lebend-Impfstoff (wie zum Beispiel gegen Gelbfieber) sind in der Schwangerschaft riskant. Das Gleiche gilt für die Malaria-Prophylaxe.

Reisen – aber wohin?

Urlaub sollte jetzt für Sie noch mal richtige Entspannung bedeuten. Tropische Länder und extreme Klimaverhältnisse sind nichts für Schwangere. Auch anstrengende Rundreisen, Abenteuertrips oder Bergtouren sind jetzt nicht mehr das Richtige. Exotische Länder sollten Sie schon alleine wegen der notwendigen Impfungen und der ansteckenden Krankheiten von der Liste streichen. Auch überall dort, wo beispielsweise eine Malaria-Prophylaxe notwendig wäre, sollten Sie nun nicht gerade Urlaub machen. Das Risiko einer Ansteckung ist doch zu groß und für Mutter und Kind lebensgefährlich. Außerdem sind in diesen Ländern die medizinische Versorgung und der Hygienestandard verhältnismäßig schlecht, sodass Komplikationen zu echten Problemen auswachsen können.

Ungewohnte Nahrung kann Schwangeren ebenfalls Probleme bereiten. Achten Sie daher darauf, was Sie im Ausland essen.

Ganz gleich, wohin Sie reisen, das wichtigste Reisedokument – neben dem Pass bzw. Personalausweis – ist jetzt der Mutterpass. Auch eine Auslandskrankenversicherung mit Rücktransportgarantie ist für

Sie jetzt eine beruhigende Investition. Beruhigend ist es immer, wenn Sie am Urlaubsort gleich zu Beginn die Adresse eines Frauenarztes ausfindig machen. Natürlich nur für den Fall der Fälle, aber wer erst dann hektisch sucht, vergibt oft wertvolle Zeit.

Auch in der Schwangerschaft darf man im Auto nicht auf den Sicherheitsgurt verzichten, selbst wenn es kneift und zwickt. Den unteren Quergurt legt man am besten unter dem Bauch in Höhe der Oberschenkel an.

Wie man am besten verreist

So wichtig wie die Wahl des richtigen Reiseziels ist auch die Wahl des Transportmittels. Ob Auto, Bahn oder Flugzeug – alles hat seine Vor- und Nachteile. Relativ schonend gelangt man innerhalb Europas mit dem Flugzeug an sein Ziel. Kurze Flugstrecken (bis zu drei Stunden) sind für Schwangere absolut unproblematisch. Die Körperreaktionen der Mutter auf das Fliegen schaden dem ungeborenen Kind nicht. Flüge, die allerdings länger als fünf Stunden dauern und am Zielort mit extremen Zeitverschiebungen verbunden sind, tun den Schwangeren nicht so gut. Das lange Stillsitzen lässt die Beine anschwellen und kann Probleme hervorrufen. Gegen Ende der Schwangerschaft wird das Fliegen ohnehin immer problematischer. Manche Fluggesellschaften verlangen ab einem bestimmten Schwangerschaftsmonat (zumeist nach dem achten) ein ärztliches Attest über die Flugtauglichkeit.

Am bequemsten verreisen Schwangere mit dem Zug. Es gibt inzwischen sehr komfortable Züge, mit denen man sein Ziel schnell erreicht. In vielen Zügen gibt es auch spezielle Mutter-und-Kind-Abteile, in denen auch Schwangere mitfahren dürfen. Vor der Reise muss man natürlich einen Platz reservieren, denn eine Fahrt im Stehen ist jetzt bestimmt kein Vergnügen mehr. Übrigens ist es üblich, wenn Schwangere in überfüllten Zügen reisen, dass Sie vom Zugbegleiter einen Sitzplatz (auch in der ersten Klasse) zugewiesen bekommen.

Vier Wochen vor der Geburt werden Schwangere in Flugzeugen meistens nicht mehr mitgenommen. Das Risiko, dass bei Starts oder Landungen vorzeitige Wehen einsetzen, ist den Fluggesellschaften einfach zu groß – und auf Notgeburten über den Wolken verzichtet man gerne.

Das beliebteste Verkehrsmittel ist aber nach wie vor das Auto – und damit können auch Schwangere problemlos verreisen. Allerdings sollte man eine Reisezeit wählen, in der man nicht unbedingt stundenlang im Stau steht. Lange Fahrten sollten jede Stunde unterbrochen werden, damit Sie sich die Füße vertreten können und Bewegung haben. Problematisch werden längere Autofahrten in der zweiten Schwangerschaftshälfte. Dann sollte man sie am besten nicht mehr alleine machen, da die Konzentrationsfähigkeit unter Umständen nachlässt.

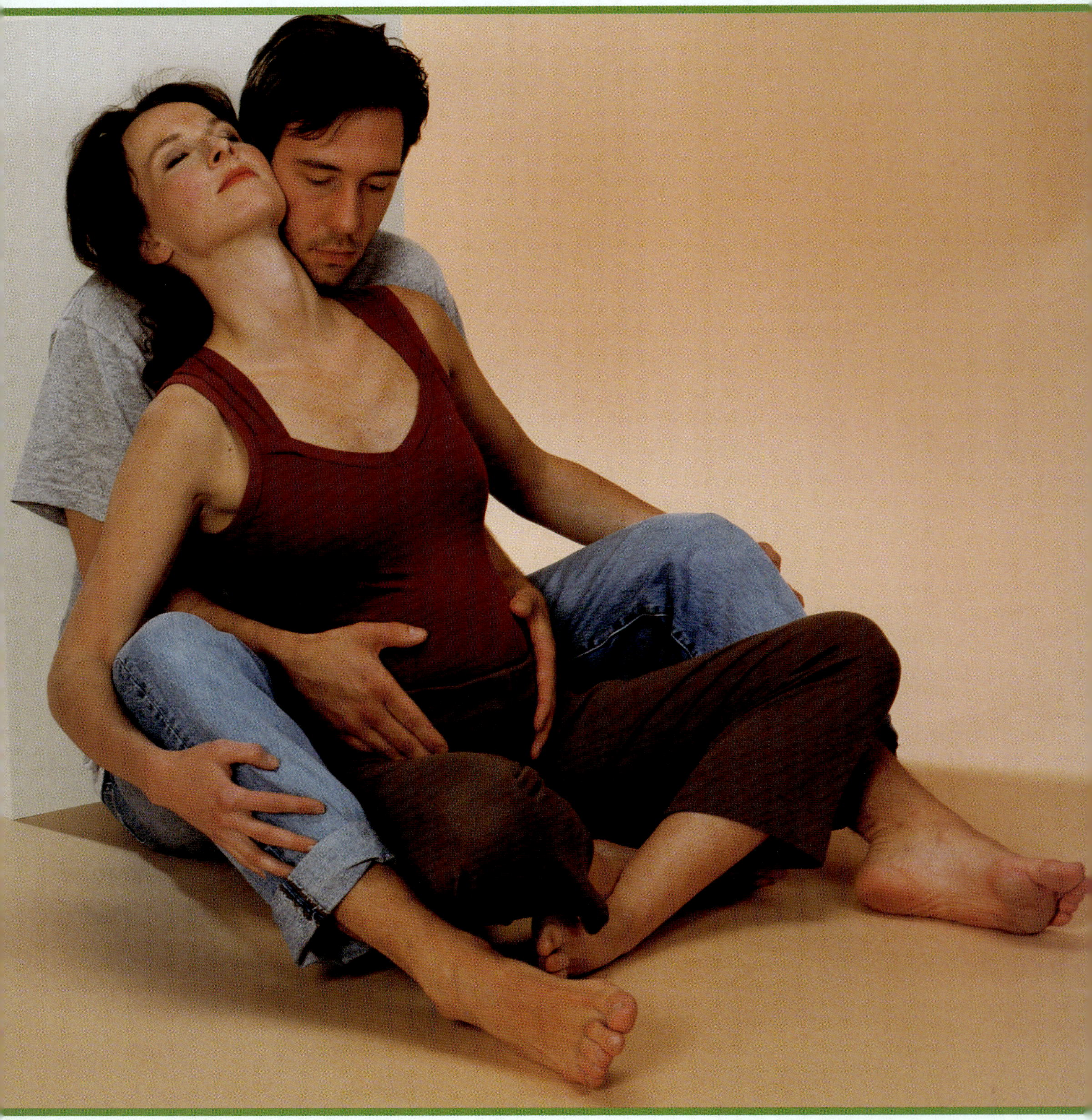

Das Baby ist am Ende dieses Monats etwa 30 cm lang und um die 800 g schwer. Noch kann es fröhlich herumtoben und seine Tritte und Streckbewegungen fallen recht mild aus – es ist genug Platz in der Gebärmutter, das wird jedoch nicht mehr lange so bleiben. Für die Schwangere ist es jetzt an der Zeit, sich auf die Geburt selbst vorzubereiten, also einen Geburtsvorbereitungskurs zu belegen. Keine Frau muss lernen, wie sie ihr Kind zur Welt bringt, doch Informationen und praktische Übungen, die in so einem Kurs vermittelt werden, helfen Unsicherheiten oder gar Ängste zu bewältigen. Es ist auch allmählich an der Zeit, sich über den Ort der Entbindung Gedanken zu machen. Konventionelle Klinikgeburt oder ambulante Geburt? Zu Hause entbinden oder in einem Geburtshaus? Auch solche Fragen können in einem Vorbereitungskurs besprochen werden.

Eine schöne und entspannte Zeit

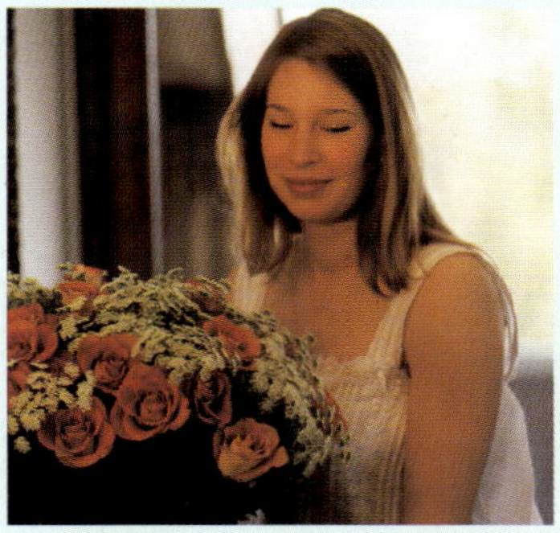

Umgeben Sie sich mit schönen Dingen, tun Sie all das, was Ihnen im Augenblick Spaß bereitet – dann fühlt sich auch das Kind rundherum wohl.

Mutter und Kind

Die meisten Schwangeren träumen nachts viel. In den letzten Monaten der Schwangerschaft kann sich das verstärken. Oft handeln die Träume vom Verlust des Kindes. Das ist keineswegs ein schlechtes Omen. Auf diese Weise werden Ängste verarbeitet und dass dem Baby etwas zustoßen könnte, dass es ihm nicht gut gehen könnte, sind die zentralen Sorgen aller werdenden Mütter.

Die Bewegungen Ihres Kindes sind jetzt an der Tagesordnung, mal sind die Tritte, das Strecken und das Recken kräftiger, mal schwächer – und es ist jedes Mal ein wunderschönes Gefühl. Das Kind kann bereits eine ganze Menge, aber seine Zeit ist noch nicht gekommen. Es muss weiterreifen, an Größe und Gewicht noch ordentlich zulegen. Sie fühlen sich in der Regel immer noch gut, wenn Sie auch verschiedene Beschwerden in Ihrem Alltag begleiten.

Wie verändern Sie sich?

Zu den körperlichen Veränderungen und Beschwerden der beiden letzten Monate können Juckreiz am Bauch und auch verstärkter Harndrang kommen.

Ein schwangerer Bauch juckt oft ganz einfach deswegen, weil sich die Haut dehnt und trockener wird. Je weiter die Schwangerschaft voranschreitet, desto ausgeprägter kann dieser Juckreiz werden. Kratzen sollten Sie lieber nicht, ein wenig Linderung verschafft das Eincremen – ganz beheben lässt sich das Problem aber leider nicht. Nach der Entbindung wird es von alleine verschwinden.

Schon zu Beginn der Schwangerschaft wurde der Harndrang wegen der wachsenden Gebärmutter, die auf die Blase drückt, größer. Wenn sich die Gebärmutter weiter nach oben in den Bauchraum verlagert, lässt dieser Druck etwas nach, doch in der späteren Phase der Schwangerschaft, wenn das Kind schon recht groß und schwer ist, drückt es gegen die Blase und Sie müssen wieder häufiger zur Toilette, um Wasser zu lassen.

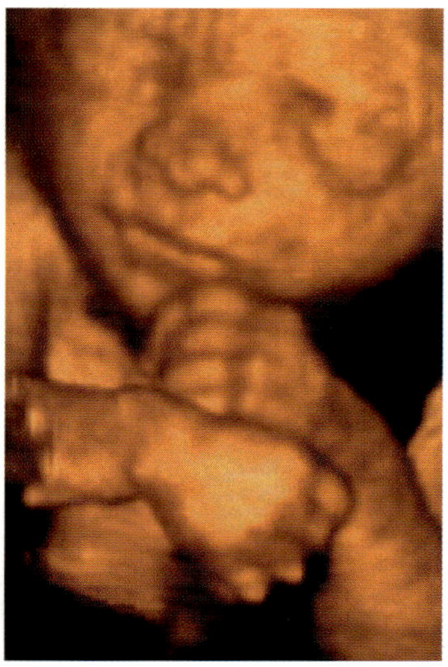

Ein Fetus in der 22. Schwangerschaftswoche auf einem 3-D-Ultraschallbild.

Das Baby bewegt sich und tritt oft recht kräftig. Manchmal kann dieses Boxen und Stoßen auch wehtun. Oft hilft es einfach, wenn Sie Ihre Haltung ändern. Es soll Sie auch nicht ängstigen, wenn es immer wieder zu sehr ruhigen Phasen in Ihrem Bauch kommt. Genau wie Sie selbst ist auch das Baby mal aktiver und mal stiller. Meistens verhalten sich die Babys im Bauch der Mutter ruhiger, wenn sie geschaukelt werden, also wenn Sie selbst sich bewegen. Wenn Sie ruhig sitzen oder auch wenn Sie schlafen, nimmt das Kind seine Aktivitäten wieder auf. Sich zu orientieren an Erfahrungen anderer Mütter oder eventueller früherer Schwangerschaften, hat keinen Sinn, denn jede Schwangerschaft und jedes Kind sind anders.

Einen Grund zur Besorgnis gibt es erst dann, wenn es in Ihrem Bauch auffällig ruhig werden sollte. Viele Ärzte und Hebammen empfehlen den werdenden Müttern in der späten Phase der Schwangerschaft, so etwa ab der 28. Schwangerschaftswoche, regelmäßig auf die Bewegungen des Kindes zu achten.

Welche Fortschritte macht das Kind?

Am Ende des sechsten Monats ist das Kind vom Scheitel bis zum Steiß etwa 30 cm lang und wiegt um die 800 g. Immer noch ist der Kopf zu groß im Vergleich zum Körper, doch die Proportionen sind viel besser aufeinander abgestimmt.

Das Kind kann nun Temperaturunterschiede, Druck und auch Schmerz empfinden. Am Ende dieses Monats lassen sich erste Hirnströme messen und die Entwicklung des Gleichgewichtssinns hat begonnen. Während bisher das Blut in der Leber gebildet wurde, findet das jetzt im Rückenmark statt. Die Haut des Kindes ist nicht mehr durchsichtig, sondern rötlich und immer noch von den zarten Lanugohaaren bedeckt. Allmählich hat sich beim Kind ein Schlaf-und-wach-Rhythmus entwickelt. An seinen Bewegungen werden Sie gut merken können, wann es schläft und wann es wach ist. Ab der 24. Schwangerschaftswoche ist zwar die Lunge funktionsfähig, doch das Baby hätte nur sehr schlechte Überlebenschancen, wenn es jetzt zur Welt käme.

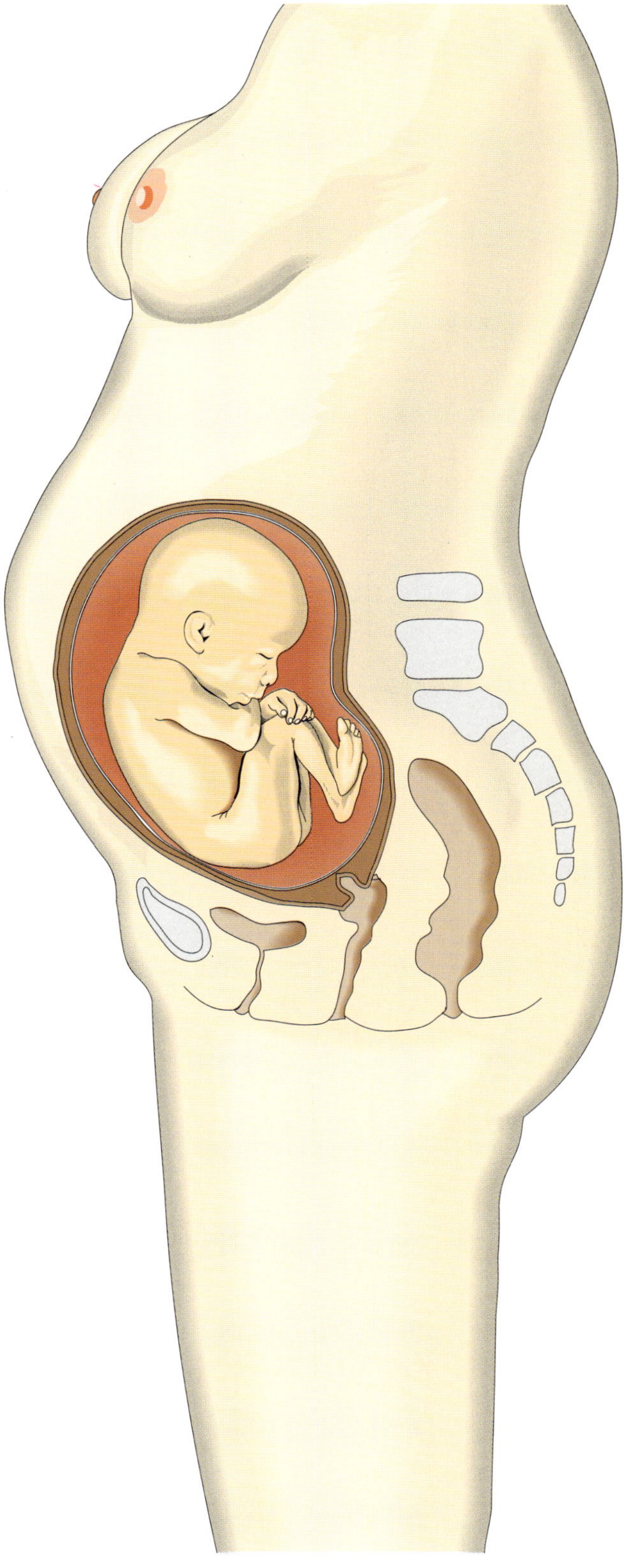

Mutter und Kind in der 24. Schwangerschaftswoche.

Entspannung, Gymnastik, Erfahrungsaustausch – Vorbereitung auf die Geburt

Mit einem Geburtsvorbereitungskurs beginnen Sie am besten im sechsten, spätestens im siebten Schwangerschaftsmonat. Selbstverständlich ist es auch möglich, zu einem früheren Zeitpunkt anzufangen, in einem fortgeschritteneren Stadium der Schwangerschaft empfinden die meisten Frauen die Übungen allerdings intensiver. Ein Vorbereitungskurs dauert zwischen zehn und zwölf Wochen.

Keine Frau muss lernen, wie man ein Kind zur Welt bringt. Ihr Körper weiß das sowieso, wenn es so weit ist. Ein Geburtsvorbereitungskurs hilft der werdenden Mutter aber, das notwendige Vertrauen in den eigenen Körper und die eigenen Fähigkeiten zu entwickeln, um gelassener und angstfreier der Entbindung entgegenzusehen.

Es ist mittlerweile eindeutig erwiesen, dass werdende Mütter die Entbindung gelassener, mit viel weniger Angst und Schmerzen erleben, wenn sie sich auf dieses Ereignis gut vorbereitet und die wichtigsten Informationen gesammelt haben. Die ideale Möglichkeit dazu bieten Geburtsvorbereitungskurse. Sie werden von Geburtskliniken, Gesundheitsämtern, Hebammen, gemeinnützigen Trägern oder kirchlichen Familienbildungsstätten angeboten. Nähere Informationen über solche Kurse in Ihrer Nähe erhalten Sie vom Frauenarzt oder auch von der Gesellschaft für Geburtsvorbereitung (Adresse s. Anhang). Das Angebot ist allerdings groß und es ist gar nicht so einfach, den für sich richtigen Kurs auszuwählen.

Was muss man von einem Geburtsvorbereitungskurs erwarten?

Oberstes Ziel jedes Geburtsvorbereitungskurses ist es, die Angst vor der Entbindung zu nehmen und damit auch den Wehenschmerz, der durch Verspannungen verstärkt wird, zu verringern. In den letzten Jahren haben sich zahlreiche Kurse etabliert, die neue Schwerpunkte setzen, etwa autogenes Training, Shiatsu oder Yoga. Die meisten basieren jedoch auf der Read-Methode. Dr. Grantly Dick-Read war ein britischer Arzt, der erkannt hatte, dass Angst Spannung und Spannung Schmerzen während der Entbindung auslöst. Er versuchte daher den Frauen die Angst vor der Geburt zu nehmen und sie während der Wehen psychologisch zu unterstützen. Solche Geburtsvorbereitungskurse bilden in der Regel folgende Schwerpunkte:

- ATEMTECHNIKEN: Mit der richtigen Atmung kann man zum einen Wehenschmerzen lindern und zum anderen das Ungeborene mit genügend Sauerstoff für den Geburtsvorgang – der ja für das Baby ebenfalls sehr anstrengend ist – versorgen.
- ENTSPANNUNGSÜBUNGEN: Die Gebärende soll jede Wehenpause nutzen, um neue Kraft zu tanken. Gezielte Übungen zur Entspannung helfen dabei. Auch Schlafprobleme in der späten Schwangerschaft lassen sich mit richtigen Entspannungsübungen bewältigen.

- GYMNASTIKÜBUNGEN: Ziel der Schwangerschaftsgymnastik ist es, den Körper lockerer und elastischer zu machen. Vor allem sollen der Rücken gekräftigt werden, die Beine entlastet und der Beckenboden gedehnt. Natürlich helfen die Übungen auch, die Leistungsfähigkeit zu steigern.
- GESPRÄCHE: Geburtsvorbereitungskurse sind für viele Frauen die einzige Gelegenheit, mit anderen Schwangeren in Kontakt zu kommen, Erfahrungen auszutauschen, über Ängste zu reden. Es hilft zu sehen, dass auch andere mit gleichen oder ähnlichen Gefühlen der Entbindung entgegensehen. Die Kursleiterin, in der Regel eine Hebamme, erklärt die Abläufe einer Entbindung, gibt Informationen über die Geburtsorte (Klinik, Geburtshaus, Hausgeburt), verschiedene Geburtshaltungen, das Wochenbett und das Stillen.

Der Hebammen-Tipp

Wird der Kurs von einer Geburtsvorbereiterin oder einer Krankengymnastin geleitet, kann es sein, dass Ihre Fragen über Geburt, Schwangerschaftsbeschwerden, Stillen und Ähnliches nur unzureichend oder gar nicht beantwortet werden können, da diese Berufsgruppe diesen Bereich der Geburtshilfe nicht oder nur aus eigener Erfahrung kennt.

Für welchen Kurs entscheidet man sich?

Bevor man sich zu einem Kurs anmeldet, empfiehlt es sich, sich zu erkundigen, wie er strukturiert ist, welche „Lehre" er verfolgt. Manche Methoden sind nicht so leicht zu erlernen und eignen sich nicht für Schwangere, wenn sie nicht schon früher damit vertraut waren. Manche Kurse erfordern ein intensives Training mit dem Partner, das zeitlich nicht zu erfüllen ist. Manche liegen einem ganz einfach nicht. Außer dem umfassenden Kurs zur Geburtsvorbereitung werden zurzeit folgende Kurse angeboten:

- Geburtsvorbereitung im Wasser (Körpererfahrung und Atmung)
- Schwangerenschwimmen (Bewegung im Wasser)
- Yoga für Schwangere (Atmung, Dehnung, Entspannung)
- Bauchtanz (Bewegungstraining nach Musik)
- Shiatsu für Schwangere (Massagen und Akupressur)
- Schwangerengymnastik (Bewegungstraining)
- Autogenes Training (Atmung, Entspannung)
- Vorbereitung für Risikoschwangere
- Haptonomie (Körpererfahrung durch Berührung, Entspannungsübungen)
- Zilgrei (Atem- und Haltungsübungen nach Adriana Zillo und Dr. Hans Greising)
- Lamaze (Atemtechniken für die einzelnen Geburtsphasen, nach dem französischen Geburtshelfer Lamaze).

Die meisten werdenden Väter wollen heute dabei sein, wenn ihr Kind zur Welt kommt, und sie wollen die Partnerin während der Schwangerschaft und der Entbindung unterstützen. Viele Vorbereitungskurse werden daher für Paare angeboten oder aber es gibt einzelne Kursstunden, an denen Väter teilnehmen können.

Schwangerschaftsgymnastik

Während der Schwangerschaft leistet Ihr Körper Schwerstarbeit. Sie müssen ein immer schwerer werdendes Baby tragen, Ihr Herz und Ihre Lunge müssen mehr leisten, Ihre Wirbelsäule ist viel stärker beansprucht als sonst. In dieser Zeit ist es für Ihr Wohlbefinden besonders wichtig, regelmäßig bestimmte körperliche Übungen zu machen – auf diese Weise halten Sie sich fit und vor allem: Sie können sich damit gut auf die Geburt vorbereiten. Oberstes Gebot bei Schwangerschaftsgymnastik ist, dass man sich keinesfalls dabei anstrengt, sondern entspannt.

Was soll die Gymnastik bewirken?

Die Gymnastik, die Sie betreiben, tut auch Ihrem Baby gut. Es bekommt immer wieder zusätzlichen Sauerstoff, der seinen Stoffwechsel antreibt. Außerdem wirken die sanften, gleichmäßigen Bewegungen beruhigend.

Schwangerschaftsgymnastik hat nichts mit Fitness zu tun. Sie soll vielmehr helfen, das Entspannen zu lernen. Das ist wichtig für die Entbindung, aber auch für die Schwangerschaft selbst. Das Wohlbefinden soll gesteigert, bestimmte Beschwerden gemildert, einige Muskeln gelockert und gekräftigt werden.

Auch die gewissenhafteste Gymnastik kann natürlich nicht garantieren, dass Ihre Wehen weniger schmerzhaft sein werden. Doch man ist auf diese Schmerzen besser vorbereitet, gerät nicht in Panik, kann besser seinem eigenen Körper vertrauen. Sie sollten sich daher jeden Tag Zeit nehmen für einige der folgenden Übungen. Es sind einfache Übungen, die Sie problemlos selbst durchführen können. Doch bedenken Sie immer: Es geht nicht um Training oder um Kraftübungen, sondern ausschließlich um Bewegungen, die Ihnen wohl tun sollen. Sollten Sie Schmerzen verspüren oder kurzatmig werden, brechen Sie die Übungen ab. Nicht nur Sie, sondern auch Ihr Baby würde darunter leiden, wenn die Bewegungen für Sie nicht angenehm wären.

Sie haben während der Gymnastik die Gelegenheit, sich auf sich selbst und auf Ihr Baby zu konzentrieren. Lassen Sie den Alltag mit all seinen Problemen und seiner Hektik außen vor und gönnen Sie sich Ruhe. Ziehen Sie bequeme Kleidung an und vielleicht mögen Sie auch leise, entspannende Musik auflegen, die Sie während der Gymnastik begleiten soll.

Atemübungen

Üben Sie bewusst zu atmen, denn eine gezielte Atemtechnik erleichtert die Schmerzen bei der Geburt. Eine unbewusste Reaktion auf Schmerzen ist, die Luft anzuhalten und den gesamten Körper anzuspannen. Hilfreich ist aber genau das Gegenteil: Man muss auf die Wehe, den Schmerz hinatmen. Ein Hinweis: Sollten Sie in der Rückenlage Probleme haben, sollte Ihnen übel oder schwindelig werden, legen Sie ein kleines Kissen unter die rechte Taille.

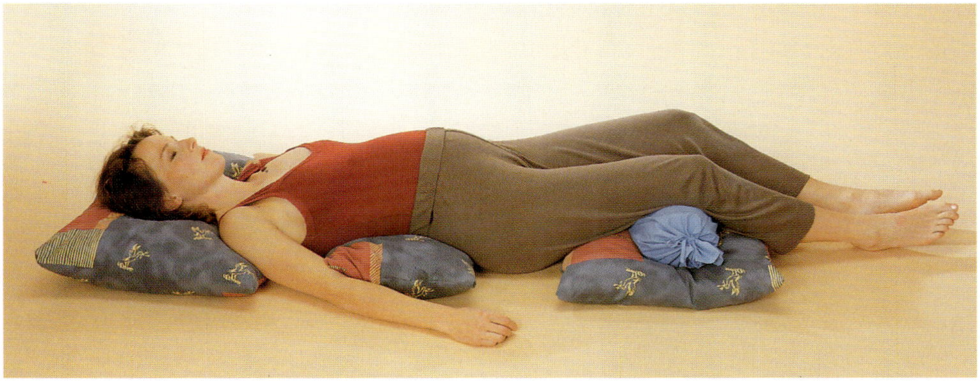

◀ ***Legen Sie sich entspannt auf den Rücken mit einem Kissen unter dem Kopf, eventuell auch unter dem Rücken, und einer Rolle unter den Knien. Atmen Sie laut durch die Nase ein und lassen Sie die Luft tief in die Lunge strömen. Atmen Sie durch den Mund aus. Erst wenn die ganze Luft draußen ist, wieder tief durch die Nase einatmen. Wiederholen Sie diese Übung achtmal.***

▶ ***Setzen Sie sich auf den Boden, überkreuzen Sie die Beine und schieben Sie Kissen unter die Knie. Wenn Sie eine bequeme Haltung gefunden haben, entspannen Sie Ihren Nacken und die Schultern und legen Sie die Hände locker auf die Knie. Nun schließen Sie die Augen und lassen Sie ihre Gesichtsmuskeln locker werden. Konzentrieren Sie sich auf die Atmung. Atmen Sie gleichmäßig und bewusst ein und aus. Konzentrieren Sie sich zwei, drei Minuten auf Ihren Atemfluss. Dann öffnen Sie wieder die Augen und ruhen sich aus.***

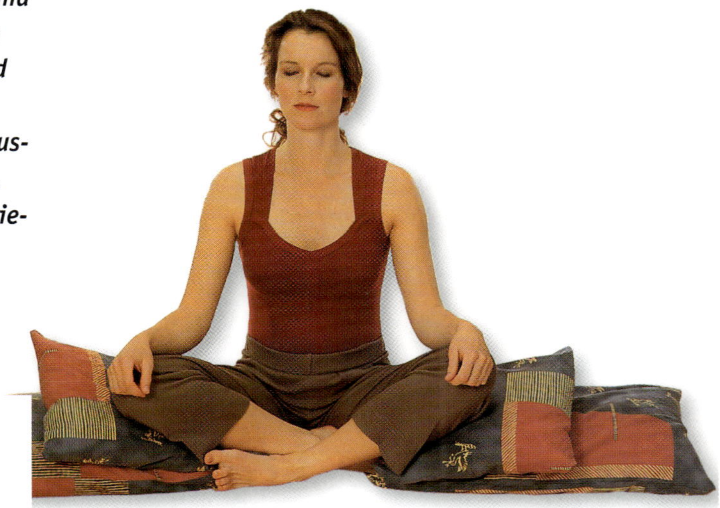

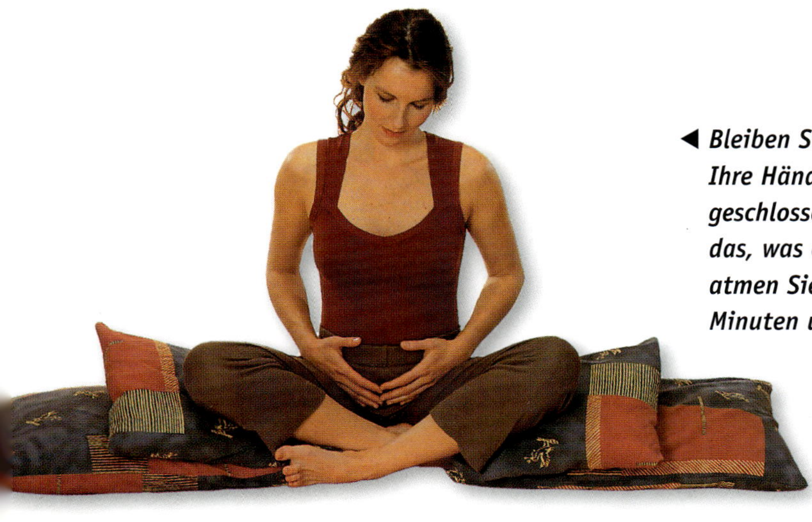

◀ ***Bleiben Sie mit überkreuzten Beinen sitzen und legen Sie Ihre Hände auf den Bauch. Konzentrieren Sie sich mit geschlossenen Augen auf Ihre Atmung und auf Ihr Baby, auf das, was es jetzt wohl hört. Seien Sie ganz entspannt und atmen Sie ruhig und gleichmäßig. Bleiben Sie so ein paar Minuten und öffnen Sie dann wieder die Augen.***

Entspannung

Auch wenn zwischen den Wehen keine Schmerzen da sind, nutzen viele Frauen diese Pause nicht, um neue Kraft zu tanken – weil sie voller Angst und daher angespannt sind. Genauso wichtig während einer Entbindung wie die richtige, bewusste Atmung ist auch die Fähigkeit sich zu entspannen. Es ist auf jeden Fall von Vorteil, wenn man früh in der Schwangerschaft beginnt, Entspannungsübungen einzutrainieren, damit sie dann bei der Entbindung wie selbstverständlich eingesetzt werden. Entspannung beginnt im Kopf, nicht im Körper. Man sollte sich daher auch zunächst innerlich auf die Übungen vorbereiten. Dazu gehört, alles, was Sie während des Tages gestört hat, aus den Gedanken zu verbannen, vielleicht leise, ruhige Musik einzuschalten, das Licht zu dämpfen.

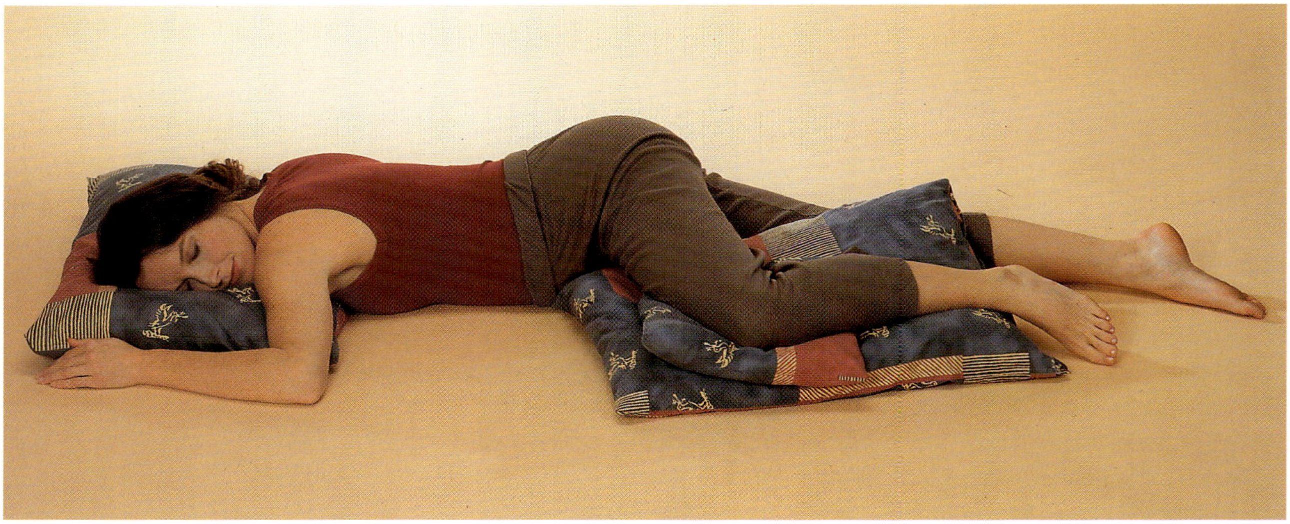

▲ ***Sie liegen bequem in der Seitenlage. Ein Kissen legen Sie unter den Kopf und ein weiteres unter das gebeugte obere Bein. Der untere Arm liegt etwas gebeugt hinter dem Rücken, die Handfläche zeigt nach oben. Der obere Arm ist gebeugt und liegt entspannt vor dem Körper. Liegen Sie völlig entkrampft und machen Sie den Kopf frei von störenden Gedanken. Denken Sie jetzt nur an Ihren Körper, fühlen Sie, wie sich allmählich alle Glieder lockern, wie sich alle Muskeln lockern. Sie lassen Ihren Körper völlig los und genießen die angenehme Müdigkeit, die sich in Ihnen ausbreitet. Bleiben Sie so, bis Sie das Gefühl haben, sich ausreichend entspannt zu haben.***

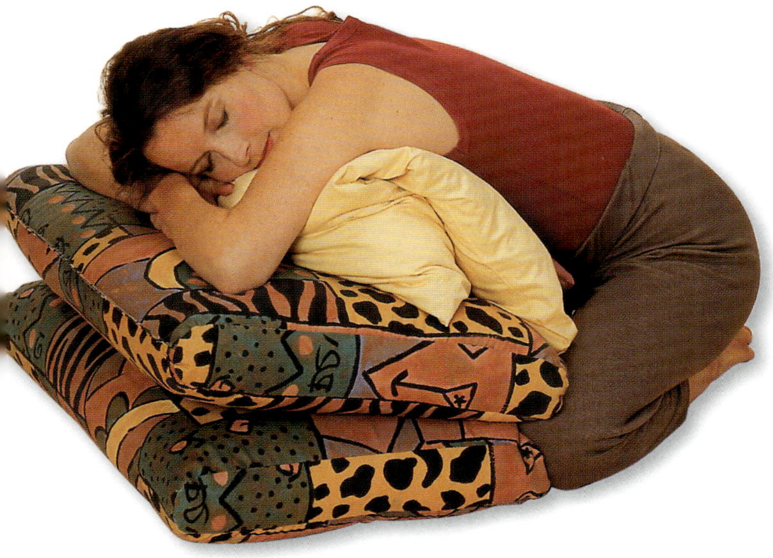

◀ *Nehmen Sie einige Kissen oder einen Sitzsack oder einen großen Gymnastikball und knien Sie sich davor. Die Knie sollten weit geöffnet sein. Beugen Sie sich vor, sodass der Oberkörper auf den Kissen ruht. Der Rücken sollte gerade bleiben und das Gesäß auf den Fersen liegen. Legen Sie den Kopf auf die Kissen, lassen Sie die Schultern ganz locker werden. Spüren Sie nun, wie sich Ihr Körper allmählich entspannt, und bleiben Sie in dieser Haltung, solange es Ihnen gut tut.*

▼ *Setzen Sie sich auf den Boden, überkreuzen Sie die Beine und schieben Sie Kissen unter die Knie, sodass Sie bequem sitzen können. Halten Sie den Rücken gerade und entspannen Sie ihn. Lassen Sie alles Schwere vom Rücken und den Schultern ins Becken abfließen. Kreisen Sie nun mit den Schultern locker und langsam nach hinten (etwa zehnmal). Schließen Sie dann die Augen, legen Sie die Handflächen aneinander und nehmen Sie bewusst Ihren Atem wahr. Entspannen Sie sich vollkommen.*

▼ *Bleiben Sie auf dem Boden mit den Kissen unter den Knien sitzen und bringen Sie die Fußsohlen aneinander. Die Hände ruhen locker auf den Unterschenkeln. Entspannen Sie den Rücken und stellen Sie sich vor, wie Ihre Wirbelsäule von der Taille bis zum Scheitel wächst. Lassen Sie den Nacken und den Unterkiefer locker werden, schließen Sie die Augen und konzentrieren Sie sich auf Ihren gleichmäßigen Atem. Bleiben Sie in dieser entspannten Position ein paar Minuten.*

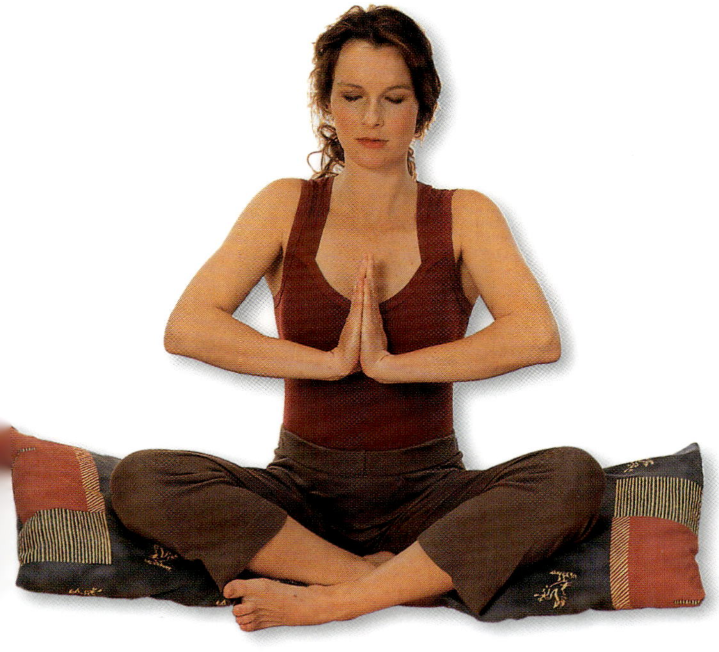

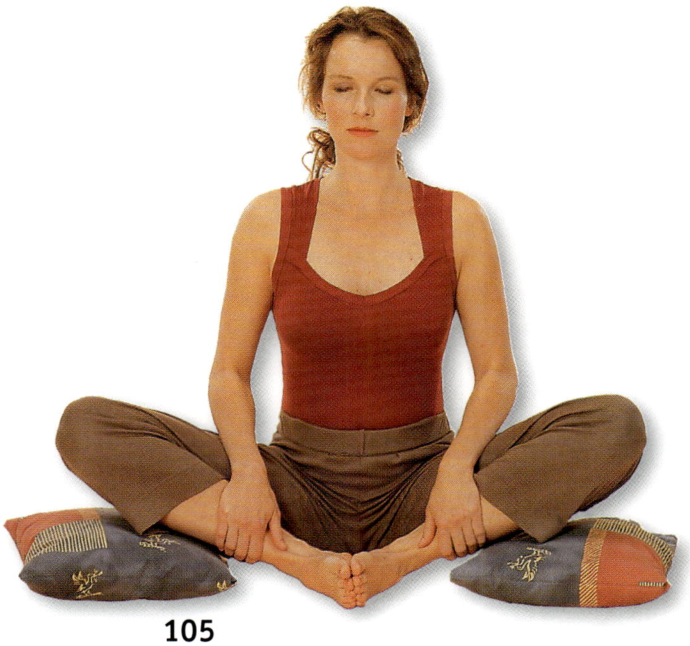

Übungen für den Rücken

Die meisten Schwangeren haben kleinere oder größere Probleme mit dem Rücken, vor allem in der späten Zeit der Schwangerschaft. Das hängt nicht in erster Linie mit dem größeren Gewicht zusammen, das man tragen muss, sondern vor allem mit einer falschen Haltung, bei der die Wirbelsäule nach vorne durchgebogen ist und das Becken nach vorne kippt. Richtig stehen und gehen Sie als Schwangere so, dass Knöchel, Knie, Ellbogen, Schulter und Scheitel eine senkrechte Linie bilden. Das Becken muss leicht aufgerichtet sein. Wenn Sie auf die richtige Haltung achten, wird es Ihnen auch leichter fallen, richtig zu atmen.

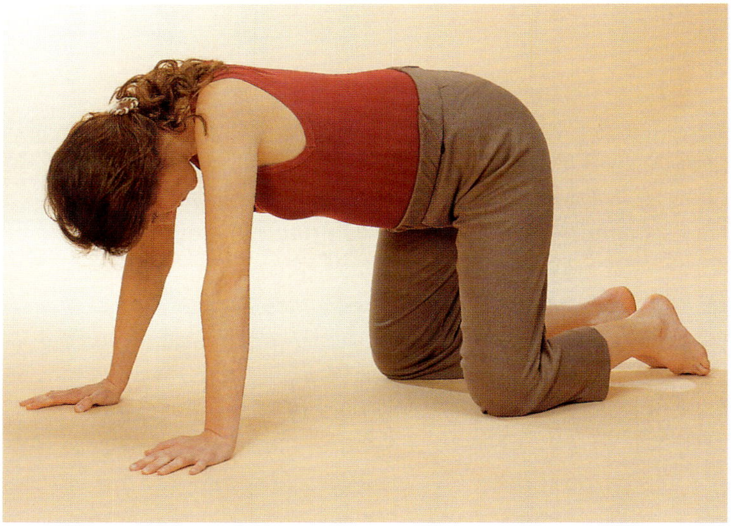

◀ ***Entlasten können Sie den Rücken, wenn Sie den Vierfüßlerstand einnehmen. Knien Sie sich dazu hin und stützen Sie die schulterbreit geöffneten Arme mit den Handflächen auf dem Boden ab. Die Knie sind hüftbreit geöffnet, der Rücken gerade. Rumpf und Arme sowie Rumpf und Oberschenkel sollten jeweils im rechten Winkel zueinander stehen. Ein Tipp: Wenn es Ihnen schwer fällt, sich auf den Händen am Boden abzustützen, legen Sie ein Kissen unter die Hände.***

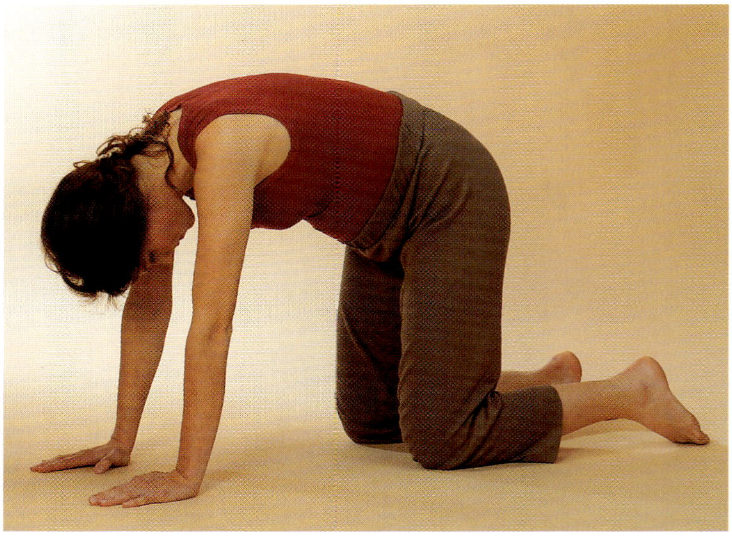

▶ ***Machen Sie nun im Vierfüßlerstand einen Katzenbuckel. Dazu wölben Sie den Rücken nach oben. Versuchen Sie dabei den Kopf so weit nach vorne zu neigen, bis das Kinn den Hals berührt. Kehren Sie dann wieder in die Ausgangsposition zurück. Sie können die beiden Stellungen so lange halten, wie Sie es für angenehm empfinden.***

Übungen für die Beine

Auch die Beine müssen während der Schwangerschaft durch das größere Gewicht mehr leisten als sonst. Sie sollten daher regelmäßig dafür sorgen, dass Ihre Beine entlastet werden, dass die Durchblutung besser funktioniert und dass Schwellungen zurückgehen. Folgende Übungen werden Ihnen dabei helfen, sie wirken außerdem vorbeugend gegen Krampfadern. Sie sollten darüber hinaus aber immer auch auf das richtige Schuhwerk achten (bequeme Schuhe mit einem niedrigen Absatz), viel spazieren gehen oder auch schwimmen.

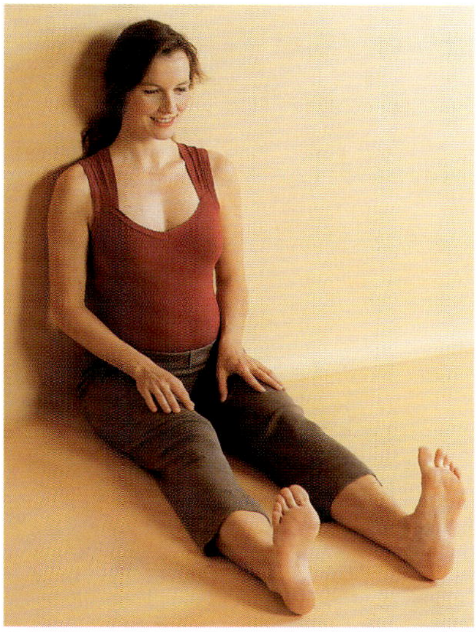

◀ ***Setzen Sie sich mit dem Rücken an der Wand auf den Boden und strecken Sie die Beine aus. Dann strecken Sie die Zehen abwechselnd nach vorne und nach hinten. Wiederholen Sie diese Übung zehnmal.***

▶ ***Kreisen Sie mit den Füßen von außen hin zur Mitte und umgekehrt. Ebenfalls zehnmal.***

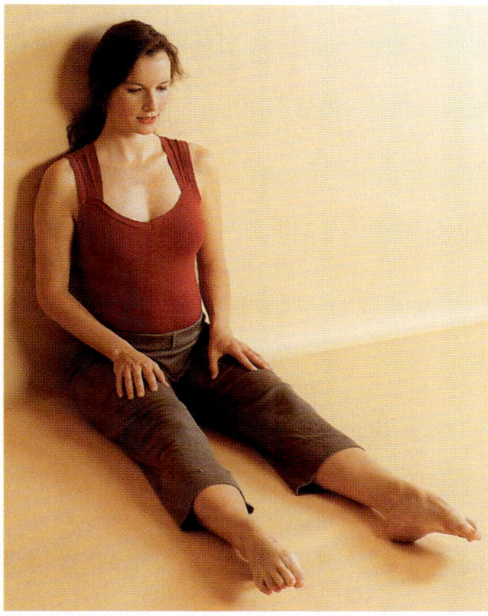

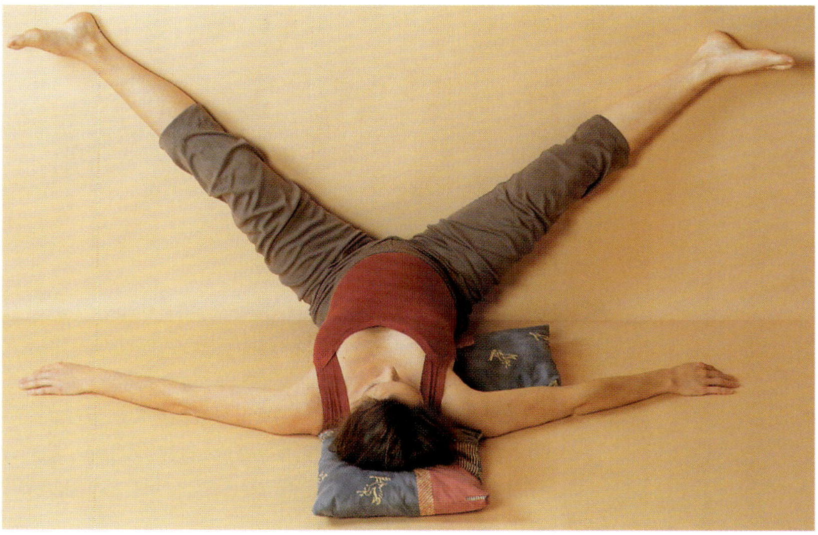

◀ ***Legen Sie sich auf den Rücken und stellen Sie die Beine an der Wand hoch. Spreizen Sie dann die Beine, bleiben Sie so wenige Augenblicke und führen Sie die Beine wieder zusammen. Wiederholen Sie diese Übung fünfmal.***

Übungen für den Beckenboden

Der Beckenboden besteht aus Muskeln, die das Becken nach unten abschließen und während der Schwangerschaft das Gewicht des Kindes tragen. Bei der Geburt gibt der Beckenboden nach, er dehnt sich und ermöglicht es dem Kind, nach draußen zu kommen. Manche Frauen erfahren erst während Ihrer Schwangerschaft etwas über den Beckenboden. Ein Gefühl dafür, wo sich diese Muskeln befinden, bekommt man am besten, wenn man sich beim Wasserlassen auf die Muskeln konzentriert, der es ermöglicht, den Urinstrahl zurückzuhalten. Die Muskeln, die dabei zusammengezogen werden, sind die des Beckenbodens. Die Übungen für den Beckenboden sollen helfen, das Anspannen und das Entspannen besser in den Griff zu bekommen. Das Anspannen ist wichtig, weil so der Beckenboden gekräftigt wird und der Gebärmutter genügend Halt gibt, und weil ein kräftiger Beckenboden der beste Schutz vor Inkontinenz ist –

▼ ***Gehen Sie mit leicht gespreizten Beinen in die Hocke. Beugen Sie sich mit geradem Rücken nach vorne und stützen Sie sich mit den Handflächen am Boden ab. Entspannen Sie Rücken, Schultern und Nacken und konzentrieren Sie sich auf Ihren Atem. In dieser Position können Sie eine der oben beschriebenen Übungen durchführen. Diese Haltung eignet sich allerdings nicht für Frauen, die an Hämorrhoiden und Krampfadern im Bereich der Vulva leiden.***

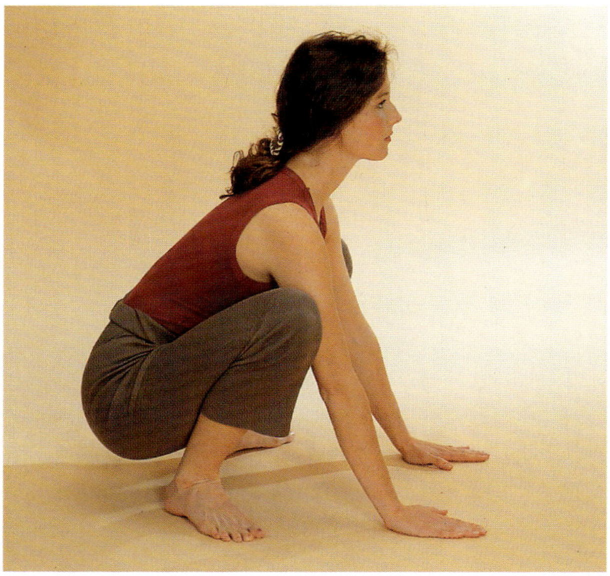

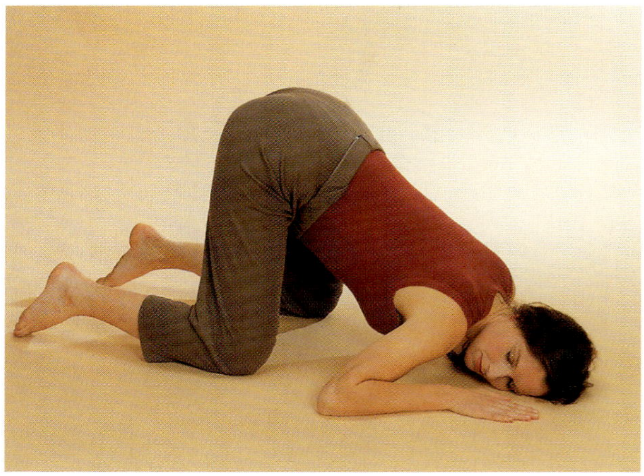

▲ ***Gehen Sie in den Vierfüßlerstand und beugen Sie sich dann nach vorne, sodass Unterarme und Kopf auf dem Boden aufliegen. Der Rücken sollte dabei gerade und entspannt bleiben. Halten Sie bitte auch Nacken und Schultern entspannt. Atmen Sie bewusst ein und aus und führen Sie eine der oben beschriebenen Übungen durch.***

auch nach der Schwangerschaft! Das Entspannen ist wichtig bei der Geburt, wenn der Kopf des Babys herauskommt, und es beugt Verstopfungen vor. Die Übungen kann man in verschiedenen Positionen ausführen, die unten detailliert beschrieben sind. *Übung 1:* Sie haben sich eine Position ausgesucht und konzentrieren sich auf den Beckenboden. Spannen Sie die Muskeln an, bleiben so fünf Sekunden und entspannen wieder. Wiederholen Sie das Anspannen und Entspannen zehnmal. *Übung 2:* Sie haben sich wieder eine Position ausgesucht und richten die Aufmerksamkeit auf Ihren Beckenboden. Spannen Sie die Beckenbodenmuskeln leicht an und halten inne. Dann spannen Sie sie etwas stärker an und halten wieder inne. Jetzt spannen Sie die Muskeln fest an, so als wollten Sie sie in den Körper hineinziehen, und bleiben so ein, zwei Sekunden. Dann geht es wieder schrittweise in der umgekehrten Richtung zurück. Wiederholen Sie diese Übung zweimal.

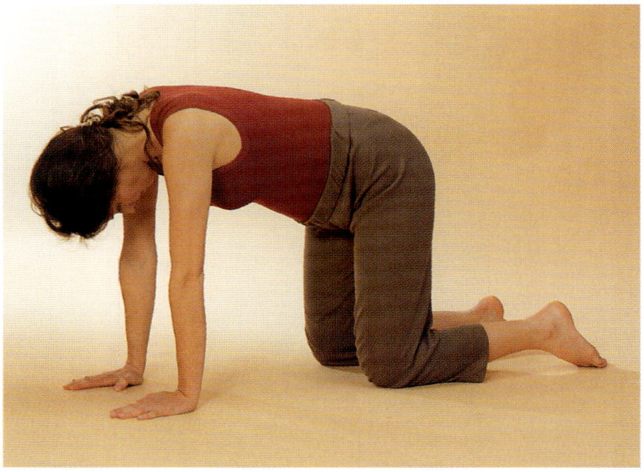

▲ Gehen Sie in den Vierfüßlerstand, Knie und Hände sollten dabei auf einer Linie liegen und leicht auseinander stehen. Halten Sie den Rücken gerade und entspannt, auch Schultern und Nacken sollten entspannt sein. Senken Sie leicht den Kopf, atmen Sie bewusst ein und aus und führen Sie eine der oben beschriebenen Übungen durch.

▼ Gehen Sie in die halbe Hocke, das heißt: zunächst in die Knie gehen und sich auf die Fersen setzen. Ein Knie wird angehoben und der Fuß flach auf den Boden gestellt. Den einen Arm stützen Sie am angehobenen Knie ab, den anderen legen Sie entspannt auf den anderen Oberschenkel. Bleiben Sie mit Rücken, Nacken und Schultern entspannt, konzentrieren Sie sich auf Ihren Atem und führen Sie eine der oben beschriebenen Übungen aus.

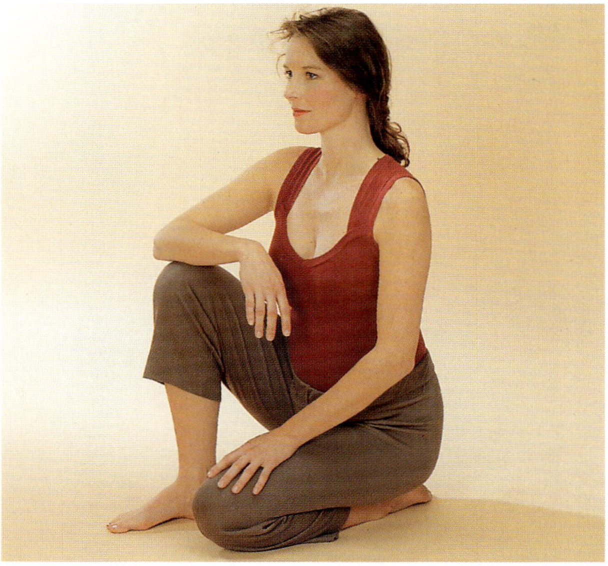

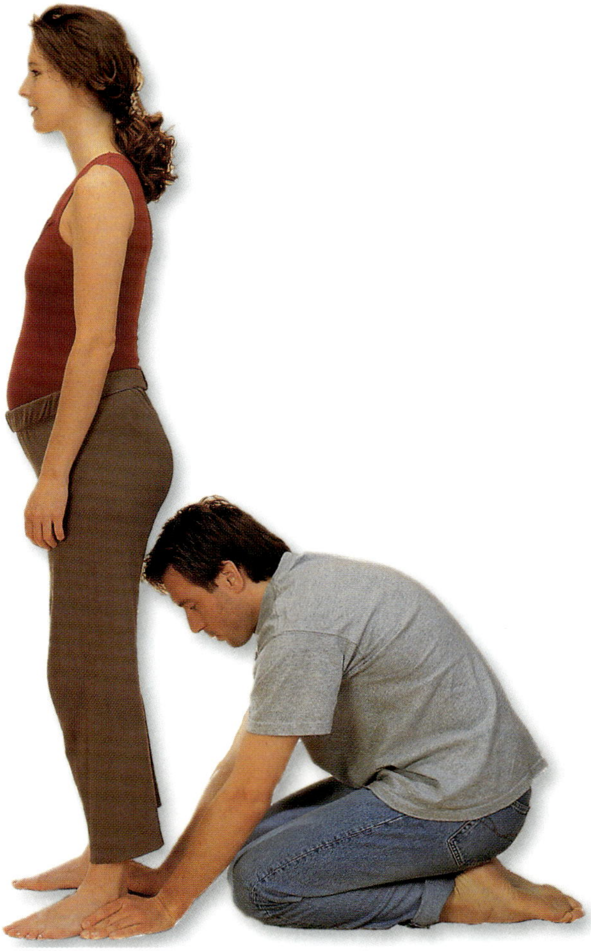

▶ *Stellen Sie sich gerade hin, die Füße leicht voneinander entfernt. Ihr Partner kniet hinter Ihnen, umfasst beide Fersen und drückt sie kurz nach unten hin aus. Dann streicht er mit seinen Händen Ihr Kreuz entlang über die Rückseite der Beine bis hin zu den Fersen. Diese fließende Bewegung wiederholt er fünfmal. Sie konzentrieren sich in dieser Zeit auf Ihren Atem und auf Ihre Fußsohlen. Stellen Sie sich vor, wie Ihr Gewicht durch beide Beine und beide Fersen in den Boden sinkt.*

▼ *Sie knien auf allen vieren, haben einen entspannten Nacken und entspannte Schultern. Ihr Partner kniet hinter Ihnen und macht mit beiden Händen langsame, kreisende Bewegungen vom Kreuz zur Taille hoch, um die Hüften herum und zurück. Während der Massage atmen Sie langsam durch die Nase ein und durch den Mund aus. Sie können Ihren Körper leicht bewegen oder mit den Hüften kreisen. Nach zwei Minuten machen Sie eine Pause, ruhen sich aus und wiederholen die Übung. Bei der nächsten Übung legen Sie Ihren Oberkörper auf einige Kissen. Ihr Partner streicht abwechselnd mit den Händen Ihren Rücken von oben nach unten. Nach der Massage bleiben seine Hände auf dem Kreuz ruhen.*

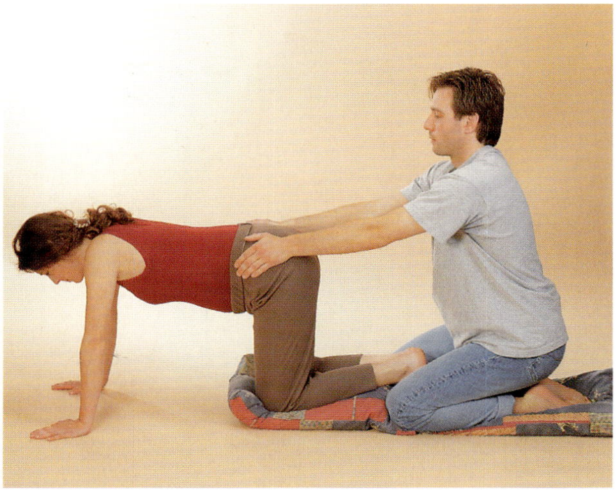

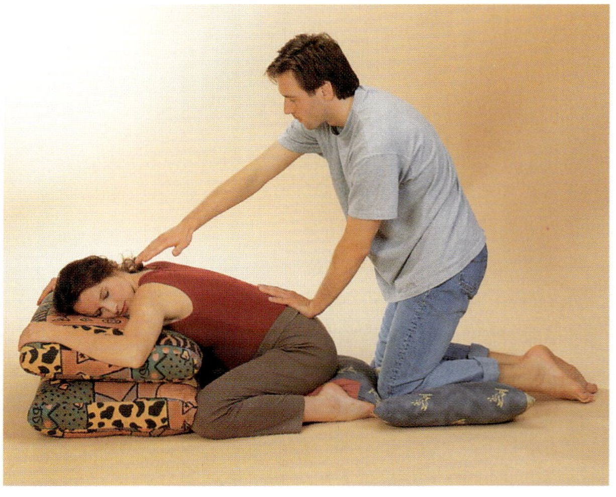

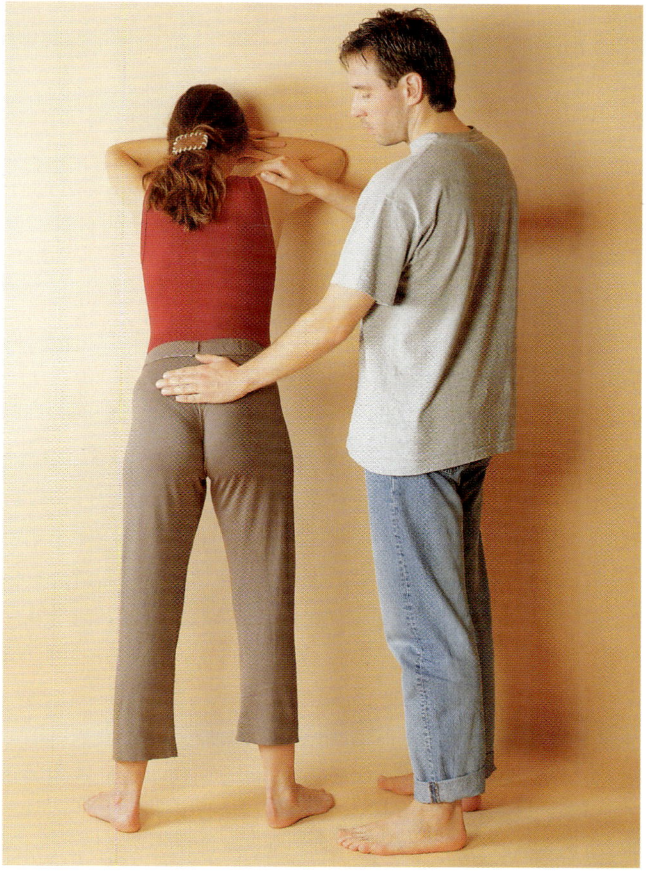

◀ *Stellen Sie sich vor einer Wand hin, legen Sie die verschränkten Unterarme an die Wand und den Kopf auf die Arme. Ihr Partner legt eine Hand auf Ihren Rücken in Höhe der Hüften. Sie atmen durch die Nase ein und durch den Mund aus und beginnen langsam mit den Hüften zu kreisen. Ihr Partner massiert Sie dabei in kreisenden Bewegungen. Nach einer Minute Massage ruhen Sie sich beide aus und wiederholen die Übung.*

Bleiben Sie beide so vor der Wand stehen. Sie können entweder wie bei der Übung davor die Arme verschränken oder die Finger. Dann beginnen Sie, mit Ihren Hüften langsam von einer zur anderen Seite zu schwingen. Ihr Partner hat seine Hand auf Ihre Hüfte gelegt und massiert Sie in der Gegenrichtung. Nach einer Minute ruhen Sie sich beide aus und wiederholen die Übung.

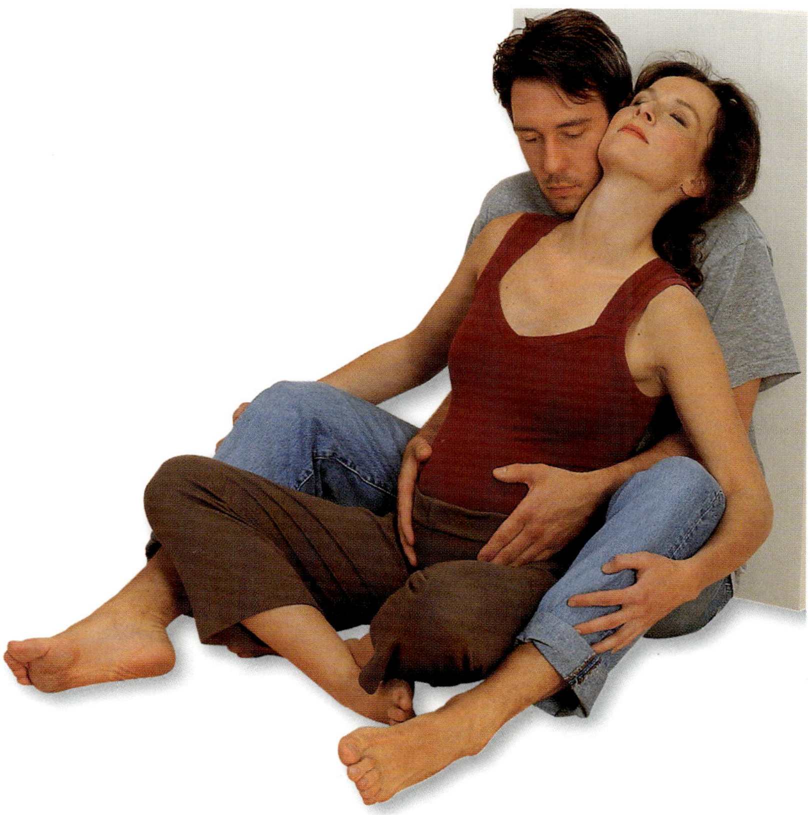

▶ *Setzen Sie sich bequem auf den Boden. Ihr Partner sitzt hinter Ihnen mit dem Rücken an eine Wand gelehnt und er stützt Ihren Rücken. Seine Hände ruhen auf Ihrem Bauch und Sie halten locker seine Arme oder Beine. Schließen Sie beide die Augen und entspannen Sie sich. Konzentrieren Sie sich auf Ihren Atem und auf das Kind. Bleiben Sie in dieser Position, bis Sie sich völlig entspannt haben.*

Wo soll das Kind zur Welt kommen?

Unsere Großmütter brachten ihre Kinder noch zu Hause zur Welt und wurden meistens von Hebammen betreut. Ab der Mitte unseres Jahrhunderts machte die Medizin solche Fortschritte, dass immer mehr Frauen zur Entbindung in eine Klinik gingen. Außerdem waren Klinikgeburten umsonst! Heute sind noch weit über 90 % aller Geburten in Deutschland Klinikgeburten. Erst in den letzten Jahren ist ein Wandel zu bemerken: Geburtshäuser entstehen, die ambulante Geburt wird immer beliebter und vor allem gewinnt die Rolle der Hebamme wieder an Bedeutung. Der Geburtsort ist in hohem Maße dafür verantwortlich, wie die Geburt für die Frau abläuft und in welcher Erinnerung sie bleibt. Klinik, Geburtshaus, das eigene Zuhause – jeder Geburtsort hat Vor- und Nachteile und nicht jede Frau eignet sich für jeden dieser Geburtsorte. Man tut auf jeden Fall klug daran, sich rechtzeitig Gedanken darüber zu machen, wo man sein Kind zur Welt bringen möchte. Sprechen Sie mit Ihrer Hebamme und Ihrem Arzt darüber und fragen Sie sie, welche Wahl für Sie speziell aus ihrer (medizinischer und psychologischer) Sicht am günstigsten wäre.

Der Hebammen-Tipp

Achten Sie bei der Wahl des Geburtsortes auf Folgendes:

- *Erreichbarkeit*
- *Atmosphäre des Wohlfühlens*
- *Anwesende Personen während der Geburt*
- *Dammschnitt- und Kaiserschnittrate*
- *Freie Wahl der Gebärposition*
- *PDA-Rate*
- *Rooming-in, Stillunterstützung*
- *Erreichbarkeit der Kinderklinik*

Die Klinik

Eine Klinik bietet Mutter und Kind die beste medizinische Versorgung, wobei man natürlich wissen muss, dass es sehr große Unterschiede zwischen den einzelnen Häusern gibt. Diese medizinische Ausrüstung macht einigen Frauen Angst, andere erfüllt gerade das mit Sicherheit.

Eine Klinikgeburt bedeutet heute keineswegs zwangsläufig den Verzicht auf eine geborgene, ruhige Atmosphäre. Ein Kreißsaal kann wie ein medizintechnisch perfekt ausgestatteter OP aussehen – kalt, Angst einflößend und abschreckend – und er kann wie ein Wohnraum eingerichtet sein, in warmen Farben und gedämpftem Licht. Die Ausstattungen der Kreißsäle sind sehr unterschiedlich, ebenso die Regelungen während und nach einer Geburt. Wenn Sie also konkrete Vorstellungen und Wünsche haben, wenn sie zum Beispiel wollen, dass ihr Kind von Anfang an bei Ihnen im Zimmer bleibt, müssen Sie

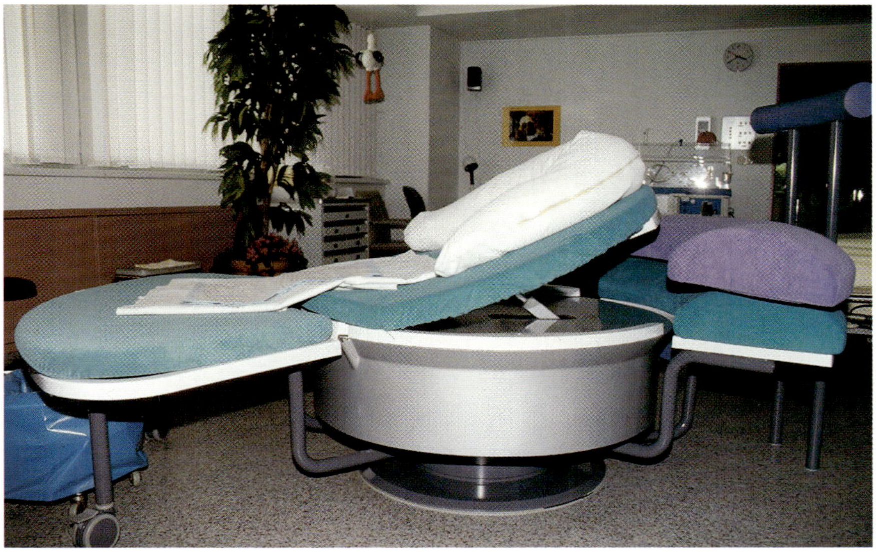

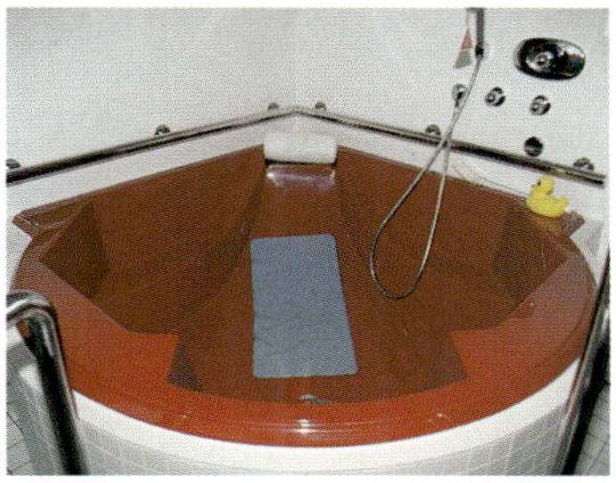

Ein moderner Kreißsaal kann mit einer solchen großen und in alle Richtungen veränderbaren Bettlandschaft ausgestattet sein (Abb. links), er kann aber auch wie ein Schlafzimmer aussehen – aus medizinischer Sicht ist in einer Klinik in jedem Fall alles Notwendige für eine Entbindung vorhanden.
In einer solchen Badewanne (Abb. oben) kann man sich zur Entspannung während der Wehen aufhalten oder sogar das Kind zur Welt bringen.

sich erkundigen, ob das tatsächlich in der Klinik, in der Sie entbinden könnten, möglich ist. Fragen Sie in Ihrem Bekanntenkreis oder im Geburtsvorbereitungskurs nach gemachten Erfahrungen, Ihr Arzt und Ihre Hebamme können ihnen sicher auch Tipps geben und außerdem gibt es Beratungsführer, die helfen, die richtige Klinik zu finden. Unerlässlich ist es natürlich, dass Sie selbst (und Ihr Partner) einige Kliniken besichtigen, um sich ein eigenes Bild von der Atmosphäre, vom Personal, vom Kreißsaal, der Säuglingsstation und den Patientenzimmern zu machen. Scheuen Sie sich nicht, viele Fragen zu stellen – schließlich geht es um Sie, um Ihr Kind und um das wohl überwältigendste Erlebnis in Ihrem bisherigen Leben.

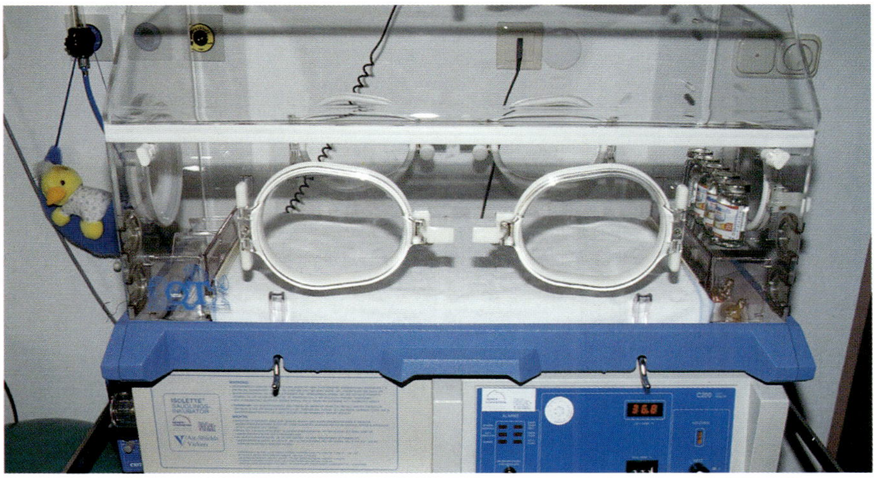

Für die meisten Eltern ist es beruhigend zu wissen, dass ihr Kind in der Klinik jederzeit von Fachkräften behandelt werden könnte, falls es notwendig wäre.

Zur Entbindung müssen Sie in eine Klinik, wenn

- *das Kind nicht mit dem Kopf nach unten liegt*
- *mehr als ein Kind erwartet wird*
- *die Plazenta in Muttermundnähe liegt*
- *die Wehen einige Wochen oder Monate vor dem errechneten Entbindungstermin auftreten*
- *Sie unter einer Gestose leiden, Diabetes haben oder herz- oder nierenkrank sind*
- *Ihr Partner mit einer Geburt zu Hause oder im Geburtshaus nicht einverstanden ist.*

Wenn Sie sich für eine ambulante Geburt entscheiden, müssen Sie sich rechtzeitig darum kümmern, dass eine Hebamme in den ersten Tagen nach der Geburt regelmäßig zu Ihnen nach Hause kommt.

Die ambulante Geburt

Immer mehr Frauen entscheiden sich für eine ambulante Entbindung. Sie wollen für den Fall einer Komplikation kein Risiko eingehen, können sicher sein, dass sie jederzeit alle medizinischen Hilfsmöglichkeiten in Anspruch nehmen können, und kehren unmittelbar nach der Entbindung in die vertraute Umgebung zurück. Im Prinzip ist eine ambulante Geburt in jedem Krankenhaus möglich, sofern bei Mutter und Kind keine medizinischen Gründe dagegen sprechen, doch nicht jedes Haus befürwortet das. Daher empfiehlt es sich, rechtzeitig bei der ausgewählten Klinik nachzufragen, wie die zuständigen Ärzte – auch Kinderärzte! – zu ambulanten Geburten stehen.

Das Geburtshaus

Wenn eine Frau ihr Kind nicht in einer Klinik zur Welt bringen möchte und zu Hause (etwa aus räumlichen Gründen) nicht gebären kann, ist ein Geburtshaus die Alternative. Geburtshäuser gibt es in Deutschland erst seit 1987. Sie werden entweder nur von Hebammen oder von Hebammen und Ärzten geleitet, verfügen zwar nicht über die ganze Medizintechnik eines Krankenhaus-Kreißsaals, doch über alle Apparate, die für Notfallmaßnahmen wichtig sind. Jedes Geburtshaus arbeitet eng mit einem nahe gelegenen Krankenhaus zusammen, in das die Gebärenden bei plötzlich eintretenden großen Komplikationen verlegt werden können. Dass die Hebamme, die die Frau während ihrer Schwangerschaft begleitet hat, bei der Geburt dabei ist, ist nicht unbedingt immer möglich, doch dann wird die Frau von einer anderen Hebamme des Geburtshauses begleitet, die sie ja vorher bei Beratungsgesprächen kennen gelernt hat, sodass nie fremde Personen bei der Geburt anwesend sind. Eine Geburtshaus-Hebamme übernimmt auch immer die Betreuung der Mutter im Wochenbett.

Seit den 80er-Jahren gibt es auch Geburtspraxen, die von niedergelassenen Ärzten gegründet werden. Die Schwangere kann von dem Arzt, der sie über die gesamte Schwangerschaft betreut hat, auch entbunden werden. Eine Geburtspraxis ist in der Regel kleiner als ein Geburtshaus und hat selten mehr als einen Geburtsraum. Eine Notfallversorgung ist selbstverständlich möglich, Risikogeburten finden in einer Geburtspraxis aber nicht statt.

Die Hausgeburt

In Deutschland kommen zurzeit nur 1 bis 2 % aller Kinder zu Hause zur Welt, die Tendenz ist allerdings steigend. Zum Vergleich: In den Niederlanden entbinden heute über 30 % aller Schwangeren in ihrem Zuhause.

Der Vorteil einer Hausgeburt ist, dass sie in der vertrauten Atmosphäre stattfindet und so abläuft, wie Sie selbst es möchten. Die Schwangere kennt die Hebamme, die bei der Geburt dabei ist, genau, denn es ist in der Regel dieselbe Hebamme, die die Frau während ihrer gesamten Schwangerschaft betreut hat. All das trägt natürlich dazu bei, dass die Gebärende entspannt und angstfrei ist, was sich wiederum positiv auf den Geburtsablauf auswirkt. Das Baby ist von Anfang an bei seiner Mutter und außer dem Partner können auch andere Familienmitglieder sofort nach der Geburt zu Mutter und Kind. Es gibt keine von Fremden festgelegten Regeln – wie alles während und nach der Geburt abläuft, hängt allein von Ihren Vorstellungen und Vorbereitungen ab.

Der Nachteil einer Hausgeburt ist allerdings, dass die Gebärende bei ernsthaften Komplikationen in eine Klinik gefahren werden muss. Obwohl zwar der überwiegende Teil aller Geburten ohne irgendwelche Probleme abläuft, darf man diese Möglichkeit natürlich nicht außer Acht lassen und muss vorbereitet sein.

Eine Klinikeinweisung ist selbstverständlich nicht immer notwendig, denn auch die Hebamme ist für bestimmte Notfälle ausgestattet und ausgebildet.

Die wichtigsten Gründe gegen eine Hausgeburt

- Eine Steiß- oder Frühgeburt wird erwartet.
- Es liegt eine Mehrlingsschwangerschaft vor.
- Die Schwangere hat Blutdruckprobleme.
- Die Plazenta liegt vor dem inneren Muttermund.
- Herz, Lunge, Leber und Nieren der Schwangeren sind nicht gesund.
- In der Vergangenheit gab es bereits größere gynäkologische Eingriffe.
- Die Schwangere neigt zu Thrombosen.

Die Antworten auf folgende Fragen können Ihnen helfen, den für Sie richtigen Geburtsort herauszufinden:

- *Gibt mir Medizintechnik Sicherheit oder schrecken mich Krankenhäuser eher ab?*
- *Ist es für mich wichtig, dass Arzt oder Hebamme, die mich bisher betreut haben, bei der Geburt anwesend sind oder spielt nur die Anwesenheit meines Partners eine Rolle?*
- *Will ich bei der Entbindung möglichst alles selbst bestimmen oder fühle ich mich sicherer, wenn etwa die Hebamme mir sagt, was richtig und gut ist?*
- *Habe ich zu Hause die notwendige Ruhe und auch Hilfe nach der Entbindung oder kann ich mich besser in der Klinik von der Entbindung ausruhen?*

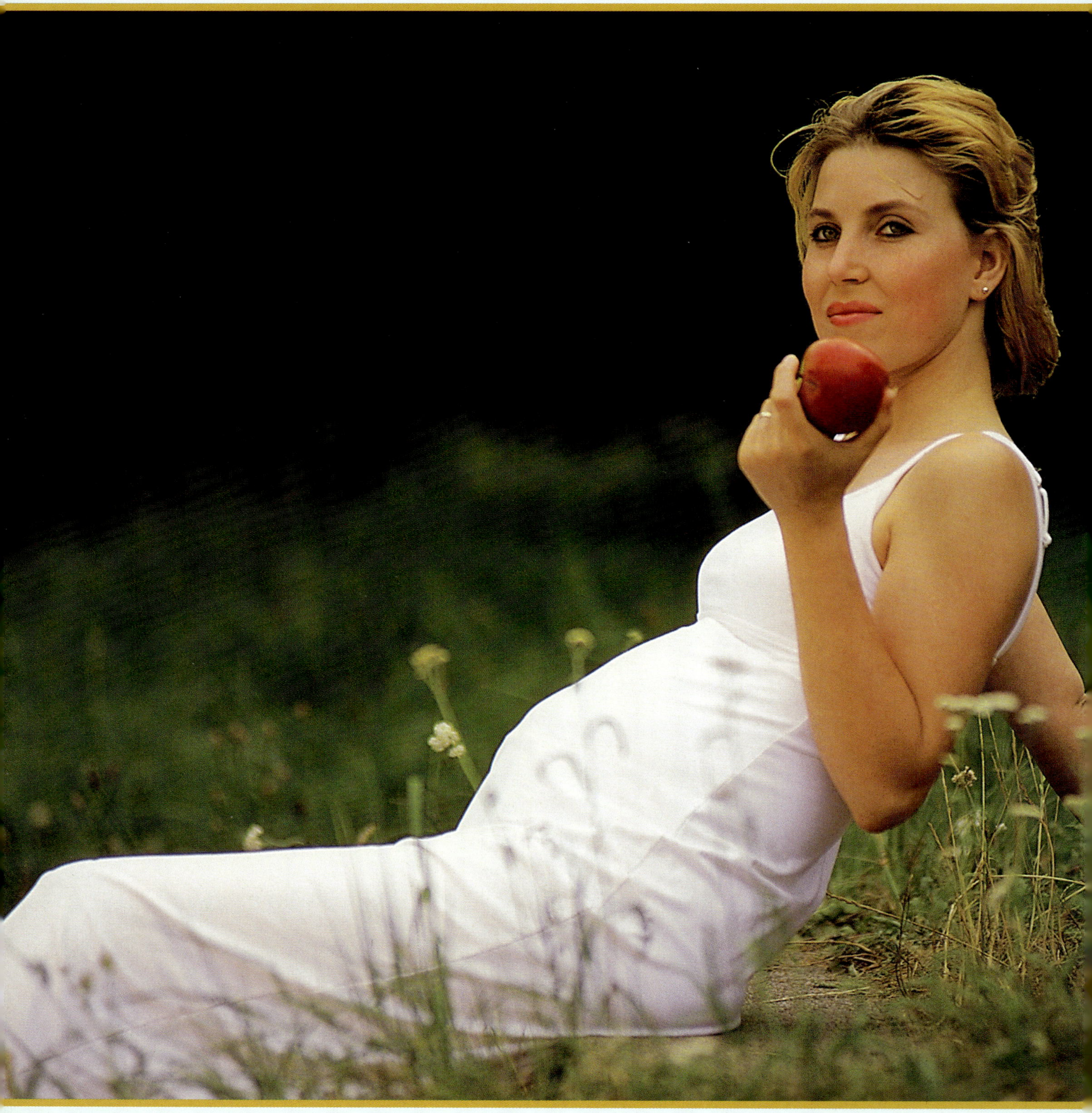

Der Bauch wird groß und größer und die Turnübungen des Babys immer kräftiger und vor allem auch sichtbar: Mal beult sich der Bauch der Schwangeren an der einen Stelle vor, mal an der anderen. Mal sieht die kleine Erhebung, die sich da auf der Bauchdecke bildet, wie ein Knie aus, mal eher wie der Po. Wen wunderts, dass Mutter wie Vater immer wieder fasziniert den großen Bauch anstarren und auf solche Verformungen warten. Wahrscheinlich haben Sie in den letzten Monaten immer wieder mal ein Strampelhöschen, mal ein Hemdchen, die Spieluhr oder die erste Babydecke gekauft. Allmählich sollte die Babyausstattung konsequent vervollständigt werden. Soll das Kind von vornherein im Kinderbett schlafen oder zunächst in einer Wiege? Braucht man einen Kinderwagen oder reicht eine Tragetasche? Und wo soll das Kleine gebadet werden? Viele Fragen, doch alle Eltern freut es ungemein, das Zuhause für das neue Familienmitglied herzurichten.

Der Bauch wird groß und größer

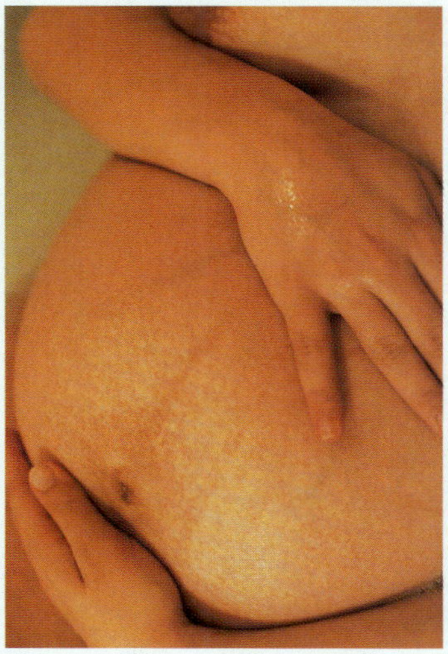

Wenn das Baby jetzt kräftig strampelt, verformt sich der Bauch auf interessante Weise.

Mutter und Kind

Das letzte Trimester hat begonnen und Sie sehnen sich vielleicht allmählich das Ende der Schwangerschaft herbei. Der Bauch ist schon sehr umfangreich und behindert Sie immer mehr bei allen Dingen, die Sie tun. Das Kind ist nun groß und kräftig – das sehen Sie auf dem Ultraschallbild und spüren deutlich an seinen Tritten und Stößen.

Viele Babys haben bereits im Mutterleib Schluckauf. Da das Kind jetzt recht groß ist und Sie seine Bewegungen auch sonst immer spüren, werden Sie sein Aufstoßen alle paar Sekunden deutlich merken – vor allem wenn Sie sich gerade ruhig verhalten.

Wie verändern Sie sich?

Einige Beschwerden, die Sie bisher hatten, können sich in den folgenden Wochen verstärken, ganz einfach deswegen, weil das Kind immer schwerer und größer wird. Die Gebärmutter nimmt an Umfang zu und „schiebt" andere Organe zur Seite. Ihre Rückenschmerzen können sich nun verstärken oder häufen, Beinkrämpfe und Unterleibsschmerzen können öfter auftreten, Verdauungsstörungen können zunehmen. Der wachsende Bauch wird es Ihnen erschweren, eine auf Dauer bequeme Schlafposition zu finden. Die Brustwarzen sondern jetzt häufiger Kolostrum, also die Vormilch, ab und der Ausfluss nimmt bei vielen Frauen zu.

Viele Schwangere sind verängstigt, wenn sich ihr Bauch anspannt. Das kann öfter am Tag passieren und jeweils mehrere Sekunden oder Minuten andauern. Mit vorzeitigen Wehen hat dieser Vorgang nichts zu tun, vielmehr „bereitet" sich die Gebärmutter auf die bevorstehende Geburt vor, sie übt quasi schon.

Schlecht Luft zu bekommen, ist das Problem vieler Schwangeren im letzten Trimester. Die wachsende Gebärmutter drückt gegen das Zwerchfell und behindert die Beweglichkeit der Lungen. Sie können dagegen nichts tun außer gerade sitzen und beim Liegen den Oberkörper etwas höher lagern. Wenn das Kind in den nächsten Wochen nach unten in das kleine Becken wandert, werden Sie leichter atmen können. Schwierigkeiten beim Atmen und Schmerzen können auch entstehen, wenn das Baby seine Füßchen unter Ihre Rippen schiebt. Versuchen Sie in solchen Fällen Ihre Haltung zu ändern, das bewirkt oft, dass sich auch das Kind eine andere Position sucht.

Welche Fortschritte macht das Baby?

Am Ende des siebten Monats ist das Kind vom Scheitel bis zum Steiß etwa 32 cm lang und wiegt ungefähr 1000 g.

Die Augenlider haben sich geöffnet, die Augen sind voll ausgebildet. Das Kind kann nicht nur sehen, es beginnt auch den Blick auf einen bestimmten Punkt zu fixieren. Das Gehirn entwickelt sich in großen Schritten weiter. Die Lanugohaare sind nahezu verschwunden, übrig geblieben sind lediglich kleine Haarflecken am Rücken und an den Schultern. Die Haut ist insgesamt etwas glatter und unter ihr bilden sich erste kleine Fettschichten. Das Kind ist in der Lage, selbst seine Körpertemperatur zu regulieren, und verfügt über ein räumliches Orientierungsvermögen. Die Körperproportionen sind denen eines Neugeborenen nahezu identisch.

Wenn das Kind jetzt auf die Welt käme, hätte es gute Überlebenschancen.

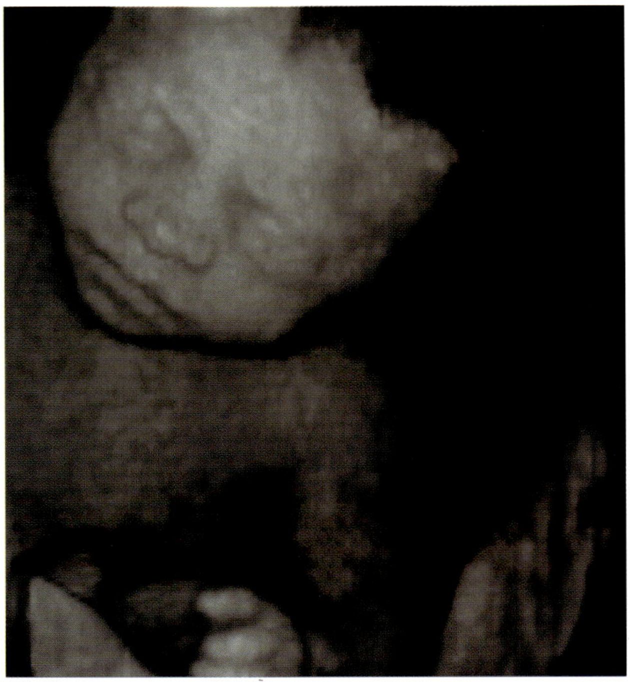

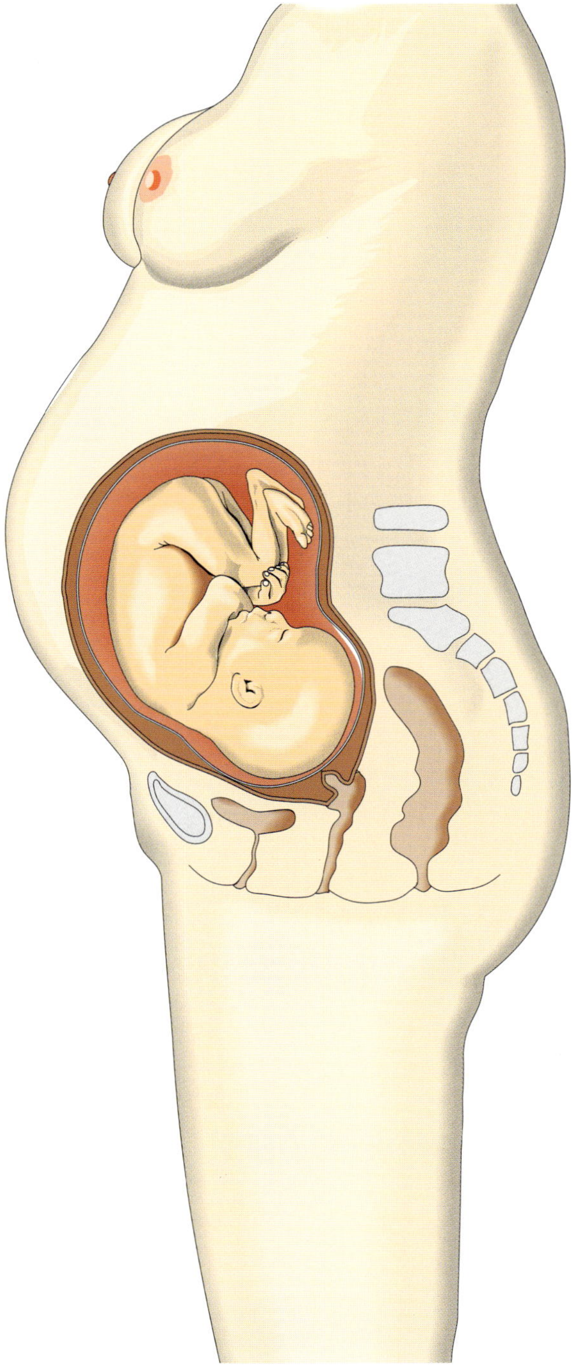

Die Zeichung zeigt Mutter und Kind in der 28. Schwangerschaftswoche. Auf dem 3-D-Ultraschallbild kann man ein nahezu vollständig entwickeltes Baby erkennen.

Bett, Wickelplatz, Kleidung – Erstausstattung des Babys

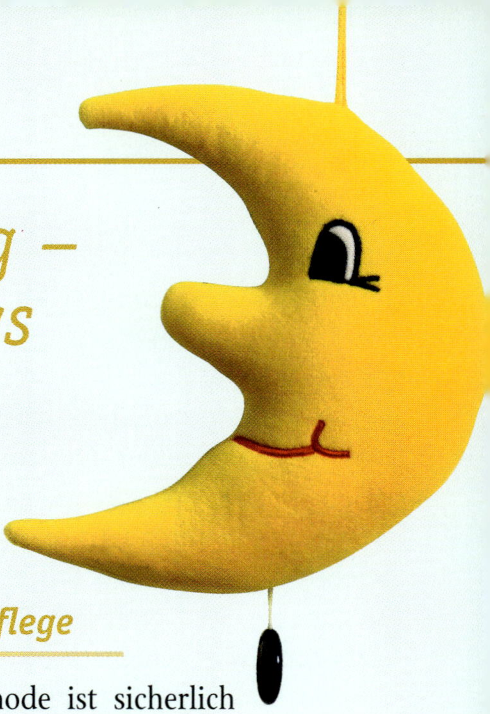

Sie werden es sicherlich genießen, die Erstausstattung für Ihr Baby zusammenzustellen, bedenken Sie aber dabei, dass es gar nicht so viel ist, was das Kind tatsächlich braucht. Was für sein Wohlergehen am wichtigsten ist, das sind viel Liebe, Ihre Nähe und die richtige Nahrung. Ob das Baby einen teuren Strampelanzug anhat oder in einer kunstvoll angefertigten Wiege schläft, ist ihm egal – es sind immer die Eltern, die diese Dinge „brauchen" und gerne anschaffen.

Kleidung

Die Kleidung des Neugeborenen sollte immer aus Naturmaterialien sein, also vor allem aus Baumwolle. Kaufen Sie nicht zu viele Sachen auf einmal und in den kleinsten Größen, denn in kürzester Zeit ist das Kind aus ihnen herausgewachsen. Folgende Kleidungsstücke werden Sie in den ersten Wochen brauchen:

- 5 bis 6 Bodys (Größen 56 bis 68; Bodys sind viel praktischer als Unterhemdchen zum Binden und Unterhöschen)
- 4 bis 5 Strampelhöschen (Größen 56 bis 68)
- 4 bis 5 Hemdchen (Größen 56 bis 68)
- 4 bis 5 leichtere Strampelhöschen für die Nacht oder Schlafanzüge
- 1 Wolljäckchen
- Mütze (Material je nach Jahreszeit)
- Wollschuhe oder dickere Söckchen
- Jacke für draußen
- 3 bis 4 Spucktücher oder Lätzchen
- eventuell kleine Decke zum Einwickeln.

Wickeln und Pflege

Eine Wickelkommode ist sicherlich sehr praktisch, notwendig ist diese Anschaffung nicht unbedingt. Man kann ein Kind eigentlich überall wickeln: auf seinem Bettchen, auf dem Elternbett, auf dem Küchentisch.

Notwendig sind nur die Windeln. Was Sie brauchen, hängt davon ab, nach welcher Methode Sie wickeln werden. Möchten Sie Wegwerfwindeln benutzen, so sollten Sie mindestens einen Wochenvorrat der kleinsten Größe zu Hause haben, bevorzugen Sie Stoffwindeln, so dürften 24 Stück mit Windelhöschen ausreichen. Ferner brauchen Sie:

- einen Windeleimer
- eine Unterlage zum Windelwechseln, am besten aus Plastik, und ein Handtuch
- einige kleine Handtücher, Waschlappen oder Feuchttücher zum Reinigen
- Badewanne für das Baby
- Badethermometer
- Babybürste.

Besondere Cremes, Badezusätze, Puder oder Lotions sind für die Pflege der gesunden Babyhaut nicht notwendig, im Gegenteil: Sie können die zarte Haut unnötig reizen. Wenn Creme verwendet wird, dann sollte sie immer nur dünn aufgetragen werden.

Schlafen

Eine Wiege oder ein Stubenwagen sehen natürlich wunderschön aus und vor allem der Stubenwagen ist sehr praktisch, weil er überall hingeschoben werden kann. Der Nachteil bei beiden ist, dass das Kind nach wenigen Monaten keinen Platz mehr darin hat.

Sinnvoller ist da schon ein Gitterbett, am besten ein Modell, das sich später zum Kinderbett umbauen lässt. Beim Kauf des Gitterbettes sollte man auf die TÜV-Plakette, das GS-Symbol oder das DIN-Zeichen achten. Diese Zeichen garantieren, dass das Bett unter dem Aspekt Sicherheit geprüft wurde. Für die erste Zeit ist so ein Gitterbett für ein Neugeborenes riesengroß und die Kleinen lieben es eher eng und kuschelig. Sie können ein Teil der Liegefläche mit einer Nackenrolle, einem Stillkissen oder einer Schaumstoffrolle abtrennen und alle Seiten zusätzlich mit flachen Polstern verkleiden. So kann sich das Baby überall ankuscheln. Natürlich kann aber das Kind in den ersten Wochen problemlos auch im Kinderwagen oder in der Tragetasche schlafen. Als Bettzeug brauchen Sie:

- eine passende Matratze, am besten wasserundurchlässig
- 4 bis 5 Bettlaken (aus Baumwolle)
- 4 bis 5 Decken (eventuell auch aus Baumwolle)
- 2 Überdecken.

Beim Thema Schnuller gehen die Meinungen auseinander. Die einen lehnen Schnuller entschieden ab, die anderen ziehen sie dem Daumen vor. Tatsache ist, dass jedes Baby ein Saugbedürfnis hat, bei den einen ist es stärker ausgeprägt, bei den anderen weniger stark. Lassen Sie das Kind selbst entscheiden, ob es den Schnuller braucht. Kiefergerecht geformte Schnuller sind auf jeden Fall besser als der Daumen.

Für unterwegs

Ob Sie das Kind in einem Kinderwagen transportieren oder im Tragetuch, bleibt Ihre Entscheidung. Beides hat Vor- und Nachteile. Ein Tragetuch kann sehr praktisch sein, etwa in öffentlichen Verkehrsmitteln und überall dort, wo es platzmäßig eng ist. Es ist selbstverständlich auch preislich bedeutend günstiger als ein Kinderwagen. Der Nachteil ist, dass man das Kind tatsächlich immer trägt – das kann ganz schön anstrengend sein. Für die Wirbelsäule des Neugeborenen ist es außerdem nicht gut, wenn sie sich ständig in einer gekrümmten Lage befindet. Das Tuch muss daher immer fest gewickelt sein, damit der Rücken des Kindes nicht durchhängt. Ein guter Kinderwagen bietet die notwendige feste und gerade Unterlage. Achten Sie beim Kauf darauf, dass sich der Wagen leicht zusammenklappen lässt (wichtig für den Transport im Auto) und dass er technisch überprüft wurde. Ein herausnehmbarer Tragekorb ist immer von Vorteil. Die meisten Säuglinge genießen es, im Auto zu fahren. Sie müssen da allerdings immer gesichert sein. Entweder befördert man sie in einer Sitzschale oder in einer besonders gesicherten Tragetasche. Wichtig: Gibt es im Auto einen Beifahrerairbag, dürfen die Kinder nicht vorne sitzen.

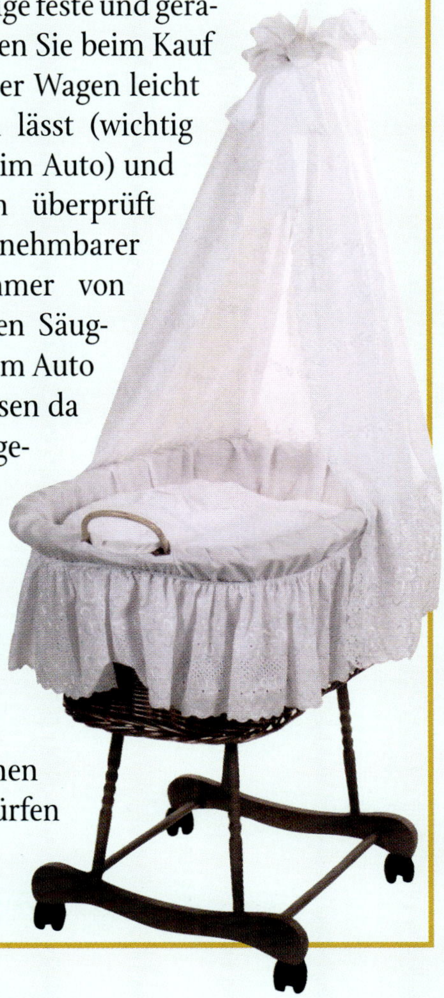

Planen der Geburt – eine sinnvolle Vorbereitung

Die Inhalte eines Geburtsplans müssen Sie mit der Hebamme besprechen, damit Sie nicht an unrealistischen Vorstellungen festhalten.

Sehr viele Frauen haben genaue Vorstellungen davon, wie die Geburt Ihres Kindes ablaufen soll. Es gibt vielleicht Dinge, die ihnen besonders wichtig sind, zum Beispiel dass ihnen die Geburtshelfer das Baby sofort und vor der Nabeldurchtrennung auf den Bauch legen oder dass die Begleitperson bei allem, was getan werden muss, anwesend bleibt. Und vielleicht gibt es etwas, was sie prinzipiell ablehnen und von vornherein für alle bei der Geburt beteiligten festhalten wollen, etwa eine Schamrasur. In solchen Fällen haben sich „Geburtspläne" bewährt. Sie informieren Ärzte und Hebammen rechtzeitig über die Wünsche und Vorstellungen der Gebärenden und signalisieren, dass hier eine Frau ist, die die Geburt ihres Kindes im hohen Maße selbst mitbestimmen will. Der werdenden Mutter hilft die Aufstellung so eines Geburtsplans, sich über die tatsächlichen Wünsche Klarheit zu verschaffen.

Die Sicherheit von Mutter und Kind geht immer vor

Wie eine Geburt verlaufen wird, kann niemand vorhersagen. Vor allem können Sie selbst nicht im Vorfeld wissen, wie Sie auf Wehenschmerzen reagieren werden, als wie stark Sie die Schmerzen empfinden werden und wie viel Kraft Sie die ganze Entbindung kosten wird. Es kann sein, dass die Geburt viel länger dauert, als von Ihnen angenommen, genauso gut kann alles überraschend schnell gehen.

Es ist zwar gut, wenn Sie sich über ein so wichtiges Ereignis Gedanken machen und bestimmte Vorstellungen entwickeln und sie etwa in so einem Geburtsplan festhalten, doch muss Ihnen stets bewusst sein, dass dieser Plan nicht sklavisch eingehalten werden soll und darf. Sollte unerwarteterweise ein Notfall eintreten, kann er keine Gültigkeit haben, genauso ist er natürlich überholt, wenn Sie selbst erkennen, dass sich Ihre Bedürfnisse während der Geburt ändern.

Ein Geburtsplan sollte eine Orientierung sein – für Sie und Ihren Partner wie auch für die Geburtshelfer. Damit sich diese rechtzeitig auf Ihre Vorstellungen einstellen können, sollte der Geburtsplan rechtzeitig vor dem geplanten Entbindungstermin (am besten zwischen der 30. und 36. Schwangerschaftswoche) der Hebamme oder dem Arzt vorgelegt und mit ihnen besprochen werden.

Nutzen Sie – falls Sie in der Klinik entbinden wollen – die Vorstellungsabende für werdende Eltern in den Kliniken, um herauszufinden, ob das jeweilige Haus Ihren Vorstellungen von der Geburt und der ersten Zeit danach entspricht.

Was kann in einem Geburtsplan festgehalten werden?

- Wer soll bei der Geburt anwesend sein?
- Lehnen Sie die Anwesenheit anderer Personen (etwa angehende Ärzte) im Kreißsaal ab?
- Soll im Fall eines Kaiserschnitts der Partner im OP anwesend sein?
- Wenn Sie sich für Schmerzmittel entscheiden sollten, gibt es Mittel, die Sie bevorzugen oder strikt ablehnen?
- Bestehen Sie bei der Geburt auf die Anwesenheit eines Arztes oder möchten Sie vor allem die Hebamme dabeihaben?
- Möchten Sie eine bestimmte Hebamme mitbringen und hat das Krankenhaus (wenn Sie in einem entbinden) etwas dagegen?
- Möchten Sie Musik im Kreißsaal haben und wenn ja, welche?
- Soll jemand (der Partner) die Geburt fotografieren oder auf Video aufnehmen?
- Wollen Sie während der Wehen etwas essen und trinken?
- Lehnen Sie eine Schamhaarrasur ab?
- Lehnen Sie Darmeinläufe ab?
- Soll, wenn notwendig, ein Dammschnitt vorgenommen werden oder befürworten Sie ein natürliches Reißen des Damms?
- Gibt es eine Gebärposition, die Sie – wenn alles normal verläuft – bevorzugen?
- Möchten Sie, dass das Baby unmittelbar nach der Geburt auf Ihren Bauch gelegt wird?
- Soll der Vater des Kindes die Nabelschnur durchtrennen?
- Wollen Sie das Baby von Anfang an bei sich im Zimmer haben oder in der ersten Nacht nicht oder generell nur tagsüber?
- Wollen Sie stillen?
- Wie lange möchten Sie im Krankenhaus bleiben, wenn alles normal verläuft?

Wie Sie Ihren Geburtsplan erstellen, ist ganz Ihnen überlassen. Es kann eine stichwortartige Liste sein oder ein Brief, der Ihre Wünsche und Vorstellungen festhält. Wichtig ist nur, dass Sie die Inhalte rechtzeitig mit den Geburtsbetreuern besprechen und auf Grundlage Ihres Geburtsplans den für Sie besten Entbindungsort finden.

Zu früh geboren – wie werden heute die Frühchen versorgt?

Von einer Frühgeburt spricht man, wenn ein Kind vor der 37. Schwangerschaftswoche zur Welt kommt oder wenn es bei der Geburt unter 2500 g wiegt. Je früher das Baby zur Welt gekommen ist und je weniger es wiegt, umso nötiger bedarf es intensivmedizinischer Betreuung. Die Medizin ist heute so weit, dass schon Frühchen mit einem Geburtsgewicht unter 500 g Überlebenschancen besitzen. Genauso wichtig wie die medizinische Betreuung ist aber auch der Kontakt zur Mutter bzw. zu den Eltern – schon winzige Frühchen genießen es, gestreichelt zu werden oder bei direktem Hautkontakt die Wärme der Mutter zu spüren.

Müssen Frühgeborene immer in den Brutkasten?

Ob ein Baby in den Brutkasten muss, hängt davon ab, in der wievielten Schwangerschaftswoche es zur Welt gekommen ist und wie viel es wiegt. Babys mit einem Geburtsgewicht von über 2000 g benötigen häufig die schützende Wärme des Brutkastens nicht. Leichtere Frühchen sind jedoch oft noch darauf angewiesen, dass ihre Umgebungstemperatur konstant bei etwa 37 °C liegt – der Temperatur, die in etwa auch im Mutterleib herrscht. Ob das Baby künstlich beatmet werden muss, hängt davon ab, ob es schon aus eigener Kraft atmet. Zum Teil gelingt es auch sehr früh geborenen Babys, selbst zu atmen. Dennoch benötigen auch diese Frühchen eine intensive Überwachung für den Fall, dass die Atmung doch einmal aussetzen sollte. Aus diesem Grund werden an ihrem Körper Elektroden angebracht, die den Kreislauf und die Lebensfunktionen kontrollieren – das ist für das Baby nicht schmerzhaft, sieht aber oft erschreckend aus. Ob die Versorgung mit Sauerstoff ausreichend ist, wird zum Beispiel durch eine Elektrode überprüft, an die eine Infrarotlampe angebracht ist.

Viele Frühchen haben nicht die Kraft, an der Brust zu saugen oder aus der Flasche zu trinken. Damit sie dennoch mit allen lebenswichtigen Nährstoffen versorgt werden und auch an Gewicht zunehmen, müssen diese Frühchen künstlich ernährt werden. Abgepumpte Muttermilch kann nach Absprache mit dem Personal gegeben werden.

Viele Eltern sind in der Anfangszeit mit einem Frühchen zu Hause verzweifelt. Sinnvoll kann es in solchen Fällen sein, sich an eine Selbsthilfegruppe zu wenden. Dort erfahren Eltern, was sie in bestimmten Situationen tun können und wie sie ihrem Winzling das Leben erleichtern. Wichtig ist auch eine gute Hebamme für die schwierige Anfangszeit zu Hause. Ein Anrecht auf die Hebamme besteht bis zum Ende der Stillzeit.

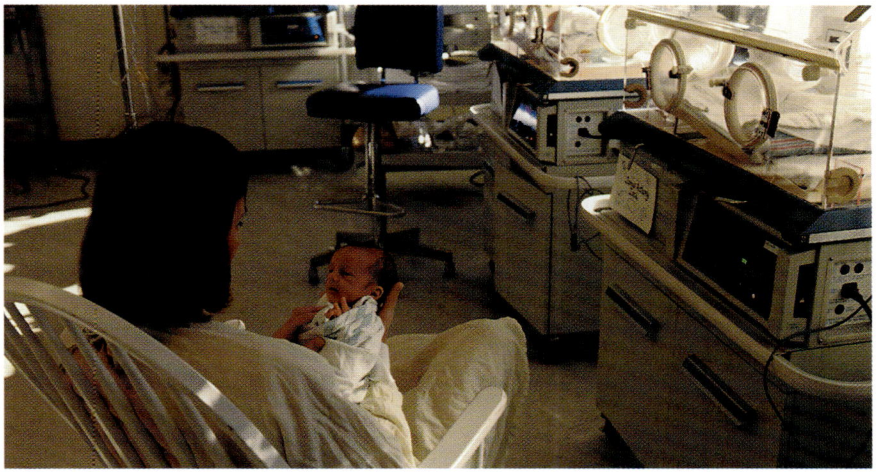

Erwiesenermaßen hilft es den Kleinen über die schwere Anfangszeit hinwegzukommen, wenn sie die Wärme ihrer Mutter spüren und auch ihren Herzschlag hören können.

Der Hautkontakt – wichtig fürs Gedeihen

Schon winzige Frühchen genießen den Hautkontakt zu ihrer Mutter. Er tut ihnen nicht nur gut, er hilft ihnen auch dabei zu gedeihen. Aus diesem Grund sind mittlerweile die meisten Kliniken dazu übergegangen, Eltern zu gestatten, selbst mit ihren sehr früh geborenen Babys täglich für eine Zeit lang zu kuscheln – wenn keine medizinischen Gründe dagegen sprechen. Der Winzling wird dabei der Mutter beispielsweise auf den Bauch gelegt – natürlich gut zugedeckt –, die Mutter kann ihr Baby streicheln und ihm ihre Liebe zeigen.

Wenn das Frühchen nach Hause darf

Nach dem oft langen Klinikaufenthalt sind die Eltern verständlicherweise froh, wenn sie ihr Baby endlich mit nach Hause nehmen können. Doch treten zu Hause nicht selten Probleme auf, auf die sie sich vorbereiten sollten: Die meisten Frühchen weinen häufiger als zeitgerecht geborene Babys, sie können sich schwerer an den Tag-und-Nacht-Rhythmus gewöhnen und sind rascher erschöpft. Sie sind an den ständigen Geräuschpegel der Klinik gewöhnt und können oft nur einschlafen, wenn beispielsweise das Radio läuft. Auch das Füttern kann Schwierigkeiten machen: Manchen Frühchen gelingt es nicht, an der Brust zu trinken – sie haben einfach keine Kraft dafür. Das Füttern mit der Flasche kann ebenfalls längere Zeit in Anspruch nehmen; einige Kinder können eine Flasche nur in Etappen leeren.

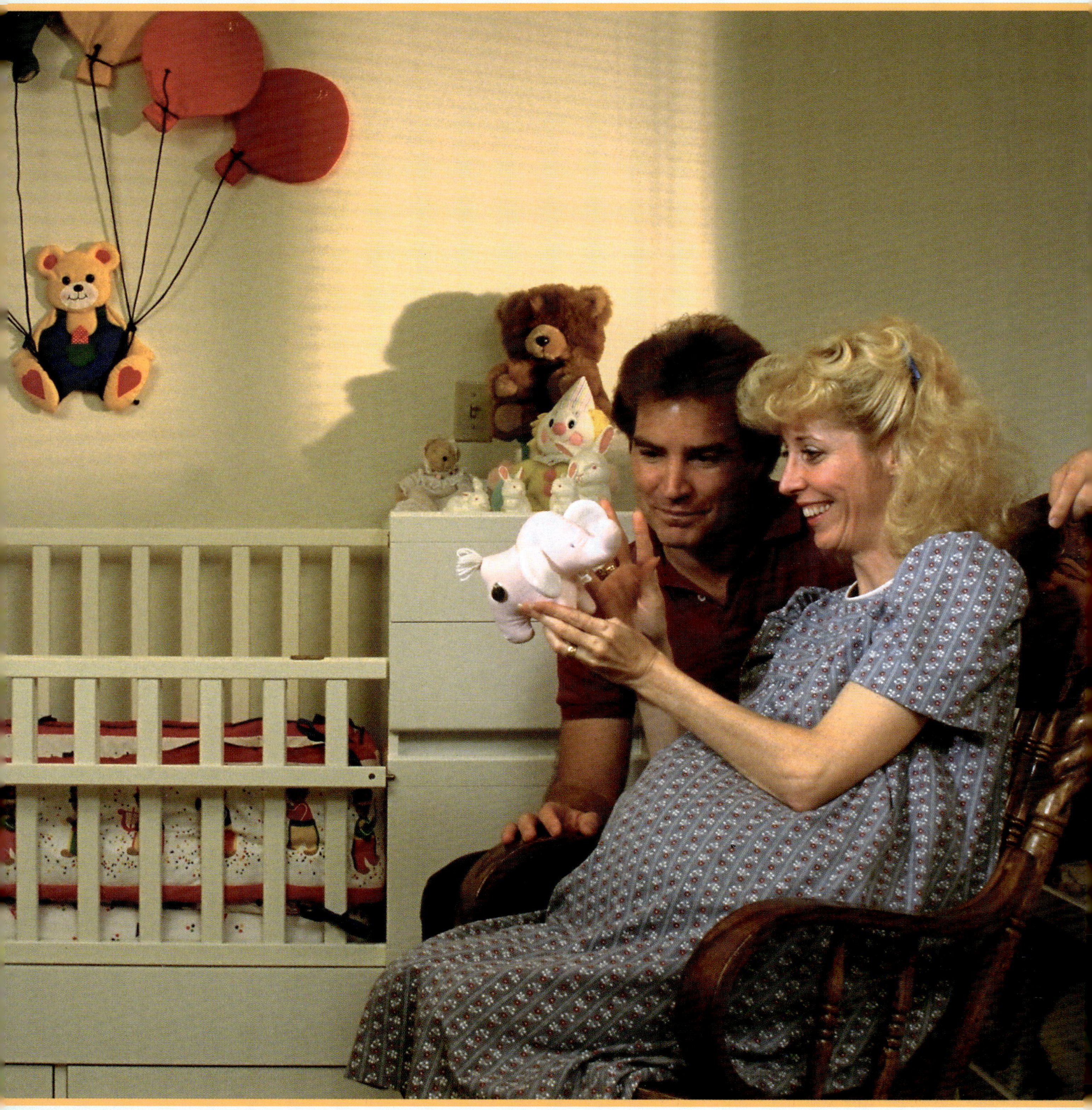

Wohin nur mit dem großen Bauch, fragen Sie sich jetzt oft. Ob Sie sitzen oder liegen, sich anziehen oder mit dem Auto fahren – es fällt Ihnen immer schwerer, eine bequeme Position zu finden. Und auch für das Baby wird es allmählich beschwerlich. Es ist inzwischen so groß und so schwer geworden, das es im Bauch der Mutter recht wenig Platz hat. Dementsprechend sind auch seine Bewegungen etwas ruhiger geworden, was allerdings nicht heißt, dass Sie sie nicht spüren. Im Gegenteil: Jedes Strecken und jedes Recken fühlen Sie genau und sehen es auch oft. Gönnen Sie sich Ruhe, faulenzen Sie einfach mal und entspannen Sie sich mit den Gedanken bei Ihrem Baby. Bis zur Geburt ist es nicht mehr lange und Sie sollten jetzt schon alles für den großen Tag bereithaben: Dinge, die Sie in der Klinik beziehungsweise für die Entbindung brauchen, und Sachen für das Baby.

Allmählich wird es beschwerlich

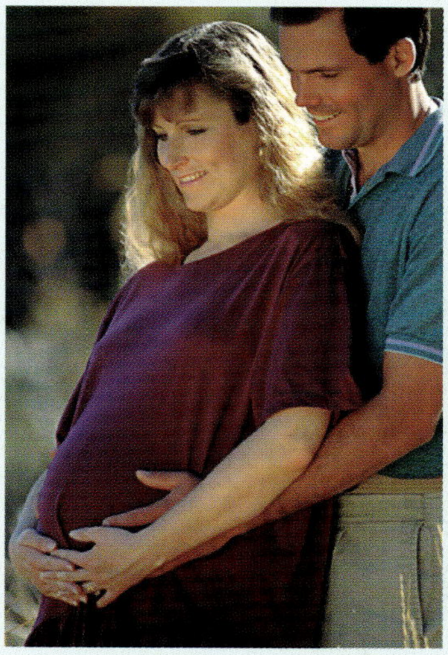

Genießen Sie diese letzten Wochen zu zweit und nutzen Sie jeden Augenblick, um zu entspannen.

Mutter und Kind

Je näher der errechnete Geburtstermin rückt, desto ungeduldiger und ängstlicher werden viele Schwangere. Sie fragen sich, ob das Kind bereits richtig liegt und wenn nicht, ob es sich noch rechtzeitig drehen wird; sie sorgen sich, ob sie die Geburt physisch gut bewältigen werden, und die zahlreichen kleineren und größeren Beschwerden machen immer mehr zu schaffen.

Der Hebammen-Tipp

Bei Schlafstörungen helfen:
- *warmes Bad vor dem Schlafengehen*
- *warmes Bad mit Lavendel oder Baldrian*
- *Schlaftee (Lavendel, Melisse)*
- *Duftlampe mit Lavendelöl, Baldrian, Johanniskrautöl.*

Wie verändern Sie sich?

Viele bestehende Erscheinungen und Beschwerden können sich in diesem Monat verstärken. So werden beispielsweise die Vorwehen, die sich als Verhärtung des Bauches bemerkbar gemacht haben, häufiger auftreten, ebenso Juckreiz, Ausfluss, Verdauungsprobleme, Kurzatmigkeit, Beinkrämpfe und Rückenschmerzen.

Bei den meisten Schwangeren ist der Bauch mittlerweile so groß, dass sich der Nabel nach außen kehrt. Übrigens: Ein kleiner Bauch ist keineswegs ein Zeichen, dass das Kind sehr klein ist, was viele Schwangere befürchten. Wie groß letztendlich ein schwangerer Bauch wird, wie sich die Statur der Frau in einer Schwangerschaft verändert – das hängt alles von jeder einzelnen Frau ab, von ihrer Größe, ihrem Gewicht vor der Schwangerschaft.

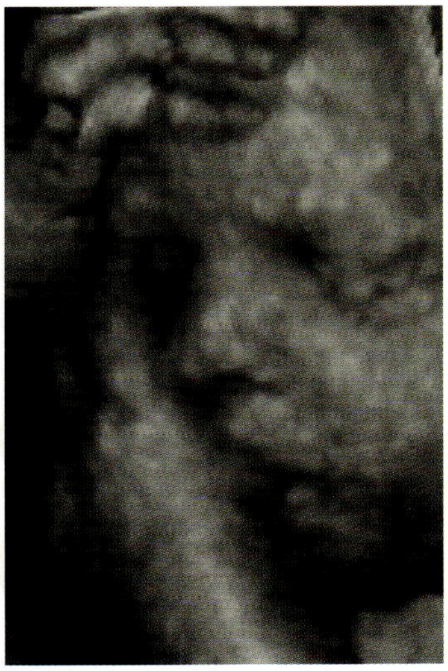

Ein acht Monate alter Fetus, der am Daumen nuckelt.

Schwellungen der Füße und der Knöchel können jetzt verstärkt oder bei manchen Frauen auch jetzt erst auftreten. Am Ende eines Tages oder in den Sommermonaten sind Füße und Knöchel meistens mehr angeschwollen als sonst. Auch langes Stehen und Sitzen kann Schwellungen begünstigen. Sie können dem entgegenwirken, indem Sie Ihre Beine öfter hochlagern und entspannen, bequemes Schuhwerk tragen und keine einengende Kleidung (zum Beispiel einschnürende Socken oder Kniestrümpfe). Wenn Sie viel stehen oder sitzen müssen, achten Sie auf regelmäßige Bewegung zwischendurch. Erleichterung können auch Stützstrumpfhosen verschaffen. Trinken Sie ausreichend. Viele Hebammen empfehlen auch, Salatgurken zu essen. Grund zur Besorgnis besteht erst, wenn sich solche Schwellungen nicht innerhalb von 24 Stunden zurückbilden, wenn sie auch andere Körperteile (Gesicht oder Hände) befallen und wenn einige andere Symptome hinzukommen, vor allem plötzliche Gewichtszunahme und erhöhter Blutdruck. In solchen Fällen muss sofort der Arzt aufgesucht werden, weil es sich um eine schwangerschaftsbedingte Erkrankung (Schwangerschaftshochdruck oder Gestose) handeln könnte.

Viele Frauen stellen gegen Ende der Schwangerschaft fest, dass sie immer mal wieder das Wasser nicht halten können. Das ist insbesondere beim Husten oder Lachen der Fall. Grund für diese so genannte Stressinkontinenz ist der wachsende Druck der Gebärmutter auf die Blase und hat nichts mit einer richtigen Blasenschwäche zu tun. Dennoch ist es wichtig, den Beckenboden zu stärken, vor allem auch nach der Entbindung. Dazu eignen sich einige Übungen ab Seite 226.

Welche Fortschritte macht das Baby?

Am Ende dieses Monats ist das Kind etwa 40 cm lang und wiegt etwa 2200 g. Die gut 1000 g, die es innerhalb der letzten vier Wochen zugenommen hat, entfallen vor allem auf Muskeln und Fett. Die Fettschicht verleiht der Haut einen rosa Ton, und die Käseschmiere, die sich über die gesamte Hautoberfläche erstreckt, ist recht dick geworden. Mit Ausnahme der Lungen sind alle Organe fast vollständig entwickelt.

Die meisten Kinder, die in dieser Zeit geboren werden, überleben, obwohl die Lungen meistens noch nicht eigenständig arbeiten können – in solchen Fällen kann die Atmung medizintechnisch unterstützt werden.

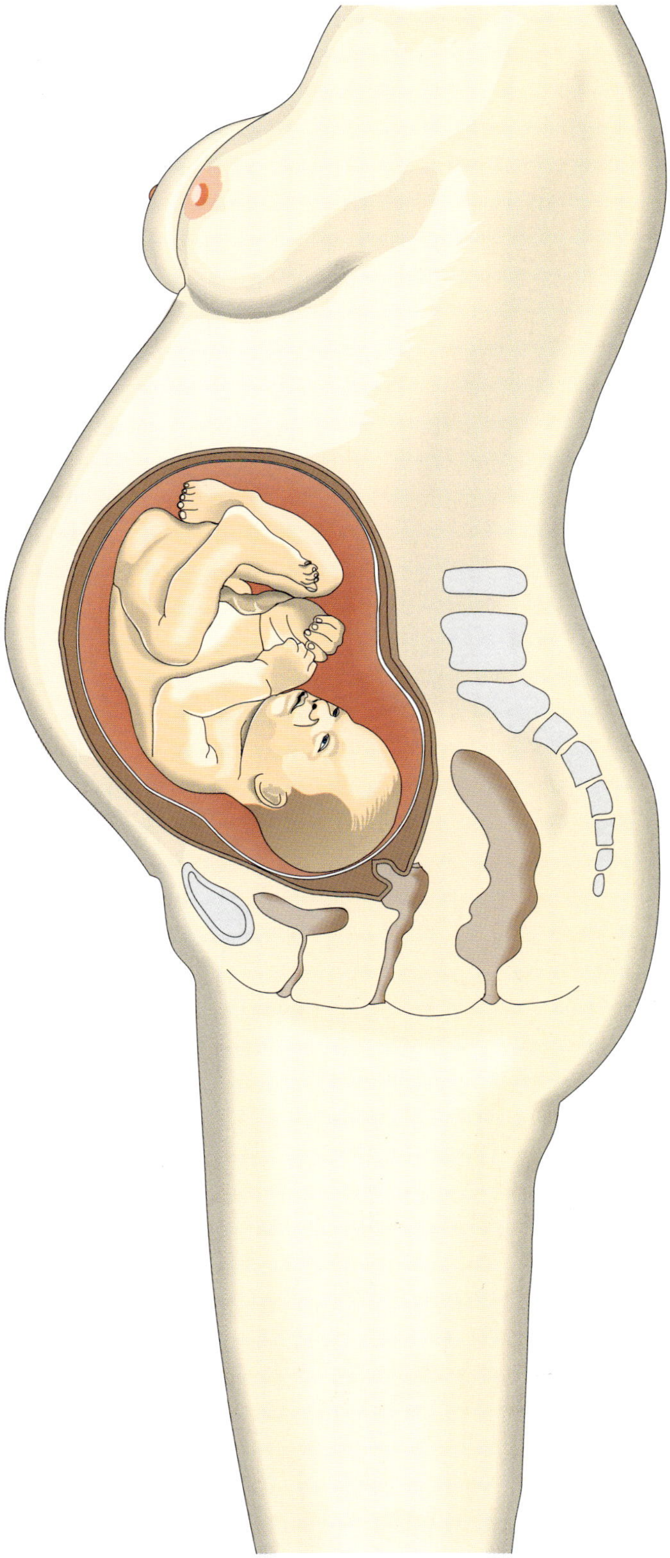

Mutter und Kind in der 32. Schwangerschaftswoche.

Wenn sich das Baby noch nicht gedreht hat

Die meisten Babys, nämlich etwa 90 %, drehen sich so um die 33. Schwangerschaftswoche herum, sodass sie mit dem Kopf nach unten in der Gebärmutter liegen. Einige Nachzügler, 5 bis 6 %, vollziehen die Wende noch bis zur 36. Woche. Die restlichen 4 bis 5 % bleiben hartnäckig mit dem Kopf unter Mamas Rippen sitzen. Eine Geburt in Steißlage ist nicht ganz ungefährlich und es wird je nach Relation von Kindsgröße und Beckenbreite der Mutter abgewogen, ob ein Kaiserschnitt notwendig ist. Geburtshelfer und die Schwangere selbst können jedoch bei dem Wendemanöver nachhelfen, sodass doch eine problemlose und natürliche Geburt möglich wird.

Viele Ärzte entscheiden sich für einen Kaiserschnitt, wenn sich das Kind bei einer Erstgebärenden, bei der also die Geburtswege noch nicht vorgedehnt sind, in Steißlage befindet.

Warum kann die Steißlage gefährlich sein?

Problematisch ist die Steißgeburt, weil der Kopf als größter Teil des kindlichen Körpers zusammen mit der Nabelschnur zuletzt durch den Geburtsweg wandert. Das birgt die Gefahr, dass die Sauerstoffzufuhr während der Geburt gestört oder gar unterbrochen wird. Wenn das Kind mehr als 3500 g wiegt oder wenn es sehr klein ist (weniger als 2500 g wiegt) und wenn die Gebärende ein verengtes Becken

Die verschiedenen Steißlagen

- Reine (vollkommene) Steisslage: Die Beine sind an der Bauchseite hochgezogen.
- Vollkommene Steiss-Fuss-Lage: Die Knie sind gebeugt und die Füße befinden sich neben dem Steiß.
- Vollkommene Fusslage: Beide Füße befinden sich vor dem Steiß.
- Unvollkommene Steiss-Fuss-Lage: Ein Bein ist angewinkelt und eines hochgeschlagen.
- Unvollkommene Fusslage: Ein Fuß liegt vor dem Steiß und der andere vor dem Kopf.

hat oder unter einer Stoffwechselstörung leidet, entscheiden sich die Ärzte bei einer Steißlage häufig für einen Kaiserschnitt. Gleiches gilt auch, wenn es zu einem vorzeitigen Blasensprung gekommen ist und die Wehen nicht innerhalb von 24 Stunden eingesetzt haben.

Was kann die Schwangere selbst tun?

Es gibt einige Möglichkeiten, das Kind vor der Geburt doch noch in die richtige Lage zu bringen – immer vorausgesetzt, es gibt keine organischen Hindernisse.

Die Indische Brücke ist eine sehr bewährte sanfte Wendemethode. Dabei muss die Schwangere Beine und Unterkörper täglich für etwa zehn Minuten hochlagern. In dieser Position kann sich das Kind wegen der Schwerkraft leichter drehen.

Hilfreich ist im Grunde jede Art von Entspannung, denn das löst eventuelle innere Verspannungen, die wiederum das Kind daran hindern könnten, sich in die Geburtsposition zu drehen. Schwimmen, vor allem auf dem Rücken, hilft, die Bauchdecke zu lockern, und lockere Bauchmuskeln machen es dem Kind leichter, sich zu drehen.

Einige Hebammen wenden die Moxibustion an, eine Art Akupunktur, die mit Hitze arbeitet. Dabei wird eine glimmende Kräuter-

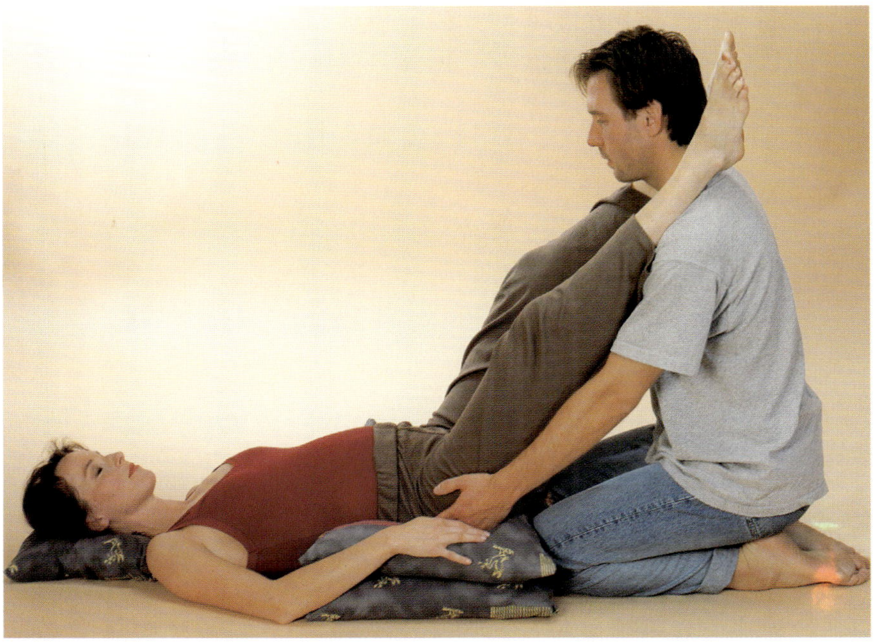

Bei der Indischen Brücke kann Ihnen auch der Partner behilflich sein.

zigarre am kleinen Zeh gehalten. Hier verlaufen Energielinien, die auch zum Becken hinführen. Auch der lockernde Effekt einer Fußreflexzonen-Massage für den Beckenraum kann manchmal das Kind zur entscheidenden Wende bewegen. Licht von außen kann ebenfalls das Kind zur Wende bewegen. Mit einer Taschenlampe kann man auf der Bauchdecke in die Richtung leuchten, in der sich das Kind drehen soll (es dreht sich immer nach vorne!). Der Einsatz von Licht erfolgt oft in Verbindung mit der Indischen Brücke.

Die äußere Wende gelingt nicht immer. Wenn sich das Kind nicht in die gewählte Richtung drehen lässt, macht man noch einen Versuch in die andere Richtung. Funktioniert auch das nicht, bricht man den Eingriff ab. Gegen den Willen des Babys kann nichts unternommen werden.

Wie können Geburtshelfer das Kind drehen?

Die so genannte äußere Wende gibt es schon seit dem 19. Jahrhundert, doch sie geriet etwas in Vergessenheit, als bei allen Problemgeburten die Kinder mit dem Kaiserschnitt auf die Welt geholt wurden. Die operative Geburt ist heute zwar mit sehr wenigen Risiken verbunden, dennoch bleibt sie für die Mutter eine viel größere Belastung als eine natürliche Geburt und sollte so weit wie möglich vermieden werden. Heute ist die äußere Wende dank Ultraschall und CTG viel sicherer geworden, kann allerdings nicht immer angewendet werden. Die Geburtshelfer werden sie nicht durchführen, wenn:

- Mutter und Kind nicht ganz gesund sind,
- sich Zwillinge im Bauch befinden,
- zu viel oder zu wenig Fruchtwasser in der Gebärmutter ist,
- sich die Plazenta unmittelbar unter der Bauchdecke befindet.

Egal, auf welche Weise das Kind zur Wende bewegt werden soll, wichtig ist, dass Sie immer mit Ihren Gedanken bei ihm bleiben und mit ihm reden.

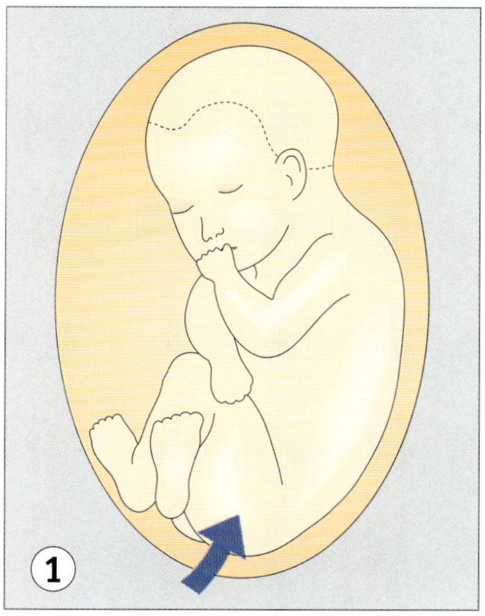

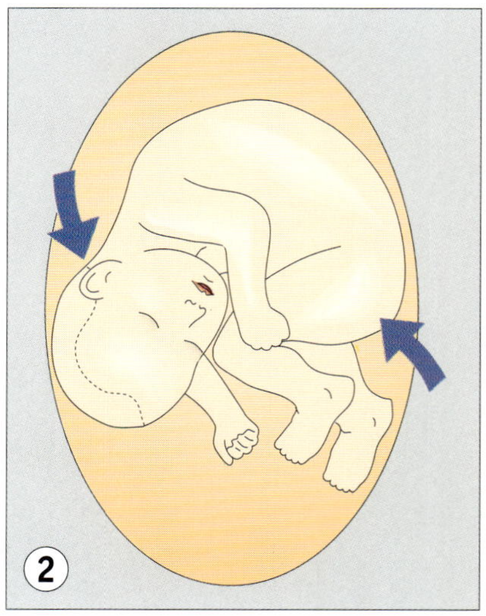

Abb. 1: Der Po wird aus dem Becken gehoben.
Abb. 2: Das Kind wird entgegen dem Uhrzeigersinn gedreht.

Weil man nicht ausschließen kann, dass während der Wende die Geburt losgeht, wird dieser Eingriff nicht vor Ende der 37. Schwangerschaftswoche durchgeführt. Zu diesem Zeitpunkt ist das Kind so weit entwickelt, dass es außerhalb des Mutterleibs überleben könnte. Der Eingriff dauert oft nur eine Minute, kann allerdings phasenweise etwas unangenehm für die Schwangere sein, da ja die Gebärmutter quer gedehnt wird. Voraussetzung für ein Gelingen dieses Eingriffs ist, dass sich die Schwangere nicht verkrampft und natürlich dass das Baby mitmacht. Wenn die Geburtshelfer merken, dass sich das Kind nicht sofort bewegen lässt, wird nichts forciert und man bricht das Vorhaben ab. Vor der geplanten Wende prüft man mit Ultraschall, wie das Kind liegt, ob es sich nicht vielleicht mit der Nabelschnur verwickelt hat und wo sich genau die Plazenta befindet. Mit dem CTG wird der Herzschlag des Kindes kontrolliert. Ist alles unauffällig, werden der Schwangeren wehenhemmende Medikamente gegeben, die die Muskulatur der Gebärmutter lockern helfen.

Die äußere Wende wird in der Regel von zwei Geburtshelfern (Arzt und Hebamme oder zwei Ärzten) durchgeführt.

Zunächst „hebt" der Arzt oder die Hebamme mit bestimmten Druckbewegungen den Po des Kindes aus dem Becken der Mutter – das ist die Voraussetzung für die Wende (Abb. 1). Dann wird das Kind entgegen dem Uhrzeigersinn mit gut aufeinander abgestimmten Handgriffen weitergedreht (Abb. 2). Wenn es quer im Bauch liegt, kann das unangenehm sein. Wenn das Köpfchen des Kindes dann unten sitzt (Abb. 3), wird nur noch der Rücken so weit nach rechts geschoben und der ganze Babykörper so weit nach unten, dass sich das Kind in der Mittellage im Becken der Mutter befindet (Abb. 4).

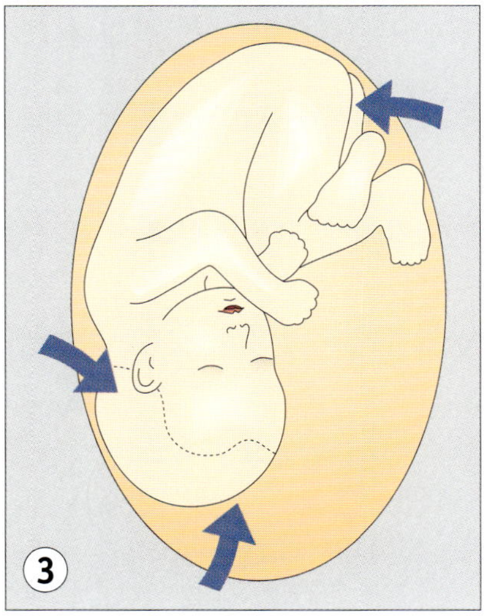

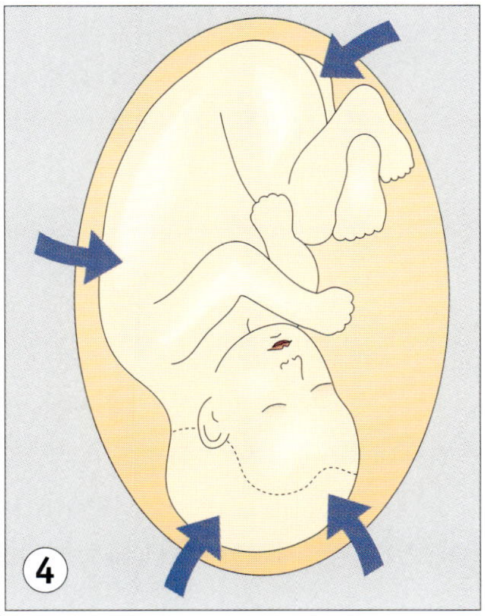

Abb. 3: Der Kopf befindet sich schon fast über dem Becken. Abb. 4: Durch letzte Druckbewegungen wird der ganze Körper in die ideale Geburtslage geschoben.

Zeit für den Klinikkoffer

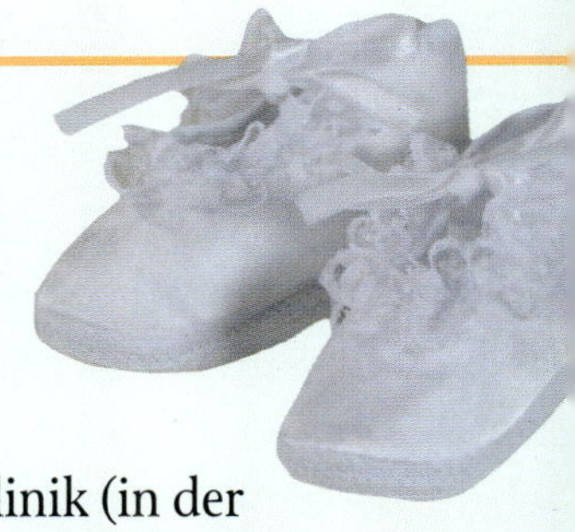

Egal, wo Sie entbinden wollen, einige wichtige Sachen für sich und das Baby sollten Sie rechtzeitig griffbereit haben. Wenn das Kind in einer Klinik zur Welt kommen soll, empfiehlt es sich, vorher dort anzufragen, was Ihnen zur Verfügung gestellt wird und was Sie selbst mitbringen müssen – die Regelungen variieren stark von Haus zu Haus. Bei einer geplanten Hausgeburt sagt Ihnen am besten Ihre Hebamme, was Sie brauchen werden.

Der Klinikkoffer

Für die Geburt sollten Sie folgende Sachen dabeihaben:

- ein Nachthemd oder ein großes T-Shirt (viele Krankenhäuser stellen zwar ihre Nachthemden zur Verfügung, Sie werden sich aber sicherlich in eigenen Sachen wohler fühlen)
- ein Paar dicke Socken mit Gumminoppen
- Hausschuhe
- Morgen- oder Bademantel
- große Binden
- Waschlappen und Handtuch
- Massageöl oder Körpermilch, falls Sie wollen, dass der Partner Sie während der Wehen massiert
- Stirnband, Haarband
- hilfreich sind oft Wassersprüher zum Kühlen des Gesichts und Lippenbalsam
- falls die Geburt fotografiert werden soll, Fotoapparat und Film
- kleine Imbisse für Ihren Partner (falls gestattet auch für Sie)

Für den Aufenthalt in der Klinik (in der Regel vier Tage) sollten Sie zusätzlich mitbringen:

- mehrere Nachthemden oder T-Shirts. Sie sollten aus Naturmaterialien sein und nach Möglichkeit vorne aufknöpfbar.
- 2 bis 3 BHs oder Still-BHs
- bequeme Slips aus Baumwolle (viele Kliniken stellen auch Netz-Unterhosen zur Verfügung)
- 2 kleine und 1 großes Handtuch
- Waschzeug und Kosmetika
- Papiertaschentücher
- Bücher, Zeitschriften zum Lesen
- Papierblock, Schreibzeug
- Adressbuch
- Kleingeld zum Telefonieren
- für die Heimfahrt bequeme Kleidung und Schuhe

Aus hygienischen Gründen stellen die meisten Kliniken die Kleidung für das Baby während seines Aufenthaltes dort. Sie brauchen also nur die Sachen für den Nachhauseweg mitzunehmen:

- Body oder Unterhemdchen und -höschen
- Strampelanzug
- Hemdchen
- Jacke oder Overall
- eventuell Söckchen
- Mütze
- Windeln
- Decke, Tragekorb oder Babyautoschale.

An Dokumenten benötigen Sie Ihren Personalausweis, Mutterpass, Heiratsurkunde oder Familienstammbuch (bei Unverheirateten genügt die Geburtsurkunde) sowie das Kärtchen der Krankenkassen.

Und wenn Sie zu Hause entbinden?

Wenn Sie sich entschieden haben, Ihr Kind zu Hause zur Welt zu bringen, wird Ihnen die Hebamme selbstverständlich rechtzeitig eine ausführliche Liste mit all den Dingen zusammenstellen, die im Haus sein sollten. Zu den Sachen, die Sie auch im Krankenhaus brauchen würden, kommen

- mehrere saubere Handtücher
- zwei saubere Bettlaken
- eine wasserdichte Abdeckung für die Matratze
- Plastikfolien, mit denen Sie den Boden rund um den Geburtsort (zum Beispiel Bett, Hocker) abdecken können
- eine helle Tisch- oder Stehlampe
- mehrere Kissen
- Schüsseln zum Waschen und Seife
- große Tüten für die verschmutzten Sachen
- eine zusätzliche Heizquelle (etwa Heizlüfter)
- eine richtig gehende Uhr, damit die Geburtsstunde genau festgehalten werden kann.

Legen Sie auch all jene Dinge bereit, von denen Sie glauben, dass sie Ihnen nützlich sein könnten, wie Sitzkissen, Hocker, Musik. Richten Sie den Raum, in dem das Kind geboren werden soll, so ein, dass Sie ihn als gemütlich empfinden.

Die Hebamme bringt zwar die Utensilien mit, die sie für ihre Arbeit braucht (Blutdruckmessgerät, Instrumente fürs Abnabeln und Nähen, verschiedene Medikamente). Sie müssen allerdings im Vorfeld dafür sorgen, dass sie auch ungehindert tätig werden kann. Das bedeutet, dass das Bett so im Zimmer aufgestellt ist, dass die Hebamme Sie von beiden Seiten erreichen kann. Es muss ein kleiner Tisch oder auch ein Servierwagen vorhanden sein, auf dem sie ihre Instrumente ablegen kann. Nützlich ist auch eine zusätzliche Lampe, deren Licht man in die gewünschte Richtung drehen kann.

Für das Baby brauchen Sie zu Hause mehr Sachen als im Krankenhaus. Im Idealfall sollte die komplette Ausstattung für die ersten Wochen vorhanden sein. Sie sollten auch Lebensmittel im Hause haben, und zwar nicht nur für sich und Ihren Partner, sondern auch für die Hebamme und eventuellen Besuch in den ersten Tagen nach der Geburt. Natürlich gibt es immer die Möglichkeit, nachträglich Dinge zu besorgen, nicht nur Lebensmittel, auch Babysachen und Dinge, die Sie selbst in der ersten Zeit nach der Geburt brauchen. Es ist aber eine große Erleichterung, wenn rechtzeitig alles vorhanden ist, sodass Sie und Ihr Partner sich in diesen ersten Tagen nach dem großen Ereignis ausschließlich dem neuen Erdenbürger widmen und sich ganz auf die neue, faszinierende Lebenssituation konzentrieren können.

Niemand kann ausschließen, dass im letzten Augenblick nicht doch eine Einweisung in die Klinik notwendig sein kann. Sie sollten daher die wichtigsten Dinge, die Sie in der Klinik brauchen würden, zur Seite legen, sodass sie griffbereit sind.

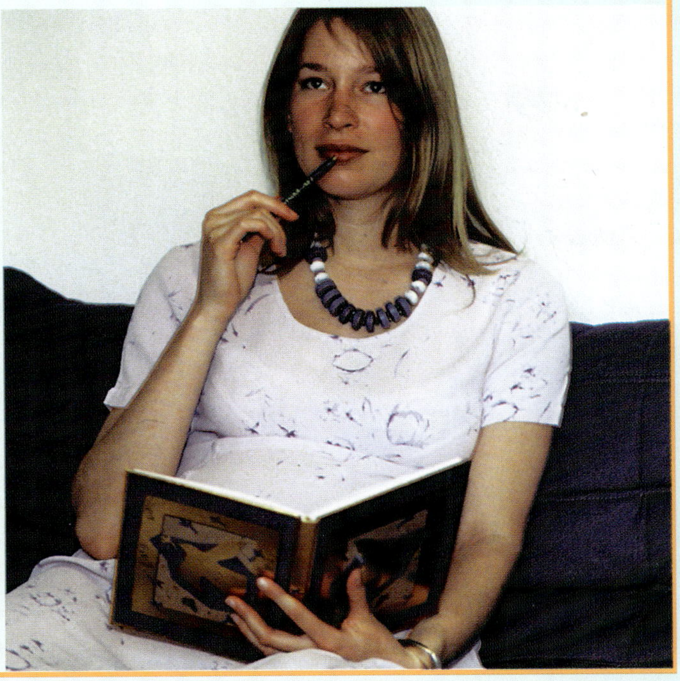

Hilfe zu Hause und Kinderbetreuung

Wie Sie sich nach der Entbindung fühlen werden, können Sie jetzt nicht wissen. Denken Sie nicht, dass sie dann zu Hause auf jeden Fall alles alleine schaffen werden, und seien Sie nicht zu stolz, um Hilfe zu bitten. Schwangerschaft und Geburt fordern Höchstleistungen von einer Frau – es ist doch verständlich, dass man nach diesem psychischen und physischen Kraftakt erschöpft ist und Unterstützung gut gebrauchen kann.

Wenn das Baby auf der Welt ist, werden Sie auf jeden Fall eine Person brauchen, die Ihnen in den ersten Tagen zu Hause zur Hand geht. Das gilt im verstärkten Maße für Frauen, die zu Hause entbunden haben oder direkt nach der Entbindung nach Hause zurückgekehrt sind, aber auch nach einer Klinikgeburt ist jede Frau dankbar, wenn es zu Hause jemanden gibt, der sie ein wenig bei der Hausarbeit und der Versorgung des Neugeborenen unterstützt. Und Frauen, die bald nach der Entbindung wieder arbeiten möchten, können sich nie zu früh um eine gute Kinderbetreuung kümmern, denn die zu finden ist zumindest in Deutschland alles andere als einfach.

Hilfe für das frühe Wochenbett

Frauen, die sich für eine Hausgeburt, eine ambulante Geburt oder die Entbindung in einem Geburtshaus entschlossen haben, sollten rechtzeitig vor dem errechneten Entbindungstermin wissen, welche Hebamme sie und das Kind zu Hause versorgt. Darüber hinaus sollte in den ersten Tagen nach der Entbindung jemand da sein, der die Hausarbeit übernimmt, kocht, einkaufen geht, die junge Mutter vielleicht nachts entlastet und das Wickeln des Babys übernimmt. Viele Väter sind begeistert, wenn sie diese Aufgaben übernehmen können, da sie ja während der Schwangerschaft ihrer Partnerin nur die Rolle des Wartenden und des Zuschauers hatten. Aus beruflichen Gründen ist aber ein solches Engagement oft nicht möglich. Dann sollte geklärt sein, ob etwa Familienangehörige oder Freunde die Betreuung übernehmen können.

Wenn bereits Kinder im Haus sind, Sie in der Klinik entbinden und ein paar Tage dort bleiben wollen, müssen Sie sich ebenfalls rechtzeitig um eine Betreuung kümmern. Wenn in Ihrer Nähe niemand wohnt, der für so eine Aufgabe infrage kommt, sollten Sie unter Umständen überlegen, ob Sie eine Person Ihres Vertrauens nicht bitten wollen, sich bereits vor dem errechneten Geburtstermin bei Ihnen einzuquartieren, damit sie jederzeit auf die Kinder aufpassen kann.

Berufstätige Mütter sollten früh agieren

Wenn Sie sofort nach Ablauf der Mutterschutzfrist wieder arbeiten wollen oder müssen, brauchen Sie eine verlässliche und dauerhafte Kinderbetreuung. Eine Kinderfrau, die zu Ihnen nach Hause kommt und sich eine bestimmte Zeit um das Kind kümmert (meistens auch die anfallende Hausarbeit übernimmt), ist mit Abstand die teuerste und zugleich die beste Lösung, denn so erfährt das Kind eine intensive Betreuung, die ganz auf seine Bedürfnisse eingestellt ist. Abgesehen davon, dass sich nicht jedes Elternpaar diese Lösung finanziell leisten kann, muss man wissen, dass es ausgesprochen schwierig ist, eine gute Kinderfrau zu finden. Tagesmütter können eine gute Alternative sein. Meistens betreuen sie ein paar Kinder unterschiedlichen Alters im eigenen Zuhause. Auch in einer Krippe ist das Kind gut aufgehoben, doch es ist nicht leicht, einen Platz zu bekommen. Wenn die Großeltern in der Nähe wohnen und die notwendige Zeit aufbringen können, sind sie als Kinderbetreuer meistens die günstigste Lösung, nicht nur finanziell gesehen. Wichtig ist – aber das gilt für alle Betreuungsformen –, dass es keine grundlegenden Differenzen in Erziehungsfragen gibt.

Für Leute, die über die räumlichen Möglichkeiten verfügen, kommen auch Aupairmädchen infrage. Sie sind bedeutend kostengünstiger als eine Kinderfrau, doch muss man sie in der Regel in den Umgang mit Babys erst einweisen.

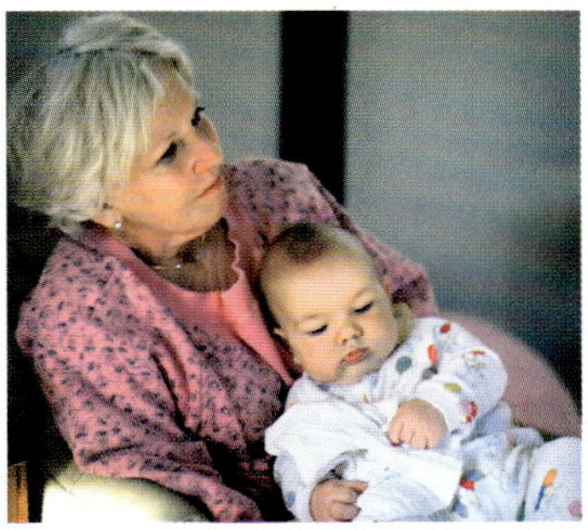

Die meisten Großeltern sind gerne bereit, die Betreuung ihres Enkelkindes zu übernehmen.

Babysitter – wichtig vor allem für „Nur"-Mütter

Frauen, die sich nach der Geburt eines Kindes entschließen, zu Hause zu bleiben und (vorerst) nicht mehr berufstätig zu sein, haben vor allem in den ersten Monaten einen schwierigen Alltag. Das Baby fordert sie ununterbrochen, auch nachts, und irgendwie soll auch der Haushalt mit allem Drum und Dran bewältigt werden. Das ist psychisch und physisch eine gewaltige Belastung und jede Frau tut gut daran, wenn sie sich regelmäßig Freiräume schafft. Das kann ein Einkaufsbummel sein oder ein Abendessen mit dem Partner im Lieblingsrestaurant oder auch ein Theaterabend. Wenn man dann für diese paar Stunden einen verlässlichen Babysitter hat, kann man neu auftanken, einfach mal ein wenig abschalten und nur an sich denken. Schüler und Studenten, idealerweise aus dem eigenen Bekanntenkreis, sind meistens gerne bereit, für einen kleinen Stundenlohn auf das Baby aufzupassen. Hören Sie sich einfach mal um, wer an so einer Aufgabe Interesse hätte.

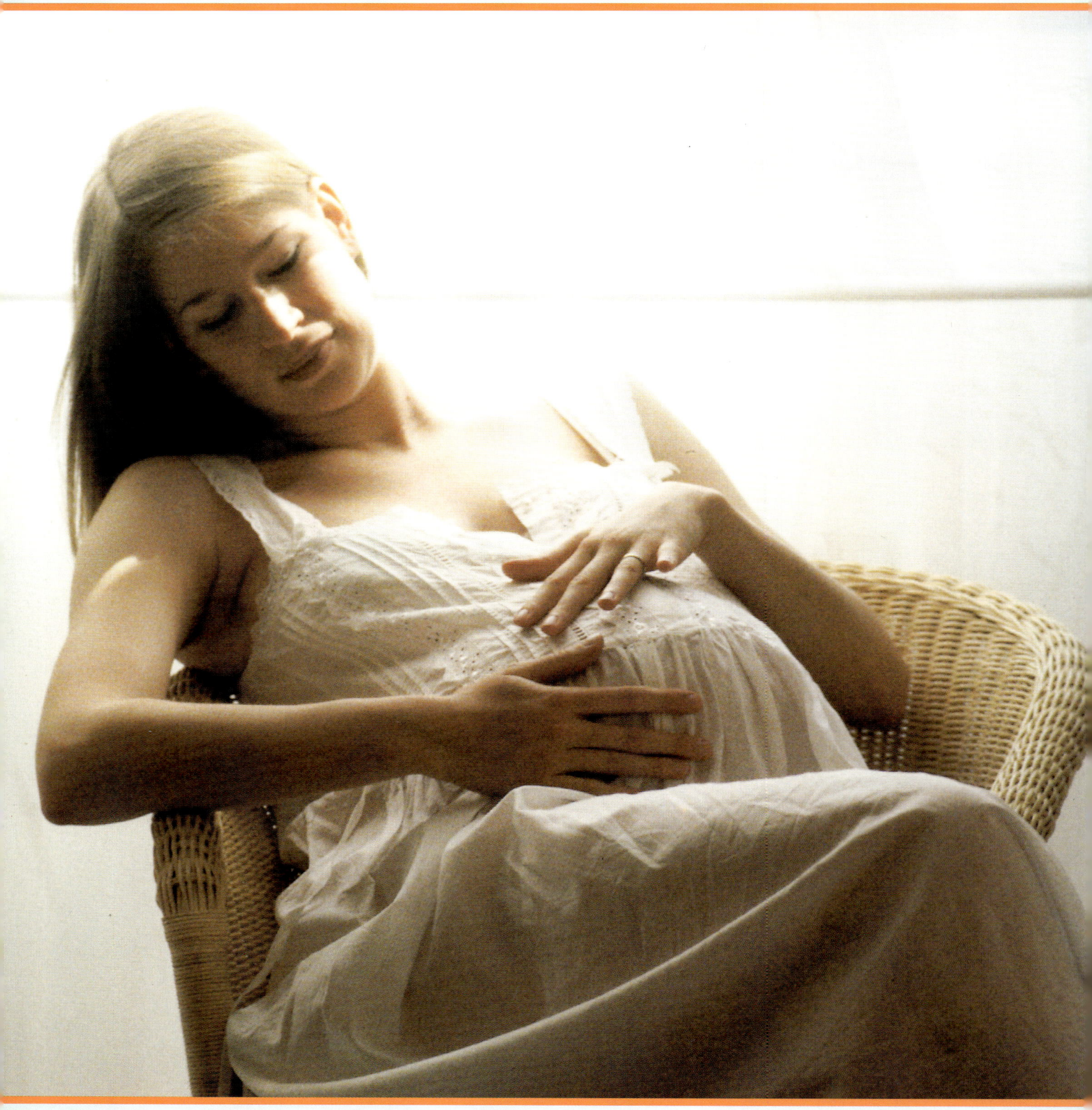

Wahrscheinlich werde ich immer schwanger bleiben – ein unsinniger Satz, und dennoch sprechen ihn die meisten Schwangeren irgendwann mal aus. Jetzt, wo der errechnete Geburtstermin näher rückt, scheint die Zeit stillzustehen. Neugierig, glücklich und sicher auch ein wenig ängstlich warten Sie darauf, dass es endlich losgeht. Lassen Sie sich in dieser Zeit verwöhnen, schlafen Sie, wenn Ihnen danach ist, nehmen Sie ein entspannendes Bad, genießen Sie mit Ihrem Partner diese letzten Tage zu zweit. Das Baby ist zwar schon längst lebensfähig, doch jeder weitere Tag in Ihrem Bauch tut ihm gut, lässt es Fettpölsterchen zulegen und widerstandsfähiger werden. Wann es tatsächlich losgeht, das bestimmt das Kind selbst – und die wenigsten halten sich an den errechneten Termin.

Die Zeit will nicht vergehen

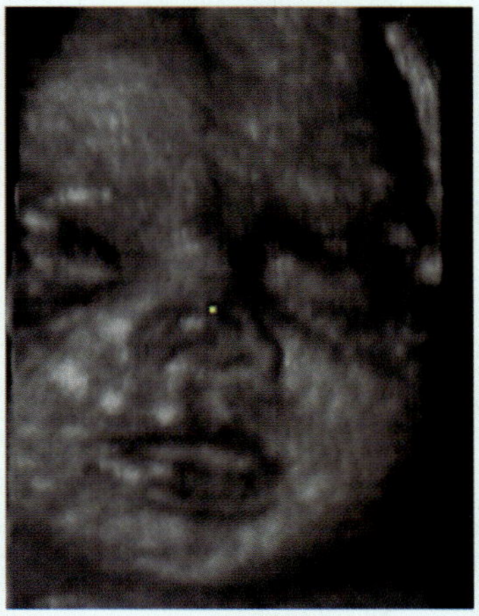

Gesicht des Babys im neunten Schwangerschaftsmonat auf einem 3-D-Ultraschallbild.

Mutter und Kind

Bald haben es Mutter und Kind geschafft. Diese letzte Etappe ist allerdings für beide beschwerlich: Die Schwangere leidet unter dem großen Bauch und das Kind hat immer weniger Platz darin. Doch auch wenn Sie sich wünschen, alles wäre schon zu Ende und das lang ersehnte Kind läge bereits neben Ihnen, denken Sie daran, dass jeder weitere Tag in Ihrem Bauch dem Kind gut tut. Ab der 36. Schwangerschaftswoche findet die Vorsorgeuntersuchung jede Woche statt. Es hat keinen Sinn zu fragen, wann die Geburt losgehen wird. Das können auch der erfahrenste Arzt und die erfahrenste Hebamme nicht vorhersagen. Und wenn jemand eine Prophezeiung wagt, wird sie sich mit Sicherheit nicht erfüllen. Es ist mit größter Wahrscheinlichkeit das Baby selbst, das bestimmt, wann es auf die Welt kommen will.

Wenige Tage vor der Entbindung beginnen sehr viele Schwangere, Haus oder Wohnung aufzuräumen – gewissermaßen alles auf die Ankunft des neuen Familienmitglieds vorzubereiten. Wenn das auch verständlich ist und Ihnen vielleicht sogar Freude bereitet, sparen Sie Ihre Kräfte lieber für die Entbindung und die Zeit danach auf. Ihrem Kind wird es egal sein, wie ordentlich oder unordentlich sein Zuhause ist, entscheidend ist, dass Sie Ihre Kraft und Liebe in es investieren.

Wie verändern Sie sich?

Die Beschwerden der letzten Wochen können sich jetzt im Endspurt verstärken. Den meisten Schwangeren macht jetzt einfach der gewaltige Bauch zu schaffen. Sobald das Kind in das Becken eintritt, das ist meistens zwei bis drei Wochen vor der Geburt der Fall, kann die werdende Mutter leichter atmen, weil die Gebärmutter nicht mehr gegen das Zwerchfell drückt und die Lungen wieder mehr Platz haben. Der Nachteil dieser Veränderung ist, dass der Druck auf die Blase größer wird, das heißt, dass man häufiger Wasser lassen muss.

Viele Schwangere nehmen kurz vor der Geburt nicht mehr an Gewicht zu, manche verlieren auch ein, zwei Kilogramm. Manche haben jetzt einen auffallend größeren oder überhaupt keinen Appetit – beides ist völlig normal. Ähnlich sieht es auch aus mit Erschöpfung und Energie: Die einen sind ungeheuer müde, die anderen strotzen nur so vor Kraft und Tatendrang.

Vor allem Erstgebärende sind in dieser letzten Phase der Schwangerschaft verängstigt, weil sie nicht wissen, ob sie die Kontraktionen, die sie jetzt öfter spüren, richtig deuten und woran sie eigentlich richtige Wehen erkennen können. Man unterscheidet zwischen Vorwehen (Senkwehen oder Stellwehen), Scheinwehen und Geburtswehen. Geburtswehen verstärken sich zunehmend und man kann sie durch eine veränderte Körperhaltung nicht beeinflussen. Die Schmerzen gehen meistens vom Kreuz aus und können bis zu den Beinen ausstrahlen. Die Kontraktionen können auch mit Durchfall einhergehen. Bei einigen Frauen (etwa 15 %) platzt die Fruchtblase vor Beginn der Geburtswehen. Alle anderen Wehen treten nicht in regelmäßigen Abständen auf und ändern sich in ihrer Intensität, wenn man die Position ändert. Die Schmerzen, die sie verursachen, können im unteren Bereich des Bauches auftreten, nicht im Rücken.

Wie sieht das Kind vor der Geburt aus?

Das Kind misst unmittelbar vor der Geburt zwischen 50 und 55 cm und wiegt zwischen 3000 und 4000 g. Das Gehirn ist aktiv und das Kind verfügt über ein deutlich ausgeprägtes Bewusstsein. Alle Organe sind vollständig entwickelt, auch die Lungen sind fertig ausgebildet – das Kind ist für die Geburt vorbereitet. In den verbleibenden Wochen legt es nur noch mehr Fettpolster an.

Wegen des immer kleiner werdenden Platzes in der Gebärmutter nehmen auch die Bewegungen des Kindes deutlich an Häufigkeit und Intensität ab. In dieser Zeit verzichtet das Kind lieber auf seine Purzelbäume und dreht sich dafür meistens nur von der einen Seite zur anderen. Die meisten Babys haben sich bereits gedreht, sodass ihr Kopf nach unten zeigt.

Die Lanugobehaarung ist vom Körper verschwunden, die Käseschmiere, die die Haut des Kindes vor Flüssigkeit schützt, ist noch als dünne Schicht vorhanden.

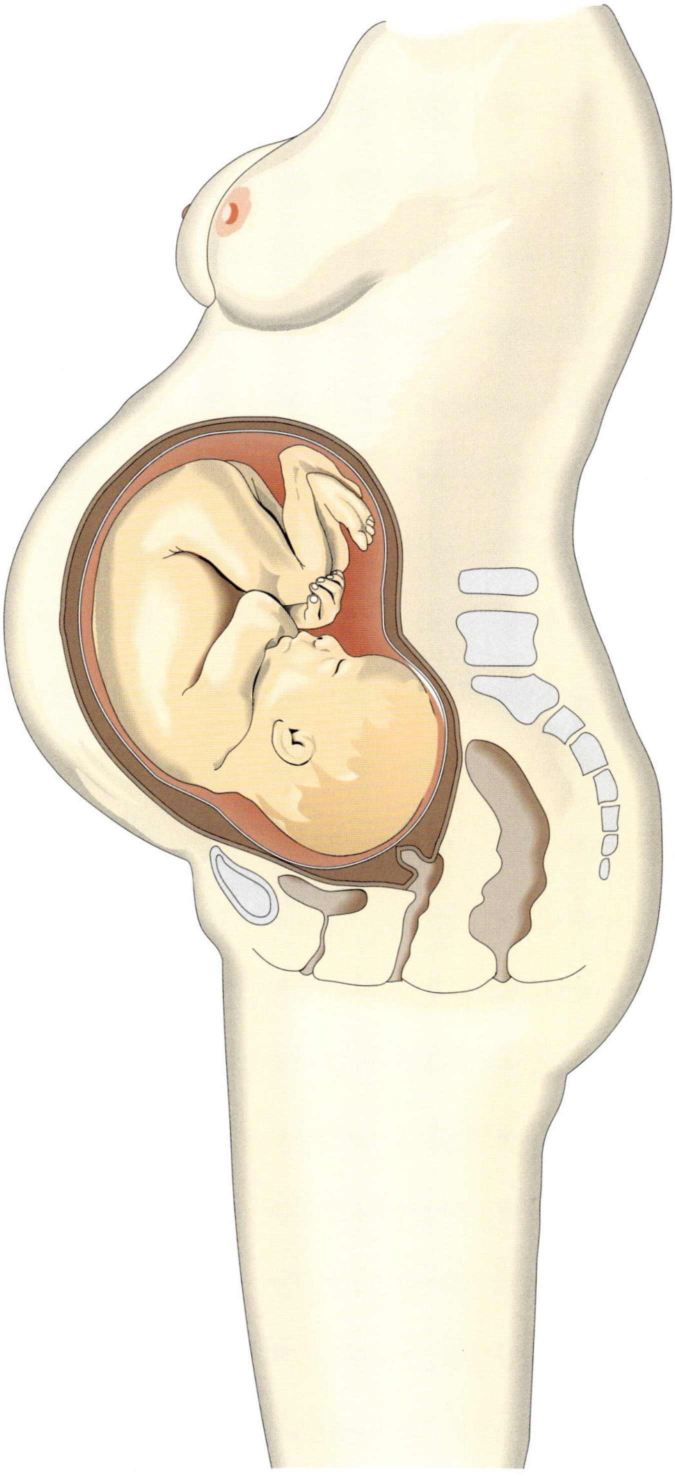

Mutter und Kind in der 36. Schwangerschaftswoche.

Die letzten Tage zu zweit

Der Geburtstermin rückt immer näher und Sie können es sicherlich kaum erwarten, Ihr Kind in den Armen zu halten, es endlich zu sehen, ihm das Zuhause zu zeigen, das Sie in den letzten Wochen und Monaten für es vorbereitet haben. Sie sollten sich aber auch bewusst machen, dass vor Ihnen eine zwar wunderschöne, doch auch sehr anstrengende Zeit steht. Da wird ein neuer Mensch in Ihr Leben treten, der lange Zeit Ihre ganze Kraft und Aufmerksamkeit fordern wird. Er wird Ihren Tagesrhythmus bestimmen, Ihre Beziehung zum Partner ändern, Ihre eigenen bisherigen Wertvorstellungen und Vorlieben in eine andere Richtung lenken – kurzum, es wird nichts so bleiben, wie es war oder noch ist. Sie sollten jetzt die Zeit zum Luftholen, zum Ausruhen nutzen und sich auch mit Ihrem Partner und mit Freunden, sooft es sich anbietet und sooft es Ihnen Freude bereitet, schöne Stunden gönnen. Sicherlich ist ausgehen, jemanden treffen, reden auch mit Baby möglich, aber es kann lange Zeit nichts mehr spontan unternommen werden. Jeder Konzertbesuch, jedes Abendessen auswärts erfordern Planung und meistens eine Menge Organisation. Nutzen Sie daher die letzten Tage und Wochen Ihrer Schwangerschaft bewusst für Dinge, die Ihnen Spaß bereiten. Auf diese Weise werden Sie auch später, wenn das Baby da ist und Sie nicht alles gemeinsam mit Ihrem Partner oder mit Ihren Freunden unternehmen können, nicht so schnell das Gefühl bekommen, isoliert zu sein oder etwas zu verpassen.

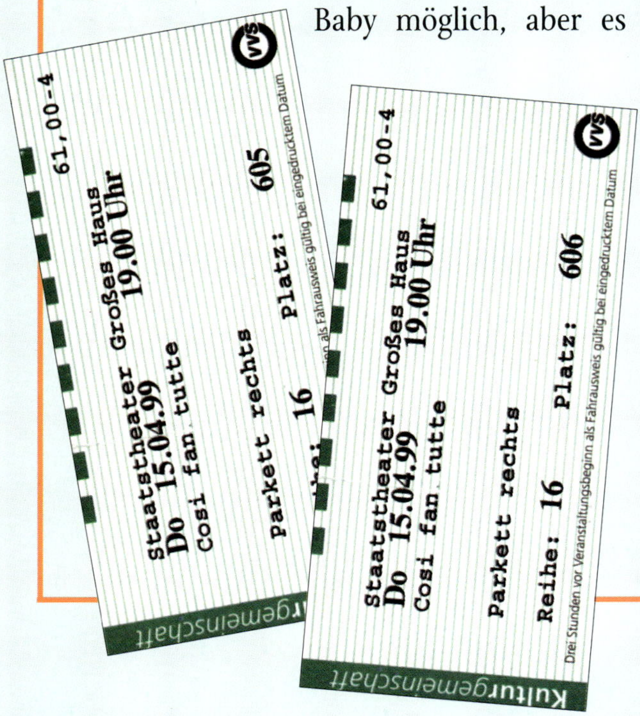

Genießen Sie die Zweisamkeit

Egal, wie gut Sie alles organisieren können, wenn das Baby auf der Welt ist, werden Sie und Ihr Partner lange nicht mehr so viel Zeit füreinander haben wie jetzt, solange Sie noch zu zweit sind. Für manche Männer kann das zu einem echten Problem werden, sie deuten das als Desinteresse, Lustlosigkeit, schwindende Gefühle und reagieren mit Eifersucht auf das Kind. Um solchen Partnerschaftsproblemen aus dem Weg zu gehen, hilft es, vor allem miteinander über die neue Lebenssituation immer wieder zu reden und viel Verständnis für den anderen aufzubringen. Jetzt, in dieser letzten Phase der Schwangerschaft, sollten Sie beide alle Zeit, die Sie haben, füreinander und für gemeinsame Unternehmungen nutzen. Reduzieren Sie berufliche und sonstige Verpflichtungen auf ein Minimum und reservieren Sie sich viele gemeinsame Stunden. Auch wenn Sie hochschwanger sind, können Sie ausgehen, Ausstellungen oder Theatervorstellungen besuchen, in die Oper oder ins Kino gehen oder sich ganz einfach zu Hause einen schönen Abend zu zweit machen, gemeinsam baden, kochen, auf dem Balkon bei Kerzenschein über die Liebe und das Leben reden oder am Wochenende mal wieder bis zum Mittag im Bett bleiben und dort gemeinsam frühstücken – den Möglichkeiten sind keine Grenzen gesetzt.

Voraussetzung ist, dass Sie nichts tun, was Sie in irgendeiner Form überanstrengt und ermüdet. Sobald Sie kurzatmig werden, Kopfschmerzen bekommen oder sich Ihr Bauch immer wieder verhärtet, ist das ein eindeutiges Zeichen dafür, dass Sie sich zu viel zugemutet haben. Diese letzte Zeit als Paar sollte eine Zeit der Zärtlichkeit, des Genießens, der Ruhe und Entspannung sein.

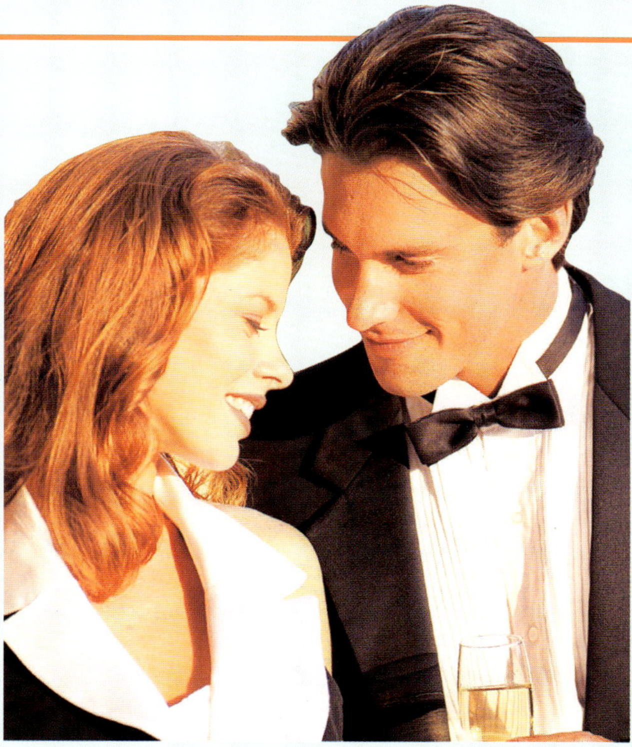

Verwöhnen Sie sich!

Das Problem der meisten jungen Mütter – vor allem der berufstätigen – ist, dass sie selbst in den ersten Monaten nach der Geburt ihres Kindes zu kurz kommen. Viele bemerken das eine ganze Weile gar nicht, doch wenn die beste Freundin auf den ungepflegten Haarschnitt aufmerksam macht, wenn der Partner beiläufig erwähnt, dass er das dezente Make-up von früher manchmal vermisst oder wenn man selbst vor dem Kleiderschrank steht und feststellen muss, dass es nichts Schickes mehr anzuziehen gibt – spätestens dann sehnt man sich in die Zeiten zurück, wo Zeit war für ein ausgiebiges Schaumbad, den Besuch bei der Kosmetikerin oder für einen Abend auf dem Sofa mit einem spannenden Buch in der Hand.

Keine Frage, diese anstrengende Zeit mit einem Baby dauert nicht ewig, man lernt seine Zeit perfekt zu organisieren und das Kind wird ja auch von Monat zu Monat selbstständiger, doch vielleicht übersteht man sie gelassener und zufriedener, wenn man sich vorher gewissermaßen auf Vorrat verwöhnt. Nicht ohne Grund gibt es die Mutterschutzfrist. Nutzen Sie sie bis zur letzten Minute aus, bummeln Sie einfach mal so durch den Tag, umgeben Sie sich mit schönen Dingen, machen Sie nach Herzenslust all das, was Ihnen im Augenblick Freude bereitet. Das tut außerdem nicht nur Ihrer Seele gut, so sparen Sie sich auch alle Kraft für die Entbindung auf. Und letztendlich hilft ein solches Verwöhnprogramm, von der inneren Unruhe abzulenken, die wohl jede Schwangere so kurz vor dem Entbindungstermin überfällt.

Und üben Sie jetzt schon mal, dem Partner oder anderen Menschen das zu sagen, was Sie jetzt brauchen und möchten. Viele Frauen haben vor allem nach der Geburt damit Probleme und fürchten, andere könnten es als Schwäche auslegen, wenn man Hilfe beansprucht. Dabei fördert gerade das Eingeständnis, dass man Unterstützung braucht, die Beziehung zu Freunden oder zum Partner.

Wenn das Baby zu lange auf sich warten lässt

Jede Schwangere möchte ihr Kind zum richtigen Zeitpunkt und auf ganz natürlichem Wege auf die Welt bringen. Es liegt allerdings in der Natur der Sache, dass es bei Geburten eben nicht immer nach Plan läuft. Tatsache ist, dass sich kaum ein Baby an den exakt ausgerechneten Geburtstermin hält. Die Frage ist natürlich, was ist „zu spät"? Können Babys eigentlich zu spät auf die Welt kommen? Eigentlich nicht, denn ihre Entwicklung und der Stand der Schwangerschaft bestimmen darüber, wann es Zeit ist, das Licht der Welt zu erblicken.

Geduld haben – für werdende Eltern ganz schön schwer

Es gibt heute verschiedene Methoden, die helfen, eine Geburt in Gang zu setzen.

Natürlich werden alle etwas unruhig, wenn der errechnete Geburtstermin überschritten ist: Mütter und Schwiegermütter belagern das Telefon, jeder fragt, ob es denn nicht endlich so weit sei. Aber genau dieser Stress macht das Kinderkriegen noch schwerer. Anspannung und Angst, Sorgen und seelische Probleme können auch dafür verantwortlich sein, wenn das Kind einfach nicht kommen will.

Oft genug setzen sich die Paare auch selbst unter Druck, beispielsweise, wenn der Partner Urlaub genommen hat, um jederzeit für die Geburt bereit zu sein. Aber genau diese hohe Erwartungshaltung ist es, die die Endphase der Schwangerschaft und damit auch das In-Gang-Kommen der Geburt verzögern kann. Beunruhigend ist die Stimmung des Umfeldes, auch die Eltern selbst stehen zunehmend unter Druck. Jetzt, wo der Geburtstermin überschritten ist, wird das Versorgungssystem des Arztes oder der Hebamme engmaschiger. Nicht selten müssen die Frauen dann zweimal pro Woche in der Praxis oder Klinik an den Wehenschreiber oder zur Untersuchung zur Hebamme. Jede Körperfunktion wird jetzt peinlich genau kontrolliert. Dazu gehören Urin- und Blutkontrollen, Ultraschalluntersuchungen von Fruchtwasser und Plazenta, manchmal auch Fruchtwasserspiegelungen. Ist sogar die 42. Schwangerschaftswoche ohne Geburtsanzeichen verstrichen, müssen die Ärzte handeln, denn eine

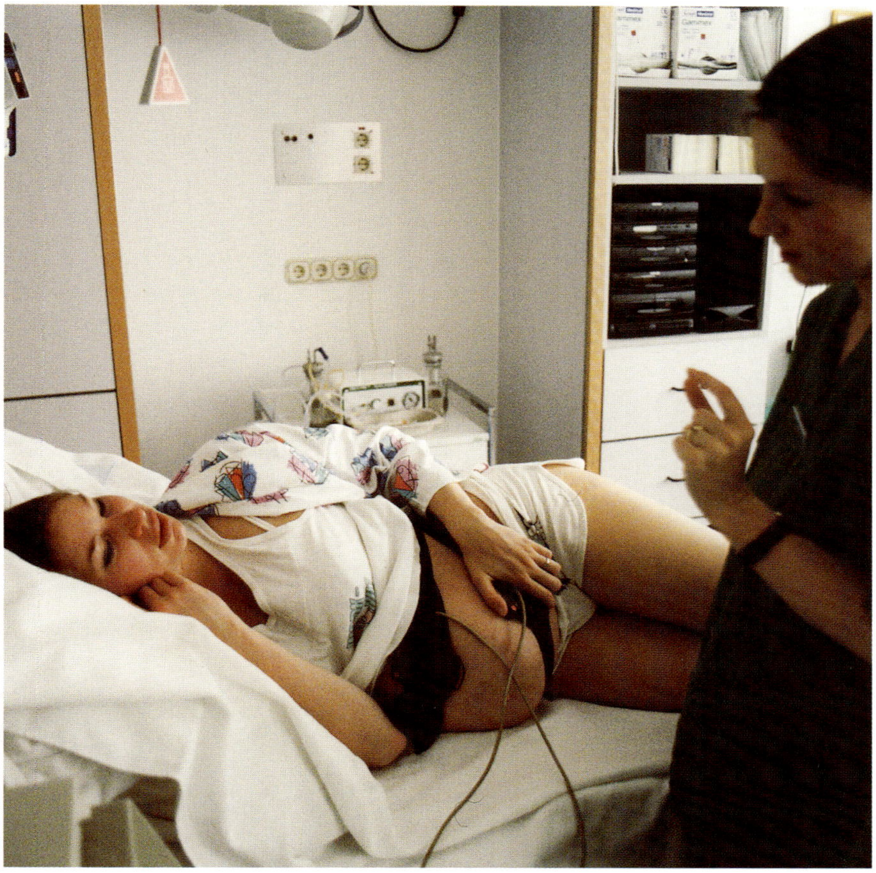

Mit einem Herzton-Wehen-Schreiber (CTG) können die Herztöne des Kindes beobachtet und vorhandene Wehen bei der Schwangeren aufgezeichnet werden.

solche „Übertragung" kann für Kind und Mutter zu ernsthaften Konsequenzen führen.

Die Kontrolluntersuchungen werden manchmal jeden zweiten Tag durchgeführt, um eine etwaige Mangelversorgung des Kindes durch die alternde Plazenta zu erkennen.

Ein bewährter Test, um eine solche Risikosituation zu erkennen, ist ein so genannter Belastungstest. Hier werden durch ein Nasenspray einige Kontraktionen erzeugt und im Wehenschreiber (CTG) die Reaktionen des Kindes darauf getestet.

Solange Ultraschalluntersuchung und Belastungstest normal sind, geht es dem Kind gut und man kann getrost abwarten. Ein „übertragenes" Kind hat eine rissige und trockene Haut, weil sich die Käseschmiere zurückbildet. „Überfällige" Babys haben nach der Geburt in der Regel übermäßig lange Fingernägel und so genannte Waschfrauenhände, die aussehen, als ob sie zu lange im Wasser aufgeweicht wären.

Bei einer Fruchtwasserspiegelung wird geprüft, ob das Fruchtwasser schon Zeichen einer Übertragung zeigt. Hatte das Baby bereits im Mutterleib Stuhlgang, ist das Wasser grünlich verfärbt.

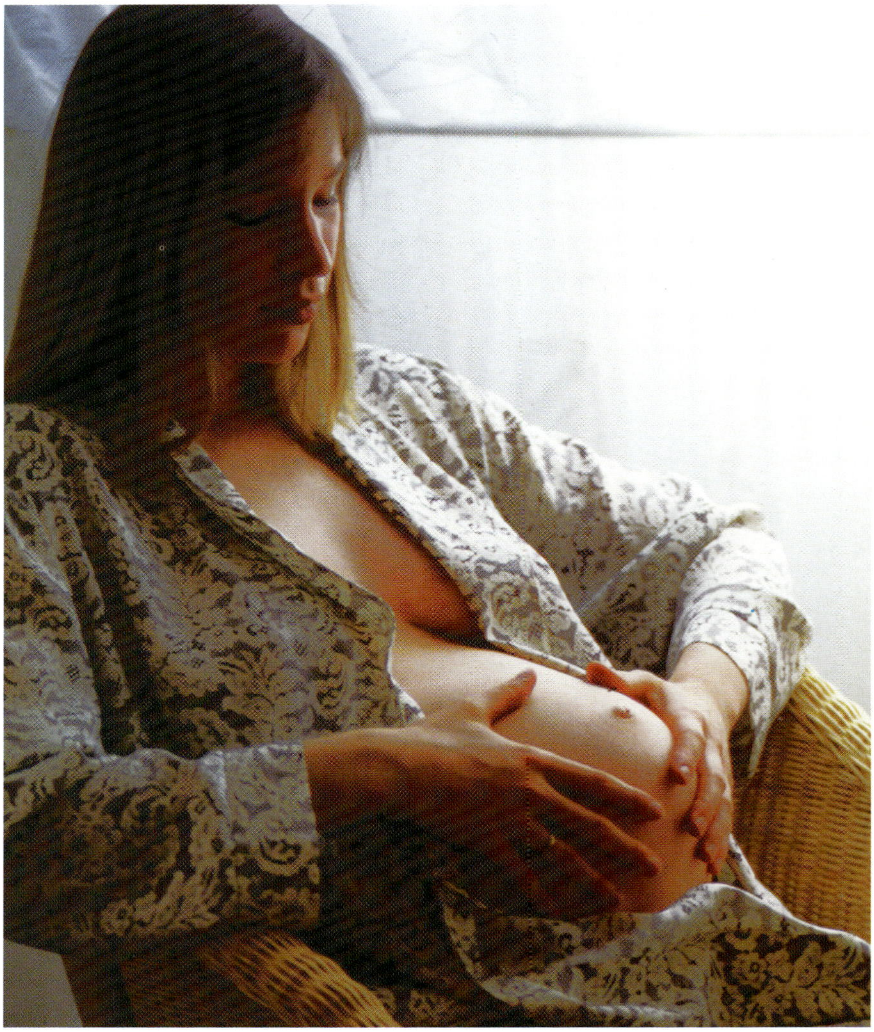

Die letzten Tage vor der Geburt sind anstrengend, nicht nur, weil der Bauch jetzt sehr groß und schwer ist, sondern auch, weil man sich ununterbrochen in einer ängstlich-angespannten Erwartungshaltung befindet. Versuchen Sie ruhig zu bleiben, auch wenn der errechnete Entbindungstermin überschritten ist, und entspannen Sie sich bei den Gedanken an Ihr Kind.

Mittel, die die Geburt in Gang bringen können

Es gibt eine ganze Palette von Möglichkeiten, die Hebammen und Ärzte einsetzen, wenn das Kind nicht von alleine kommen will. Die Homöopathie und Naturheilkunde beispielsweise haben einige Mittel, mit denen sich Wehen in Gang bringen lassen. Auch die Akupunktur kennt Punkte, die einen geburtsauslösenden Effekt haben. Man rät der werdenden Mutter auch zum Sex, denn auch im Sperma ist Prostaglandin enthalten, das die Geburt jetzt auslösen könnte. Wehenfördernd sind auch Massagen und eine Stimulation der Brustwarzen.

Der Hebammen-Tipp

Wenn das Kind auf sich warten lässt, kann man auch Folgendes ausprobieren:

- *Wehentee, führt meist nach ein bis zwei Tagen zum spürbaren Erfolg. Eine Stange Zimt, zehn Nelken und eine kleine Ingwerwurzel in einem Liter Wasser zwei bis drei Minuten aufkochen lassen, einen Esslöffel Verbenentee dazugeben und etwa fünf Minuten ziehen lassen. Über den Tag verteilt schluckweise trinken.*
- *Rizinus-Cocktail, hat bei einer echten Terminüberschreitung recht gute Wirkung. Ein bis zwei Esslöffel Rizinusöl und einen Esslöffel Cognac mit Fruchtsaft auffüllen und trinken. Es stellt sich eine abführende Wirkung ein, auf die in wenigen Stunden kräftige Wehentätigkeit folgt.*

Nutzt das alles nichts, gibt es zwei Methoden, die Wehen künstlich in Gang zu bringen:

- Einsatz von Prostaglandin. Das ist ein Hormon, das im Sperma enthalten ist und bei der Begünstigung von Wehen über ein Gel oder Scheidentabletten an den Muttermund gebracht wird, wo es dann Wehen auslösen kann. Das hat den Vorteil, dass gleichzeitig mit den Wehen auch der Muttermund weich für die Geburt gemacht wird. Der Nachteil dieser Methode ist allerdings, dass die Wehen, die dadurch hervorgerufen werden, oft ungemein heftig sind.
- Über einen Wehentropf wird dem Körper das Wehenhormon Oxytocin zugeführt, ein in der Hirnanhangsdrüse gebildetes Hormon, das Wehen auslöst. Um ungewöhnlich heftige Wehen zu vermeiden, kann am Wehentropf die Menge genau dosiert werden. Der Nachteil: Die Frauen sind mit der Infusion nicht so beweglich und müssen zumeist liegen.

Was angewendet wird, hängt vom „Reifegrad" des Muttermundes ab (Weichheit, Größe der Öffnung) und der Lage des Kindes im Geburtsweg. Früher unterstützten manche Geburtshelfer den Wehentropf, indem sie die Fruchtblase sprengten. Bei dieser Methode bestand ein erhöhtes Infektionsrisiko, weil das Kind dann ungeschützt in der Gebärmutter lag, sodass heute keine Fruchtblasensprengung mehr gemacht wird.

Nur in ganz wenigen Fällen öffnet sich der Muttermund nicht und es muss ein Kaiserschnitt durchgeführt werden.

In den wenigsten Fällen versagen die Methoden, die die Wehen künstlich in Gang bringen sollen, sodass ein Kaiserschnitt notwendig wird.

Woran merkt man, dass es losgeht?

Was genau eine Geburt auslöst, ist noch immer nicht ganz geklärt. Meistens ist alles anders, als man denkt. Es kursieren jede Menge Geschichten und Schauermärchen über plötzliche Sturzgeburten und überraschende Wehen, über im Supermarkt geplatzte Fruchtblasen und dramatische Fahrten zur Klinik. In den meisten Fällen kündigt sich die Geburt jedoch an. Man muss nur sensibel auf die Signale des Körpers achten, die dem großen Ereignis vorausgehen.

Der Hebammen-Tipp

In die Klinik sollten Sie gehen, wenn:

- *Flüssigkeit abgeht (Blasensprung)*
- *die Wehen regelmäßig alle fünf bis sieben Minuten kommen und Sie sich auf die Wehen konzentrieren müssen*
- *es zu Blutungen aus der Scheide kommt*
- *Unruhe oder Angst Sie überfällt*
- *es zu Schmerzen im Unter- oder Oberbauch kommt.*

Erste Anzeichen – oft werden sie überhört

Im letzten Schwangerschaftsmonat haben die meisten Frauen häufiger Vorwehen. Außerdem nimmt die Feuchtigkeit in der Vagina zu und manchmal spürt man ein Drücken oder Ziehen. Viele Frauen nehmen ein bis zwei Pfund ab, leiden an Durchfall oder haben Verstopfung. Typisch ist auch, dass der Rücken jetzt mehr schmerzt und sich das Kind seltener bewegt.

Erstes offensichtliches Anzeichen, dass die Entbindung nun bald bevorstehen muss, ist der Abgang des Schleimpfropfes, der bis zur Geburt den Muttermund verschließt und das Ungeborene vor Infektionen schützt. Viele Frauen erkennen diesen Abgang an schwachen (mit Schleim gemischten) Blutspuren im Slip. In der Hebammensprache heißt das „Es zeichnet“. Der Schleimpropf selbst ist ein gallertartiges Gebilde und nur so groß wie eine Fingerkuppe. Von nun an läuft der Countdown und es dauert nur noch wenige Tage, bis die Geburtswehen einsetzen.

Vorwehen – der Countdown läuft

Vorwehen sind in den letzten Schwangerschaftswochen nichts Ungewöhnliches. Sie dienen dazu, dass sich das Kind tiefer in den Geburtsweg senkt und somit die richtige Startposition einnimmt. Der Muttermund wird dadurch weicher. Außerdem trainiert die Gebärmutter mit den Vorwehen und bereitet sich so auf die Entbindung vor. Im Sprachgebrauch werden Vorwehen oft auch als „falsche" Wehen bezeichnet. Man nennt sie deshalb so, weil sie zwar den Eindruck erwecken, richtige Wehen zu sein, aber oft schon nach kurzer Zeit wieder aufhören.

Aber wie kann man unterscheiden, ob richtige oder falsche Wehen, wenn man noch nie welche hatte? Geburtswehen dauern länger als 30 Sekunden und kommen in regelmäßigen Abständen. Die Intervalle können zunächst noch sehr groß sein, dafür werden die Geburtswehen aber immer stärker. Im Gegensatz dazu dauern die Vorwehen nicht so lange und werden auch nicht intensiver. Zumeist flachen sie ganz allmählich wieder ab und hören schließlich ganz auf. Ein Tipp: Um falsche von richtigen Wehen zu unterscheiden, nehmen Sie am besten ein heißes Vollbad. Geburtswehen würden durch ein Bad intensiviert, weil sich der Körper entspannt und die Gebärmutter dadurch mehr Kräfte mobilisieren kann. Vorwehen hingegen verschwinden, weil sich die Muskulatur im warmen Wasser entspannt.

Manchmal kündigt sich die Geburt abrupt durch einen Blasensprung an.

Was dazugehört, um eine Geburt auszulösen

Im Wesentlichen müssen zwei Voraussetzungen erfüllt sein, damit eine Geburt beginnen kann: Die Gebärmutter hat eine Größe erreicht, die die geburtsauslösenden Kräfte in Aktion versetzt. Aus diesem Grund enden Mehrlingsschwangerschaften auch oft sehr viel früher.

Durch den natürlichen Alterungsprozess der Plazenta kommt es zu einem Abfall der Progesteronproduktion. Dieses Hormon war bislang für die Ruhigstellung der Gebärmutter zuständig.

Gleichzeitig wird die „alternde Plazenta" von der Gebärmutter als „fremd" erkannt und in einer Art Abstoßungsreaktion werden Botenstoffe gebildet, die Wehen auslösen.

Prostaglandin ist ein hormonähnlicher Stoff, der jetzt vermehrt produziert wird. Es senkt den Blutdruck und regt die Gebärmuttermuskulatur an.

Oxytocin wird von der Hirnanhangsdrüse produziert. Durch den Druck des Kindes von innen auf den Muttermund wird dieses Hormon verstärkt ausgeschüttet. Es treten rhythmische Kontraktionen auf, die das Baby weiter nach unten schieben. Dadurch beginnt ein Kreislauf, der die Geburt vorbereitet und in Gang hält.

Ängste sind mit dabei

Machen Sie sich Mut! Schließlich hat es noch jede Frau geschafft und Sie schaffen es auch.

Irgendwann im Laufe der Schwangerschaft reift in allen Frauen die Erkenntnis, in einer unausweichlichen Situation zu stecken. Die Endgültigkeit, dass jede Schwangerschaft mit einer oft schmerzhaften Geburt endet, verdrängt phasenweise das Glück und die Freude am Baby. Es wäre übrigens völlig unnormal, keine Angst zu haben. Angst vor dem Schmerz: Eine Geburt ist immer schmerzhaft und wie weh es wirklich tut, lässt sich nicht vorhersehen. Angst vor der Endgültigkeit: Die Geburt mit all ihren Schmerzen ist unausweichlich und die einzige Möglichkeit, die Schwangerschaft glücklich zu beenden. Es gibt keine Alternative. Angst vor dem Risiko: Eine Geburt birgt immer ein – wenn auch geringes – Risiko für das Leben von Mutter und Kind. Angst vor den Grenzerfahrungen: Die Geburt eines Kindes ist eine jener Erfahrungen, die uns an die eigenen Grenzen bringt – an die Grenzen der Belastbarkeit ebenso wie an die Grenzen des Ertragbaren.

Schauergeschichten und gute Worte

Ob man nun will oder nicht, jede Schwangere wird immer wieder mit allen möglichen Erfahrungsberichten überschüttet und mit guten Ratschlägen versorgt. Man kann fast den Eindruck bekommen, dass es nur schreckliche Geburten und dramatische Entbindungen gibt. Das liegt schlicht daran, dass eine ganz normale Geburt weit weniger spannend zu erzählen ist und eine kleine Unwahrheit hier und eine kleine Zugabe da die Sache doch etwas aufpeppen. Merkwürdigerweise hört man relativ wenig über schöne und unproblematische Geburten, immer ist es das Außergewöhnliche, das Angst Einflößende, was in Geburtsberichten so hervorgehoben wird. Solche Horrorgeschichten zu relativieren und die Geburt ins rechte Licht zu rücken, ist eine der Aufgaben der Hebamme. Sie verfügt über ausreichend Geburtserfahrung, um solche Schauergeschichten zu entkräften und reale Information zu liefern. Das hilft wenig, wenn im Kopf der Frau darüber hinaus diffuse Ängste geistern, die zumeist auf hausgemachten Ansprüchen beruhen. Zu den häufigsten Bedenken gehören:

- die Angst vor der Unberechenbarkeit des Schmerzes, verbunden mit dem gleichzeitigen Anspruch, dass „eine gute Mutter ohne Schmerzmittel auskommt".
- die Angst vor der Gefahr für das eigene Leben und für das Leben des Kindes. Hinzu kommt die Angst, die Kontrolle über sich und die Geburt zu verlieren. Oder umgekehrt: Der Anspruch, immer alles unter Kontrolle zu haben und dabei auch noch eine gute Figur zu machen.
- die Angst, in der Geburtsphase ausgeliefert zu sein, zum einen den eigenen Schmerz nicht mehr kontrollieren zu können und zum anderen – wenn man in einem Krankenhaus entbindet – in der Krankenhausroutine unterzugehen.

Lernen Sie träumen! Das ist eine Art, Ängste abzubauen. Wenn Sie sich abends vornehmen zu träumen, klappt es häufig auch.

Gehen Sie gegen die Angst vor!

Vertrauen Sie auf die Natur. Schließlich ist die Geburt ein milliardenfach erprobtes Verfahren und noch dazu eine ganz natürliche Sache. Eine Geburt ist keine Krankheit und Sie können Ihrem Körper vertrauen. Je mehr Sie über die Vorgänge in ihrem Körper wissen und je besser sie sich über Geburtsabläufe und Komplikationen informiert haben, desto souveräner können Sie in die Klinik gehen. Besuchen Sie die Entbindungsklinik, um die Räumlichkeiten kennen zu lernen. Wählen Sie eine Hebamme, der Sie vertrauen können. Und: Verbannen Sie alle Horrorgeschichten ins Reich der Fantasie.

Eine Geburt läuft besser, wenn man gelernt hat, auf die Signale des eigenen Körpers zu achten. Seien Sie also ganz spontan, lachen Sie, wenn Ihnen danach zumute ist, weinen Sie, wenn Ihnen danach ist. Reißen Sie sich nicht zusammen, sondern lassen Sie ihren Bedürfnissen freien Lauf.

Glauben Sie bloß nicht, dass Sie tapfer sein müssten und dass Sie den Schmerz „still" erdulden sollen. So viel Selbstbeherrschung führt zu Verkrampfungen und bringt die Geburt zum Stocken. Wenn Ihnen zum Weinen ist – tun Sie es. Denn dann kommt das Gefühl aus dem Bauch heraus und wird zur treibenden Kraft für eine leichtere Geburt. Es ist auch wichtig, dass die Person, die Sie bei der Geburt begleitet, Ihre Wünsche und Ängste kennt. Er oder sie wird nicht selten zum „Anwalt" der Schwangeren, wenn es darum geht, die eigenen Vorstellungen durchzusetzen.

Denken Sie immer daran, dass 80 % aller Entbindungen problemlose Spontangeburten ohne wesentliche Komplikationen sind.

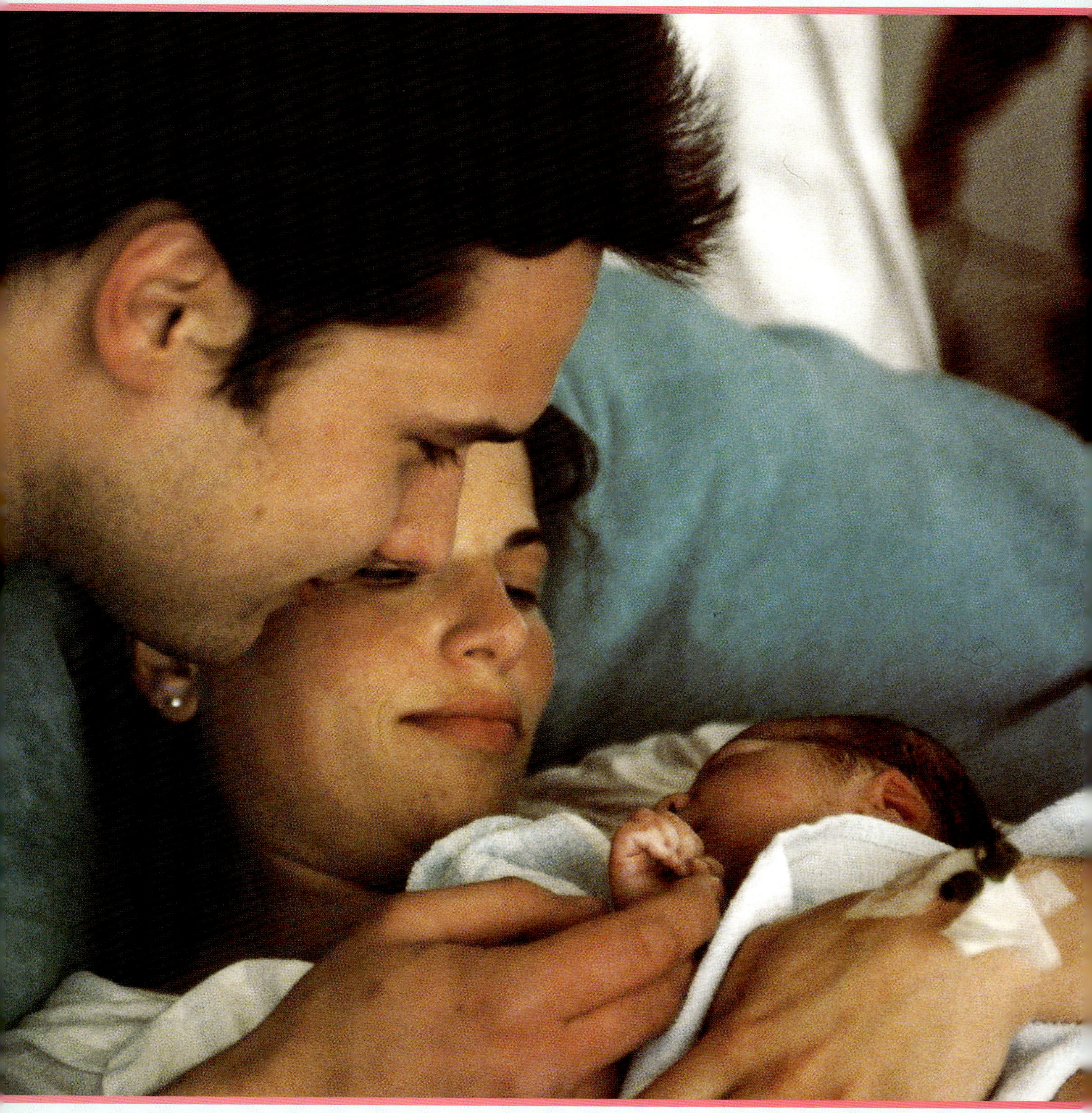

Einen klaren Kopf soll man bewahren, ruhig und gelassen bleiben, wenn es tatsächlich losgeht – das wurde Ihnen in den letzten Monaten immer wieder geraten. Es ist schwer, diese Ratschläge zu befolgen, vor allem, wenn man sein erstes Kind erwartet. Eine unermessliche Hilfe ist in diesen Stunden Ihr Partner, der Ihnen das sichere Gefühl vermittelt, die ganze Zeit bei Ihnen zu bleiben und Sie zu unterstützen, wie es nur geht. Natürlich trägt auch die Atmosphäre in der Klinik oder dort, wo Sie Ihr Kind zur Welt bringen, entscheidend dazu bei, dass Sie sich sicher und wohl fühlen. Doch egal, wie diese Stunden sein werden, wenn Ihr Baby dann endlich da ist, auf Ihrem Bauch liegt oder in Ihrem Arm, wird alles andere nebensächlich. Mutter, Vater, Kind – das sind die ersten, ganz besonderen Augenblicke, die Sie zusammen erleben. Genießen Sie sie, halten Sie sie fest, sie sind prägend für jeden von Ihnen.

Nun ist es endlich so weit

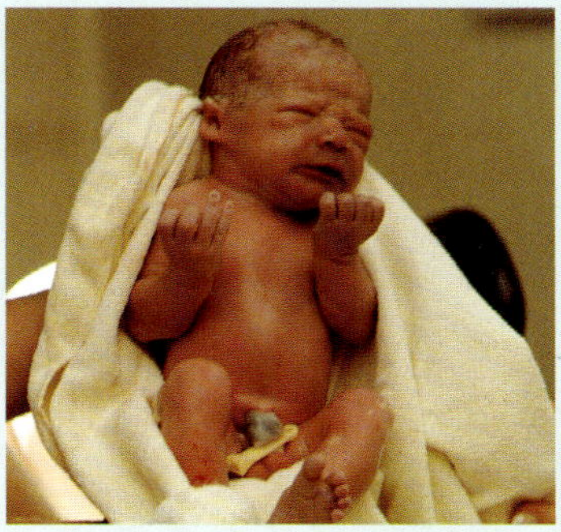

Das Baby ist endlich geboren und Sie können es in Ihre Arme schließen.

Wehen – der Schmerz als treibende Kraft

Die Kontraktionen (also das Zusammenziehen) der Gebärmuttermuskulatur werden als Wehen bezeichnet. Die Gebärmutterwand besteht überwiegend aus so genannter glatter Muskulatur, die im Gegensatz zu anderen Muskelpartien (wie beispielsweise denen in Armen oder Beinen) nicht willentlich beeinflussbar ist. Das Zusammenziehen der Gebärmuttermuskulatur wird im Wesentlichen durch Hormone gesteuert und durch die Mitarbeit des Kindes bei der Geburt begünstigt.

Hormone bestimmen, wann der Zeitpunkt der Geburt erreicht ist, und bringen die Wehen in Schwung.

Wehen – nicht immer das Zeichen für den Geburtsbeginn

Vorwehen oder Senkwehen sind zumeist ein Training der Gebärmuttermuskulatur für die eigentliche Geburt. Allerdings sind diese für Frauen, die noch nie geboren haben, oft schwer von richtigen Geburtswehen zu unterscheiden.

Normalerweise ist es so, dass Vorwehen den Gebärmutterhals nicht auflockern und auch keine Wirkung auf den Muttermund haben. Ausnahmen bestätigen allerdings auch hier die Regel und deshalb sollte man bei besonders heftiger Vorwehentätigkeit unbedingt dem Arzt oder der Hebamme davon berichten. Nur sie können jetzt prüfen, ob der Muttermund noch geschlossen ist oder ob tatsächlich schon die Geburt beginnt.

Es ist durchaus normal, dass vor allem Erstgebärende Vorwehen von Geburtswehen nicht unterscheiden können. Ein alter Hebammentrick ist es, ein heißes Bad zu nehmen. Dabei verschwinden Vorwehen, aber Geburtswehen verstärken sich.

Blasensprung – Geburt von jetzt auf gleich?

Mit dem Einsetzen der Geburtswehen – der „richtigen" Wehen – beginnt die Geburt. Sie dauern in der Regel länger als 30 Sekunden und kommen in regelmäßigen Abständen von zehn bis 15 Minuten wie-

Wehenformen

Im Laufe der Geburt kommen unterschiedliche Wehenformen vor. Sie bestimmen, in welcher Geburtsphase man gerade ist, und haben entsprechend auch unterschiedliche Funktionen:

- Eröffnungswehen
  Sie dauern zwischen 30 und 60 Sekunden. Anfangs kommen sie in Abständen von etwa zehn bis 15 Minuten. Im Laufe der Zeit verkürzen sie sich auf fünfminütige Intervalle und schließlich kommen sie alle drei Minuten. Sie bewirken eine Dehnung beziehungsweise Öffnung des Muttermundes.
- Presswehen
  Sie sind der Höhepunkt der Geburt – und das in mehrfacher Hinsicht. Sie dauern länger, nämlich bis zu 90 Sekunden, und kommen in rascher Folge. Darüber hinaus besteht bei den Frauen nun der Wunsch, zu pressen und das Kind so hinauszubringen. Presswehen fallen vielen Frauen leichter als Eröffnungswehen, weil sie nun aktiv mitmachen können.
- Nachgeburtswehen
  Sie treten nach der Geburt auf und sorgen dafür, dass sich die Plazenta löst und ausgestoßen wird.
- Nachwehen
  Im Wochenbett bildet sich die Gebärmutter mit Kontraktionen zurück. Diese treten verstärkt beim Stillen auf.

der. Manchmal beginnen die Geburtswehen auch ganz plötzlich mit einem Blasensprung. Dabei geht Fruchtwasser tröpfchenweise oder schwallartig ab. Es riecht leicht süßlich, ist klar oder mit weißlichen Flocken versetzt. In den meisten Fällen setzen in den folgenden 24 Stunden heftige Wehen ein. Aber auch wenn das nicht so ist, müssen Sie jetzt gleich in die Klinik.

Ob Sie sich liegend in die Klinik fahren lassen sollen oder nicht, hängt davon ab, ob das Köpfchen den Geburtsweg verschließt oder nicht. Das ist meist schon ab der 38. Schwangerschaftswoche der Fall. Liegt das Köpfchen nicht fest über dem Geburtsweg, besteht die gefahr, dass die Nabelschnur vorfällt und Sie sollten sich daher liegend transportieren lassen. Fragen Sie hierzu am besten Ihre Hebamme oder Ihren Arzt.

Wehen rollen wie eine Welle im Meer heran. Erst langsam und bedächtig, dann immer schneller und stürmischer, schließlich aufbrausend und überwältigend.

Was man gegen Schmerzen tun kann

Irgendwann kommt fast jede Frau bei der Geburt an einen Punkt, an dem sie die Hebamme und die Ärzte anfleht, doch etwas gegen die Schmerzen zu unternehmen. Die Hebamme und die Ärzte werden dann überlegen, was in der jeweiligen Phase an schmerzlindernden Mitteln verabreicht oder welche schmerzlindernde Methode angewandt werden kann. Nicht in jeder Phase der Geburt ist es nämlich zum Beispiel möglich, eine Periduralanästhesie zu setzen.

Die Schmerzen veratmen

In den meisten Fällen wird die Hebamme die Schwangere auffordern, sich auf das Ein- und Ausatmen zu konzentrieren. Eingeatmet wird durch die Nase, ausgeatmet in einem langen Zug durch den Mund. Durch die Konzentration auf diese Atemtechnik gelingt es häufig bereits, die Schmerzen ein wenig zu lindern. Doch oft reicht das Veratmen der Wehen nicht aus.

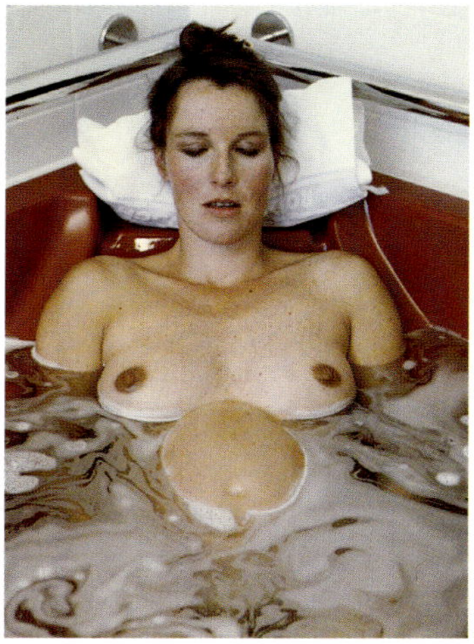

Die meisten Gebärenden nutzen die Möglichkeit eines entspannenden Bades während der Wehen.

Warme Bäder, Akupunktur, Massagen, Homöopathie

Baden kann den Wehenschmerz erträglicher machen, denn das warme Wasser wirkt entkrampfend und hilft vielen Frauen sich zu entspannen. In manchen Krankenhäusern kann die Schwangere sogar im Wasser ihr Kind bekommen. Zur Schmerzlinderung kann auch die Akupunktur angewendet werden, bei der kleine Nadeln, die in festgelegte Stellen der Haut gestochen werden, die Schmerzleitung unterbrechen. Da viele Frauen gute Erfahrungen mit Akupunktur gemacht haben, wird sie mittlerweile auch in einigen Kliniken während der Geburt angeboten. Rückenmassagen, zum Beispiel durch den Partner, eventuell mithilfe eines Igelballs, lindern den Wehenschmerz besonders dann, wenn die Wehen vor allem in der Rückengegend auftreten. Homöopathische Arzneien gehören ebenfalls zu den Mitteln, die die Schmerzen bei der Geburt erträglicher machen können und weder

der Mutter noch dem Baby schaden. Allerdings muss sich eine Hebamme schon recht gut mit der Homöopathie auskennen, um das passende Mittel für die jeweilige Frau und Situation zu wählen.

Medikamente zur Schmerzlinderung

Viele Medikamente stehen zur Linderung der Schmerzen während der Geburt nicht zur Auswahl, da sie immer auch über die Plazenta auf das Baby übergehen und nach der Geburt dessen Atmungsfähigkeit beeinflussen können. Dennoch ist die Gabe von Medikamenten nicht von vornherein abzulehnen, denn wenn eine Frau die Schmerzen nicht mehr erträgt, können Schmerzmittel oder andere Arzneien die Geburt erleichtern.

Wenn die Schmerzen für die Frau unerträglich scheinen, sie große Angst hat oder die Geburt nicht vorangehen will, kann es durchaus sinnvoll sein, sich für eine PDA zu entscheiden. Bleiben Sie aber in Gedanken immer bei Ihrem Kind.

Die Peridural- oder Epiduralanästhesie und Pudendus-Block

Bei der Periduralanästhesie (PDA, auch Epiduralanästhesie genannt) wird ein Betäubungsmittel in den Raum zwischen Wirbelkanal und Rückenmarkshaut injiziert. In der Regel wird ein Katheter gelegt, um das Lokalanästhetikum nachzuspritzen, wenn die Wirkung der Narkose nachlässt. Durch die PDA wird der Unterleib schmerzunempfindlich, das heißt, der Wehenschmerz klingt ab. Da nun aber die Wehen nicht mehr oder nur noch schwach spürbar sind und sich kein oder nur ein geringer Pressdrang einstellt, kann die Frau nicht mehr gezielt bei der Geburt mitarbeiten, die Austreibungsphase dauert länger. Nicht selten sinkt auch der Blutdruck der Schwangeren ab, weshalb die Frau sowie der Geburtsverlauf stärker medizinisch überwacht werden müssen. Ein weiterer Nachteil ist die eingeschränkte Beweglichkeit der Gebärenden.

Der Pudendus-Block ist eine Methode zur Schmerzlinderung, die nur noch selten angewendet wird. Ein lokal wirkendes Anästhetikum wird in die Gegend um den Sitzbeinhöcker gespritzt, sodass ein Nerv betäubt wird, der sich zwischen Vagina und After befindet. Der Pudendus-Block soll die Schmerzen während der Austreibungsphase erträglicher machen, zum Teil wird er auch während einer Zangen- oder Saugglockengeburt oder bei einem Dammschnitt eingesetzt.

Heute bei der Geburt fast immer dabei – der Vater

Zahlreiche Untersuchungen haben bewiesen, dass die Geburten kürzer sind und weniger Schmerzmittel erfordern, wenn die Gebärende durch die Anwesenheit des Partners Unterstützung erfährt.

Keineswegs zu unterschätzen ist die Rolle des Vaters als Fotograf. Manche Männer bringen sogar die Videokamera mit in den Geburtsraum, um die Geburt ihres Kindes auf diese Weise zu verewigen. Keine Frage, solche Aufnahmen sind eine wunderschöne Erinnerung, auch für das Kind später. Dennoch soll der Partner nicht vergessen, warum er eigentlich hier ist: Er wird von seiner Partnerin gebraucht als seelische und körperliche Unterstützung. Das Fotografieren muss eine untergeordnete Rolle spielen!

Es ist kaum vorstellbar, doch erst Ende der 70er-, Anfang der 80er-Jahre wurde es den Vätern in unseren Kulturkreisen erlaubt, bei der Geburt dabei zu sein. Heute sind etwa 90 Prozent aller Väter im Kreißsaal beziehungsweise im Geburtszimmer anwesend, unterstützen die Partnerin und können auch mit ihr zusammen das Neugeborene in die Arme schließen. Immer selbstverständlicher ist es auch, dass die Väter – wenn sie es wünschen – bei einem Kaiserschnitt anwesend sein dürfen.

Was kann der Partner tun?

Die wichtigste Rolle des werdenden Vaters ist, seiner Partnerin die Angst zu nehmen und ihr die Gewissheit zu geben, dass er immer bei ihr ist und für alle ihre Reaktionen in diesen Stunden Verständnis hat. Vor allem in der Klinik, wenn sich eine Hebamme nicht ausschließlich um eine Gebärende kümmern kann, übernimmt der Partner in gewisser Weise einen großen Teil der geburtshilflichen Arbeit. Er ermuntert sie während der Wehen, verschiedene Positionen auszuprobieren, erinnert sie an die Atemtechniken, die sie im Vorbereitungskurs gelernt hat, und atmet mit ihr laut mit, massiert ihren Rücken, ihre Füße, kühlt das Gesicht mit einem Waschlappen und vor allem: Er spricht ihr aufmunternd zu, lobt ihre bisherige Leistung und ermutigt sie durchzuhalten. Er muss akzeptieren, wenn die Frau nicht reden will, wenn sie plötzlich sagt, dass sie seinen Humor in dieser Situation nicht ertragen kann oder wenn sie ihn von sich stößt.

Egal, wie sich die Gebärende verhält, und egal, was sie sagt, Vorwürfe sind jetzt absolut fehl am Platz. Auch eine Abwertung der Schmerzen ist alles andere als eine Ermunterung zum Weitermachen.

Wenn das Baby dann geboren ist und der Vater es zum ersten Mal sehen kann, ist er emotional genauso aufgewühlt wie die Mutter. Er kann in Tränen ausbrechen, vor Freude aufschreien, sich vor Erschöpfung einfach irgendwo hinsetzen – alles ist möglich und vollkommen normal. Es ist immer gut, wenn man sich im Vorfeld bewusst macht, dass niemand und auch man selbst nicht wissen kann, wie

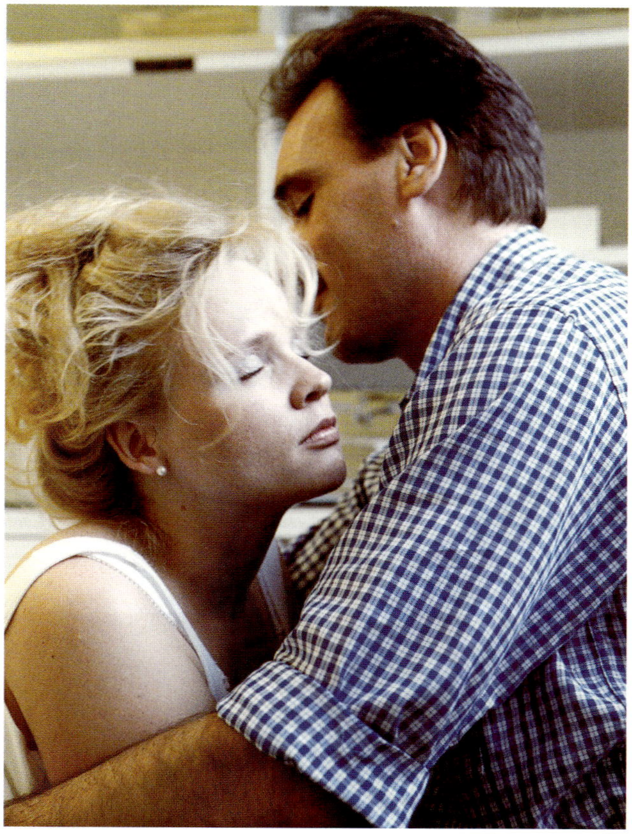

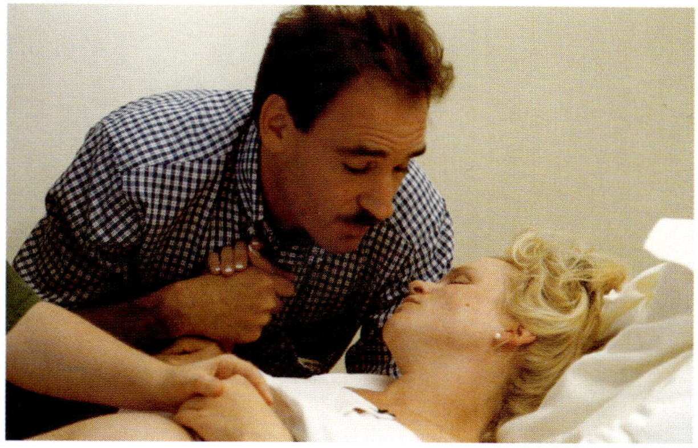

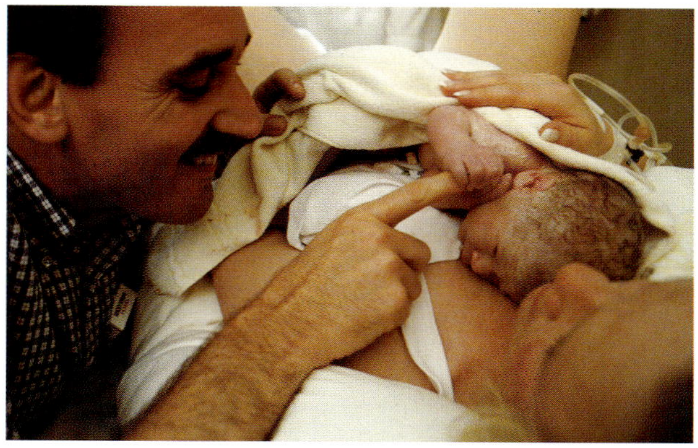

Der Partner ist während der Geburt eine unermessliche Hilfe. Es geht nicht in erster Linie darum, dass er etwas Konkretes tut, es ist einfach wichtig, dass er da ist.

man auf so ein faszinierendes Erlebnis reagieren kann und dass es nichts gibt, wegen dessen man sich schämen müsste.

Nichts funktioniert unter Zwang!

Die Selbstverständlichkeit für die Geburtshelfer und auch die meisten Schwangeren, dass heute der Partner bei der Geburt dabei ist, kann den Mann natürlich auch gewaltig unter Druck setzen. Vielleicht bereitet es ihm große Probleme, Blut zu sehen oder seine Partnerin unter Schmerzen zu erleben, geschweige denn einem operativen Eingriff – was ja ein Kaiserschnitt ist – beizuwohnen. In solchen Fällen hat es keinen Sinn, seine Anwesenheit zu verlangen, etwa mit der Begründung „Es ist ja auch dein Kind." Man muss seine Scheu oder Angst akzeptieren und vielleicht ist es ein guter Kompromiss, wenn man sich im Vorfeld darauf einigt, dass er zwar zunächst dabei ist, aber jederzeit den Geburtsraum verlassen kann.

Die Wassergeburt

Als Ende der 80er-Jahre die ersten Kinder im Wasser zur Welt kamen, waren die Reaktionen in der Fachwelt sehr unterschiedlich. Die einen sprachen von einer gefährlichen Modeerscheinung und sogar von einem kriminellen Akt, die anderen sahen darin keinerlei erhöhtes Risiko für Mutter und Kind und betonten die schmerzlindernde Funktion des Wassers. Heute werden Wassergeburten immer beliebter und sind nicht nur zu Hause und in Geburtshäusern, sondern auch in immer mehr Kliniken möglich.

Wie läuft eine Geburt im Wasser ab?

Die ersten Wassergeburten waren gar nicht als solche geplant, vielmehr wollten die Geburtshelfer der Frau durch den Aufenthalt in einer Badewanne die Schmerzen lindern und sie entspannen lassen. Die Gebärenden selbst waren es dann, die nicht aus der Wanne aussteigen wollten und das Kind im Wasser zur Welt brachten.

Sobald das Kind geboren ist, holt die Hebamme es aus dem Wasser heraus, damit es seinen ersten Atemzug machen kann, und legt es der Mutter in die Arme.

Obwohl der Name es vermuten lässt, findet eine Wassergeburt nicht zwangsläufig im Wasser statt und keine Frau sollte sich auf diesen Gedanken versteifen. Es kann genauso gut sein, dass sie die erste Wehenphase im Wasser verbringen möchte, aber in der Austreibungsphase doch das Bedürfnis verspürt, das Becken oder die Wanne zu verlassen.

Was sind die Vorteile für die Mutter?

Die Gebärenden empfinden das warme Wasser (die Temperatur beträgt etwa 37 °C) als sehr entspannend und bei vielen trägt es dazu bei, dass die Schmerzen leichter zu ertragen sind. Durch die Schwerelosigkeit im Wasser kann sich die Gebärende leichter bewegen und der Druck, den der große Bauch ausübt, ist verringert. Dementsprechend verlangen auch die weitaus meisten Frauen, die ihr Kind im Wasser gebären, keine Schmerzmittel. Die Erfahrung hat auch gezeigt, dass sich die Geburtshelfer der Frau viel zurückhaltender nähern, wenn sie sich im Wasser aufhält, als das der Fall im Kreißsaal ist. Der vielleicht wichtigste positive Aspekt einer Wassergeburt ist die Tatsache, dass die Frauen hier mehr als sonst das Gefühl haben, eine aktive Rolle bei der Geburt zu spielen.

Fragen Sie Ihre Hebamme oder Ihren Arzt, ob für Sie eine Wassergeburt infrage kommt.

Wie erlebt das Kind die Geburt?

Kinder, die im Wasser geboren werden, erleben einen langsamen Übergang von der Gebärmutter zum Leben außerhalb. Durch das Element Wasser, das den Babys ja bestens bekannt ist, ist dieser Übergang und damit verbunden auch das „selbstständige“ Leben kein abrupter Schnitt, der Angst macht, sondern ein sanftes Gleiten. Ein Schnitt ist zwar zwangsläufig immer mit dem ersten Atemzug da, bei einer Wassergeburt ist jedoch der ganze Übergang etwas leichter. Es gibt kein grelles

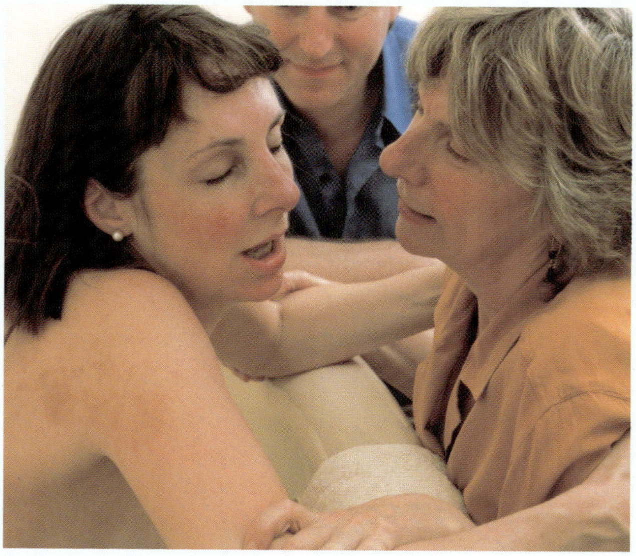

Licht, das das Baby blenden könnte, und die Geräusche sind im Wasser ähnlich wie in der Gebärmutter ein wenig gedämpft – der allererste Kontakt des Neugeborenen mit der Welt außerhalb der Gebärmutter ist somit freundlicher, unaufdringlicher, behutsamer.

Seinen ersten Atemzug macht das Baby in der Regel, wenn sein Köpfchen oder seine Nabelschnur keinen Kontakt mehr zum Wasser hat. Es gibt zahlreiche Kritikpunkte, die Gegner der Wassergeburten anführen. Dazu zählt auch die Befürchtung, das Neugeborene könnte ertrinken. Zum Ertrinken ist zu sagen, dass es bei Neugeborenen ohne Fehlbildungen oder schwere Erkrankungen ausgeschlossen ist, weil das Kind eben nicht unmittelbar, wenn es die Gebärmutter verlässt, atmet. Aus dem gleichen Grund sind auch Infektionen (etwa durch Einatmen verschmutzten Wassers) auszuschließen – auch das ist ein wichtiger Kritikpunkt der Gegner von Wassergeburten. Wenn nach der Geburt das Kind der Mutter in die Arme gelegt wird, muss es sofort zugedeckt werden (etwa mit einem großen Badetuch), damit es nicht auskühlt.

Wann ist von einer Wassergeburt abzuraten?

Eine Geburt im Wasser kommt selbstverständlich nicht infrage, wenn es sich um eine Frühgeburt handelt und das Kind noch nicht voll geburtsreif ist oder wenn anzunehmen ist, dass es Komplikationen bei der Geburt geben könnte. Das kann beispielsweise der Fall sein, wenn das Kind falsch liegt, wenn der Zustand der Mutter nicht gut ist oder auch wenn mehr als ein Kind geboren werden soll. Es erübrigt sich zu sagen, dass eine Frau, die Angst vor Wasser hat oder auch vielleicht überhaupt keine Beziehung zu diesem Element entwickelt hat, ihr Kind nicht auf diese Weise gebären sollte.

Manche Frauen fühlen instinktiv, dass sie unmittelbar vor der Austreibungsphase aus dem Wasser steigen müssen, und es erweist sich im Nachhinein immer als richtig, weil das Kind einen höheren Sauerstoffbedarf hatte. Ist das der Fall, müssen die Babys unter Umständen sofort nach Austritt des Köpfchens atmen.

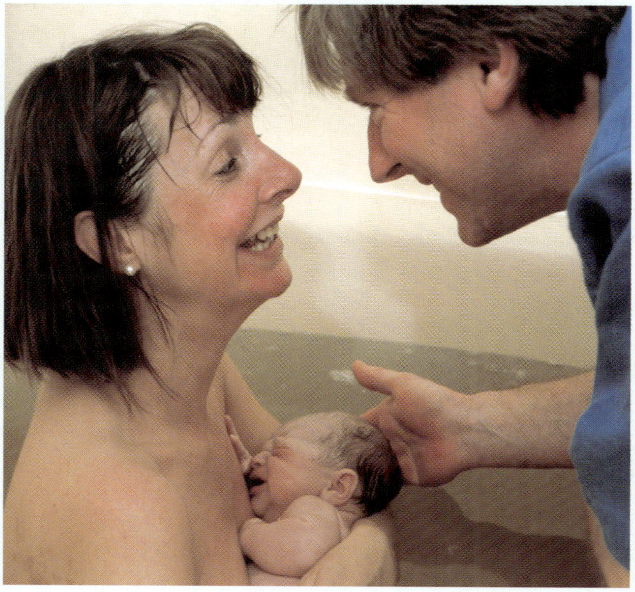

Wann ist ein Kaiserschnitt notwendig?

Für eine Frau, die sich eine natürliche Geburt wünscht, ist es meistens ein Schock, wenn ihr der Arzt mitteilt, dass ihr Kind nicht auf dem normalen Weg auf die Welt kommen kann, sondern ein Kaiserschnitt gemacht werden muss. Doch leider kann sich eine Frau nicht aussuchen, wie die Geburt ihres Kindes verlaufen wird. Ist eine natürliche Geburt mit zu vielen Risiken für die Schwangere und das Baby verbunden, ist eine operative Entbindung durch die Bauchdecke sicherlich die beste Lösung.

Hin und wieder wird auch ein Kaiserschnitt geplant, wenn abzusehen ist, dass der kindliche Kopf nicht durchs Becken der Mutter passt, doch in der Regel kann das erst bei der Geburt festgestellt werden.

Geplanter und ungeplanter Kaiserschnitt

Einige Frauen wissen bereits vor der Entbindung, dass sie ihr Kind durch Kaiserschnitt bekommen werden. Das kann der Fall sein, wenn das Baby in Beckenendlage oder in Querlage liegt und sich auch einige Wochen vor dem Entbindungstermin noch nicht gedreht hat. Eine Frau, die einen Kaiserschnitt vermeiden möchte, kann sich allerdings in einer solchen Situation an eine Klinik wenden, deren Gynäkologen Erfahrung damit haben, das Kind einige Wochen vor dem Geburtstermin durch spezielle Handgriffe von außen zu wenden. Gelingt die äußere Wendung nicht oder kommt es dabei zu Komplikationen, kann aber trotzdem ein Kaiserschnitt notwendig werden. Bei be-

Ein geplanter Kaiserschnitt muss heute nicht unter Vollnarkose durchgeführt werden und in immer mehr Kliniken kann der Partner bei dem Eingriff dabei sein.

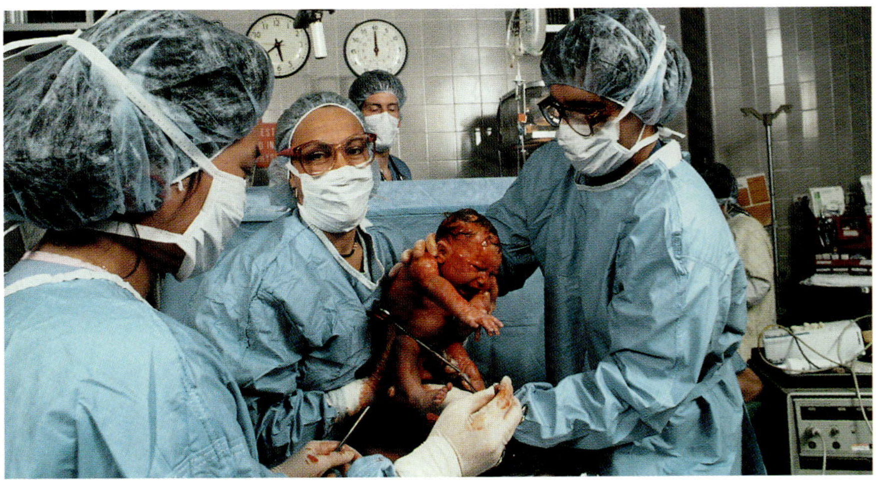

stimmten Krankheiten der Mutter kann eine vaginale Entbindung für Mutter und Baby zu riskant sein, sodass von vornherein ein Kaiserschnitt geplant wird. Dasselbe gilt häufig für Mehrlingsgeburten und für Frauen mit einer Placenta praevia (der Mutterkuchen liegt über dem Eingang des Geburtsweges). Bei einem geplanten Kaiserschnitt vereinbaren die Ärzte mit der Mutter einen Termin für die Geburt – meistens etwa eine Woche vor dem errechneten Entbindungstermin. Bei Mehrlingen oder bei einem erhöhten Schwangerschaftsrisiko kann sich dieser Termin auch nach vorn verschieben.

Selbstverständlich kann sich auch im Verlauf der Geburt die Notwendigkeit für einen Kaiserschnitt ergeben, zum Beispiel weil festgestellt wird, dass das kindliche Köpfchen nicht durch den Geburtsweg passt oder weil der Kopf so ungünstig liegt, dass eine natürliche Geburt nicht möglich ist. Auch wenn sich der Zustand des Kindes während der Geburt akut verschlechtert, sodass eine natürliche Geburt für das Kind zu risikoreich wäre, wird ein Kaiserschnitt gemacht.

Nach dem Kaiserschnitt werden Sie in den ersten Tagen noch Schmerzen im unteren Bauchbereich haben, doch sollten Sie – mit Unterstützung der Krankenschwestern und -pfleger – möglichst schnell wieder aufstehen, unter anderem um die Entstehung einer Thrombose zu verhindern.

Die Durchführung des Kaiserschnitts

Ein geplanter Kaiserschnitt wird heute – wenn die Mutter es wünscht – meistens nicht unter Vollnarkose gemacht, sondern es wird eine Periduralanästhesie (PDA) durchgeführt, bei der nur der Unterleib der Frau betäubt wird, sie aber bei vollem Bewusstsein bleibt. So kann die Frau das Kind sofort nach dem Kaiserschnitt in Empfang nehmen. Auch kann in vielen Kliniken der Vater bei dem Eingriff dabei sein, wenn er und die Schwangere es wünschen – erkundigen Sie sich vorher, ob dies möglich ist. Natürlich sieht der Vater von der Operation nichts, genauso wenig wie die Schwangere – das Operationsfeld ist abgeschirmt. Wenn es schnell gehen muss, ist allerdings eine Vollnarkose nötig, denn es dauert etwa eine halbe Stunde, bis die PDA wirkt.

Der Schnitt, der beim Kaiserschnitt gemacht wird, verläuft in der Regel vertikal oberhalb der Schamhaargrenze, sodass die Operationsnarbe selbst beim Tragen von Badekleidung nicht sichtbar ist („Bikini-Schnitt"). Durch einen kleinen Schnitt in der Gebärmutter hebt der Arzt das Baby heraus und nabelt es ab. Damit die Plazenta sich löst und ebenfalls herausgehoben werden kann, ist meistens noch die Injektion des Hormons Oxytocin notwendig. Im Anschluss daran werden die Schnitte in der Gebärmutter und im Bauch wieder vernäht.

Die Geburt – vier Phasen der Entbindung

Eine Geburt ist ein wunderbares Erlebnis. Sie ist verbunden mit Schmerz und Freude, mit Angst und Erleichterung. Wie Sie persönlich die Geburt erleben werden, kann man nicht vorhersagen. Weder der Geburtsverlauf noch die individuellen Umstände sind vorhersehbar. Es ist allerdings nützlich und wichtig, sich über die Phasen der Geburt gründlich zu informieren. Wenn Sie und Ihr Partner eine Vorstellung davon haben, was auf Sie zukommt, sind Sie besser vorbereitet und fühlen sich weniger hilflos ausgeliefert.

Schon vor der Geburt sollte man testen, wie lang der Weg in die Klinik ist. Beziehen Sie verkehrsreiche Zeiten und witterungsbedingte Verzögerungen mit ein.

Die Eröffnungsphase – manchmal recht lang

Mit den ersten Geburtswehen beginnt die Geburt. Die meisten Frauen erleben diese Phase zu Hause. Natürlich sind sie jetzt schon ein bisschen aufgeregt, weil es endlich losgehen wird. Am besten bleiben Sie aber trotzdem ganz ruhig und beobachten zunächst einmal, ob die Wehen tatsächlich länger als 30 Sekunden dauern und regelmäßig alle 15 bis 10 Minuten wiederkehren. Um Vorwehen auszuschließen, können Sie jetzt ein Bad nehmen. Dann ist ein Telefonat mit der Hebamme, dem Arzt oder der Klinik angebracht. In den meisten Fällen wird man Ihnen raten, noch etwas zu Hause zu bleiben, bis die Wehen regelmäßig in kürzeren Abständen kommen. Das richtet sich aber natürlich auch nach den individuellen Umständen: wie lange es in die Klinik dauert, wie die Wetterverhältnisse sind, ob es Komplikationen gibt und so weiter.

Die erste Phase der Geburt dauert am längsten, oft zwischen sechs und 16 Stunden. Durch die Wehen wird nach und nach der Muttermund geöffnet, bis er etwa 10 cm weit ist.

Die Wehen kommen zu Beginn der Eröffnungsphase regelmäßig in längeren Abständen, die sich auf etwa fünf Minuten verkürzen, später alle drei Minuten kommen, bis zum Schluss etwa alle zwei Minuten eine Wehe anrollt. Anfangs dauern die Wehen zwischen 30 und 60 Sekunden, später zwischen 45 und 60 Sekunden. Gegen Ende der Eröffnungsphase können sogar 90 Sekunden erreicht werden. We-

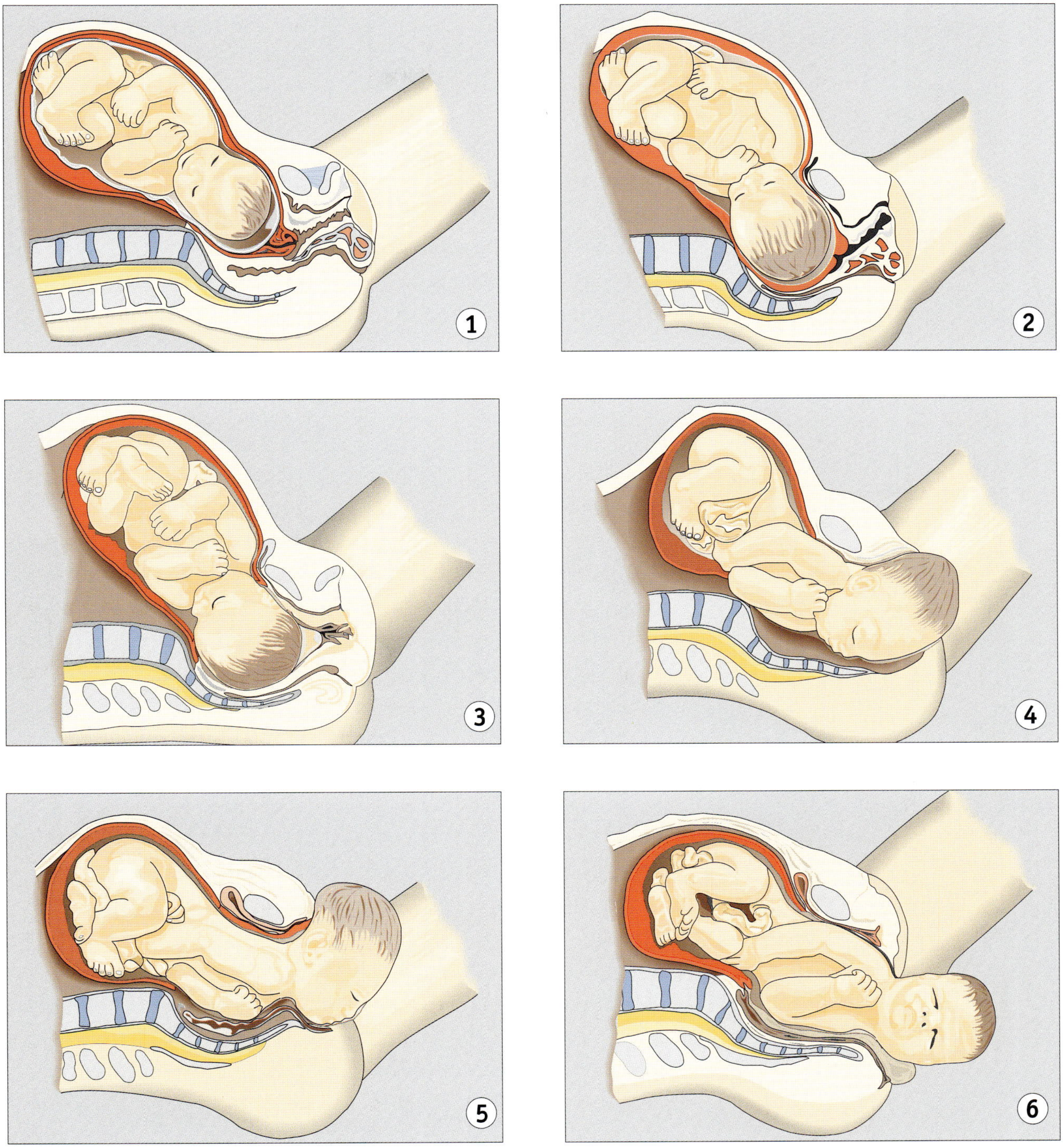

***Abb. 1:** Alle Muskeln sind noch entspannt; **Abb 2:** Während jeder Wehe ziehen sich die Muskeln zusammen; **Abb 3:** Das Kind wird nach unten gedrückt; **Abb. 4:** Der Kopf des Kindes wird sichtbar; **Abb. 5:** Der Kopf ist fast ganz hervorgetreten; **Abb. 6:** Nun wird der Körper geboren.*

Jetzt erweist es sich als hilfreich, wenn man die Atemtechniken während der Geburt schon vorab geübt hat. Gut ist es auch, wenn der Partner weiß, welche Anweisungen was bedeuten.

Die Medizintechnik ist manchmal notwendig

Die meisten Entbindungskliniken versuchen die Kreißsäle heute möglichst gemütlich und weniger steril wirken zu lassen. So wenig Technik wie nötig, so viel entspannte Atmosphäre wie möglich. Trotzdem stehen natürlich in einer Klinik ganz andere medizinische Geräte für die Geburtsüberwachung oder den Notfall zur Verfügung. Viele Frauen haben große Angst vor all diesen Geräten, meistens einfach deswegen, weil sie nicht wissen, wann, warum und wie diese eingesetzt werden.

- Infusionen: In den meisten Kliniken wird vorsorglich ein so genannter Venenverweil-Katheter gelegt. Er ermöglicht es dem Arzt oder der Hebamme, schnell Medikamente (zum Beispiel Schmerz- oder Wehenmittel) oder Traubenzuckerlösung (zum Beispiel wenn die Mutter erschöpft ist) in den Blutkreislauf zu bringen.
- CTG oder Herzton-Wehen-Schreiber: Das Gerät zeigt, ob Wehen vorhanden sind und in welchen Abständen sie kommen, und beobachtet die Herztöne des Kindes. Sinnvoll ist während der Geburt eine regelmäßige Kontrolle, um zu beurteilen, ob es dem Kind gut geht. Eine Dauerkontrolle ist nur bei Risikogeburten notwendig.
- Telemetrie: Herztöne und Wehen können über einen Sender in den Kreißsaal übertragen werden. Die Schwangere kann also spazieren gehen.
- Kopfschwarten-Elektrode: Die Mini-Elektrode kann in der Austreibungsphase am Kopf des Babys im Mutterleib befestigt werden, um dann ebenfalls die Herztöne des Kindes zu kontrollieren. Diese Technik wird nur noch angewendet, wenn durch die Bauchdecke keine Ableitung möglich ist.
- Die Geburtszange (Forceps): Die Geburtszange wird eingesetzt, wenn sich die Herztöne des Kindes in der Austreibungsphase verschlechtern und das Kind zügig auf die Welt kommen muss.
- Die Saugglocke (Vakuum-Extraktion): Das ist ein Saugnapf, der am Kopf des Kindes befestigt wird und der Frau am Ende der Geburt hilft, wenn sie zu erschöpft ist oder wegen einer PDA nicht richtig schieben kann.

henabstände und -länge sind individuell verschieden, ebenso wie die Dauer der Phase insgesamt.

Und wie fühlen Sie sich in dieser Zeit?

Das Schmerzempfinden ist ganz unterschiedlich. Manche Frauen klagen über Rückenschmerzen, andere haben Bauchkrämpfe. Wenn Sie sich einigermaßen gut fühlen, können Sie anfangs noch zu Hause bleiben. Da Sie in einer Klinik während der Geburt oft nicht essen dürfen, meistens aber auch nicht wollen, können Sie jetzt noch eine leichte Mahlzeit zu sich nehmen. Denken Sie daran, dass auch Ihr Partner für die Geburtsphase versorgt ist. Übrigens: Das Essverbot rührt daher, dass man Sie nüchtern haben möchte für den Fall des Falles, dass ein Kaiserschnitt notwendig wäre. Wasser trinken ist erlaubt. Oft werden Frauen in der Klinik auch zu einem Einlauf überredet. Das müssen Sie nicht akzeptieren, zumal wenn Sie in den letzten Tagen immer wieder regelmäßig Stuhlgang hatten. Gehen Sie jetzt allerdings auch regelmäßig zur Toilette. Eine volle Blase und ein voller Darm behindern nämlich die Wehen. Ein harter Stuhl im Enddarm verhindert das Tiefertreten des Köpfchens.

Wenn die Wehen allmählich heftiger werden, sollten Sie sich auf den Weg in die Klinik machen. Viele Frauen fühlen sich jetzt ruhelos und in keiner Position mehr so richtig wohl. Geben Sie dem Bewegungsdrang nach und tun Sie alles, wonach Ihnen gerade ist. Gehen Sie in die Hocke oder auf alle viere, setzen Sie sich auf einen Gymnastikball oder hängen Sie sich an eine Sprossenwand – erlaubt ist alles, was gefällt. In den meisten Kreißsälen stehen auch Seile und Gymnastikmatten zur Verfügung. Wählen Sie die Positionen ganz so, wie es Ihnen im Augenblick gut tut. Heute muss (in den allermeisten Fällen) niemand mehr bis zur Geburt im Bett liegen. Die Schwerkraft nutzen, um das Kind voranzubringen, lautet vielmehr die Devise. Und überaus wichtig ist es, die Ruhepausen zwischen den Wehen zum Auftanken zu nutzen!

Gegen Ende der Eröffnungsphase ist den Frauen oft heiß und übel. Sie werden ungeduldig und zunehmend angespannter: Die einen arbeiten intensiv mit, die anderen sind total lethargisch. Manchmal hat man das Gefühl, aus dem Kreislauf der Wehen nur noch ausbrechen zu wollen.

In der letzten Phase der Geburt übernimmt die Hebamme das Kommando. Sie lenkt nun den Geburtsverlauf so, dass er für das Kind am besten ist.

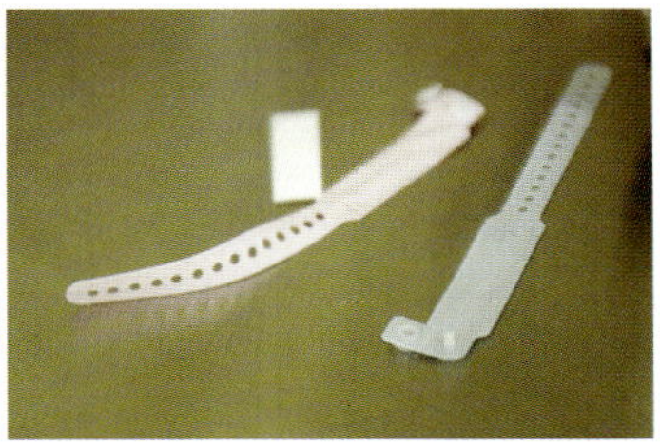

Für den neuen Erdenbürger stehen schon die Armbändchen bereit (in blauer und rosa Ausfertigung), auf denen später sein Name notiert wird. Heben Sie das Bändchen auf als Beweis dafür, wie winzig einmal die Handgelenke Ihres Kindes waren.

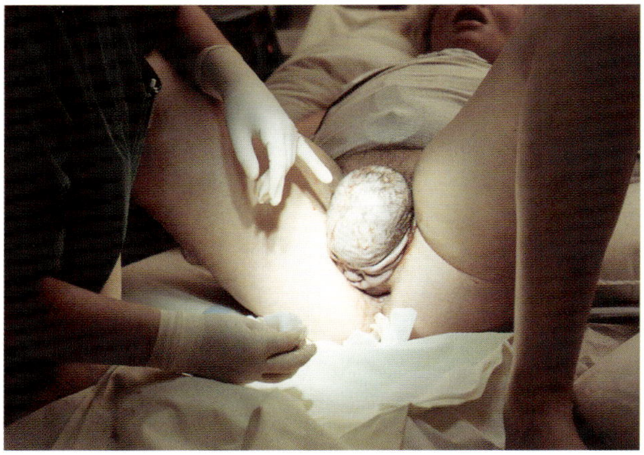

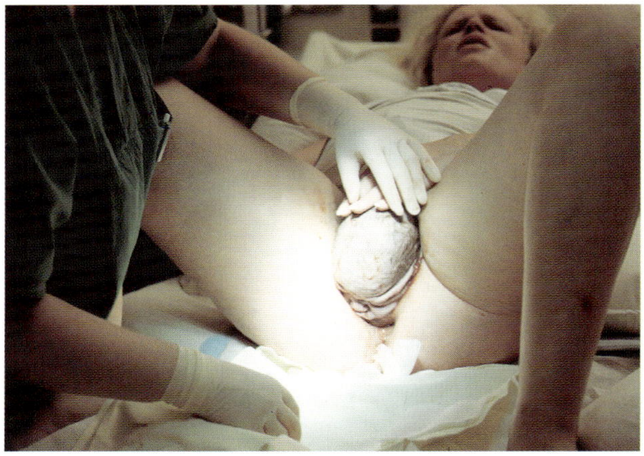

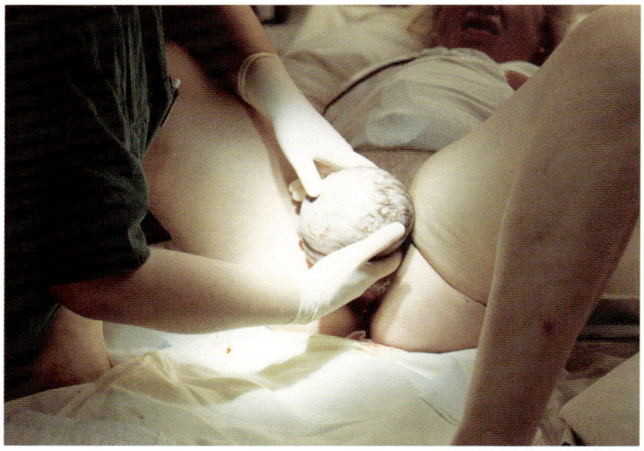

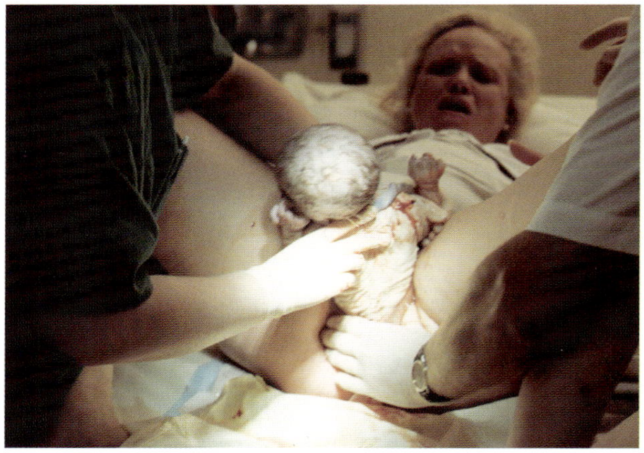

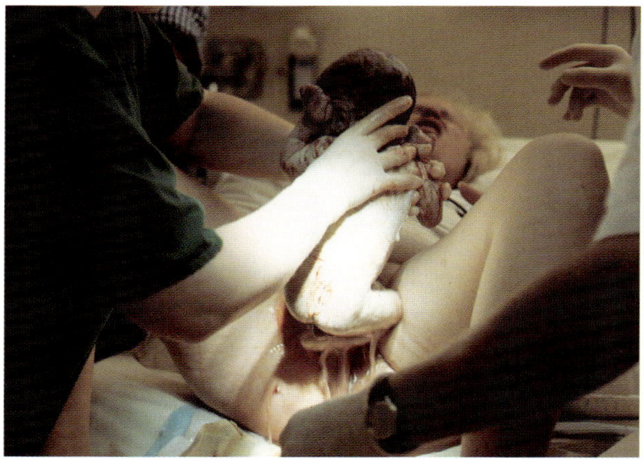

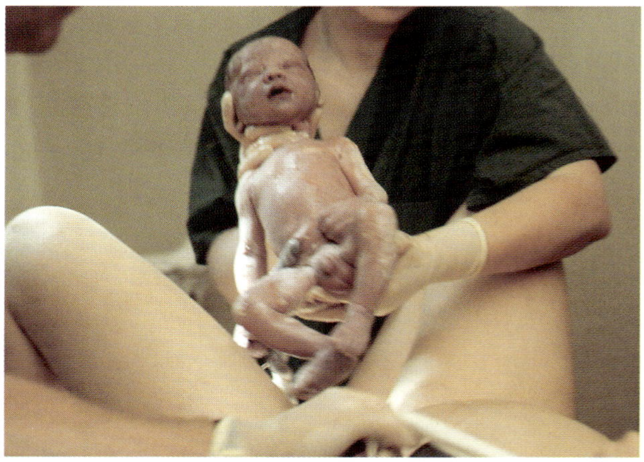

Wenn das Köpfchen austritt, liegt die schwierigste Phase der Geburt hinter Ihnen. Die Hebamme wird Sie vielleicht auffordern, das Köpfchen mit Ihrer Hand zu fühlen – diese erste Berührung gibt vielen Frauen neue Kraft für die letzten Minuten. Vorsichtig wird dann die Hebamme helfen, dass das Kind ganz herauskommt – und dann können Sie es schließlich sehen und in die Arme schließen.

Die Übergangsphase – besonders unangenehm

Die zweite Phase der Geburt wird als Übergangsphase bezeichnet und von den meisten Frauen als besonders unangenehm empfunden. Sie ist vergleichsweise kurz. Die Wehen kommen jetzt in kurzen Abständen, sind aber unregelmäßiger und werden immer heftiger. Manche Frauen verspüren den Drang zu drücken. Aber genau das sollten sie jetzt nicht tun. Meistens platzt nun die Fruchtblase. Die Hebamme wird untersuchen, ob Sie drücken dürfen oder die Wehen veratmen sollten.

Die werdenden Väter sollten darauf vorbereitet sein, dass ihre Partnerin in dieser Phase oft aggressiv sein kann.

Wie es Ihnen dabei geht

Sie sind wahrscheinlich hin- und hergerissen zwischen Angst und Hoffnung. Die Gefühle toben wild durcheinander. Vielleicht sind Sie wütend, weil Sie so viel leiden müssen. Oder sie haben Angst, dass die Geburt noch recht lange dauert. Manche fühlen sich verzweifelt, weil das alles nicht schneller vorangeht. Am unangenehmsten ist aber der Druck, dem Sie jetzt nicht nachgeben dürfen. Er muss durch schwingende Atmung (Hechelatmung), so wie Sie es in der Geburtsvorbereitung gelernt haben, unterdrückt werden. Gerade jetzt ist es so wichtig, dass Sie Ihren Gefühlen freien Lauf lassen. Stöhnen Sie, schreien Sie, schimpfen Sie – ganz gleich, was Sie tun, nur lassen Sie Ihre Gefühle heraus. Ganz gleich, wonach Ihnen ist, unterdrücken Sie nichts, denn sonst vergeuden Sie Ihre Kraft.

Der Partner sollte Sie jetzt nach allen Regeln unterstützen, ermuntern, Ihre Gefühle rauszulassen. Auch Trost und Ansporn tun jetzt gut. Manche Frauen können allerdings jetzt keinen Körperkontakt ertragen, auch dafür sollte der Partner Verständnis haben und sich nicht beleidigt zurückziehen.

Die Austreibungsphase – das Baby kommt

Jetzt geht es endlich los. Der Muttermund ist vollständig geöffnet (etwa 10 cm Durchmesser) und der Rhythmus der Wehen verändert sich. Sie kommen nun im Abstand von zwei bis fünf Minuten und dauern bis zu 90 Sekunden an. Jetzt dürfen die Frauen auch aktiv werden und durch Mitdrücken das Kind durch den Geburtsweg schieben. Der Abstand der Wehen ist zwar jetzt größer, aber sie kosten wesentlich mehr Kraft. Zumeist geht die Geburt jetzt schnell vonstatten, aber manchmal dauert es bis zu zwei Stunden, bis das Kind das Licht der Welt erblickt.

Die Hebamme stützt in der letzten Phase das Dammgewebe, damit es nicht reißt. Manchmal passiert es allerdings doch oder es muss durch einen Dammschnitt geöffnet werden. Dieser wird heute nicht mehr routinemäßig angewendet, ist aber manchmal auch unumgänglich. In den Wehenpausen ist eine tiefe und intensive Atmung besonders wichtig, um das Kind mit ausreichend Sauerstoff zu versorgen.

Das Kind sollte nicht zur Welt kommen, während Sie den Atem anhalten, weil dadurch die Sauerstoffzufuhr unterbunden werden kann. Das heißt: Immer Drücken in der Ausatmung!

Wie geht es Ihnen dabei?

Oft besser als zuvor, denn nun ist ein Ende in Sicht und Sie können aktiv etwas tun, um die Geburt voranzubringen. Jetzt müssen Sie sich allerdings voll und ganz an die Anweisungen der Hebamme halten, denn sie begleitet den Geburtsverlauf und weiß am besten, was zu tun ist. Sie entscheidet jetzt, ob Sie drücken dürfen oder wann die Presswehen veratmet werden müssen. Mit dem Drücken ist Schluss, sobald der Kopf des Kindes geboren wird. Spätestens jetzt werden unterschiedliche Gefühle auf Sie einstürmen. Erleichterung und Glück, Erschöpfung und Zufriedenheit.

Ihr Partner wird in dieser dritten Phase etwas an den Rand gedrängt, denn Sie und die Hebamme arbeiten nun aktiv zusammen. Der werdende Vater kann Ihnen jedoch in den Wehenpausen Mut zusprechen und Sie zur tiefen Atmung animieren. Auch beim Drücken kann er Hilfestellung geben.

Wie das Kind bei der Geburt mithilft

Auf den ersten Blick erscheint eine Geburt in erster Linie eine Leistung der Mutter zu sein. Sie hat starke Schmerzen und muss übermenschliche Kräfte aktivieren, um die Geburtsarbeit zu schaffen. Aber auch das Baby hat einen wichtigen Anteil an der Geburt. Es hilft aktiv mit, auf diese Welt zu kommen.

Schon vor der Geburt trainiert es bestimmte Bewegungen, die es bei der Geburt gut voranbringen. Dazu ist das Kind mit zwei Reflexen ausgestattet, die die „Schubkraft“ erhöhen:

Der Schreitreflex funktioniert so: Wenn man das Kind an der Fußsohle kitzelt, bewegt es das ganze Bein vorwärts. Im Mutterleib „kitzelt“ der obere Gebärmutterteil während der Wehen an den Füßchen und so robbt das Kind voran.

Der andere Reflex betrifft den Kopf: Legt man beispielsweise nach der Geburt die Hand auf den Oberkopf des Kindes, so drückt es zunächst den Kopf dagegen und zieht ihn dann wieder ein. Im Mutterleib drückt jede Wehe den Kopf in dieser Weise. Das kindliche Köpfchen drückt dagegen und öffnet so den Muttermund.

Damit die Geburt besser läuft, rollt sich das Baby bei jeder Kontraktion zusammen. Das bedeutet, es faltet Arme und Beine ganz nahe an den Körper und gleitet so voran.

Gut 20 cm lang ist der Weg des Kindes aus der geschützten Gebärmutterhülle ans Licht der Welt. Im Geburtsweg verringert sich die Sauerstoffmenge, die dem Kind zur Verfügung steht. Das ist aber nicht so schlimm, denn das Kind ist durch Hormone (Adrenalin und Noradrenalin) vor einer Mangelversorgung geschützt. Der Blutkreislauf konzentriert sich nun auf die lebenswichtigen Organe. Auf diese Weise steht dem Kind ein Vorrat an sauerstoffreichem Blut zur Verfügung, der ihn vor einem Mangel schützt. In jeder Wehenpause „tankt“ das Kind neu auf und gerät deshalb nicht in Not.

Um von der Gebärmutter auf die Welt zu gelangen, muss das Kind etwa 20 cm zurücklegen.

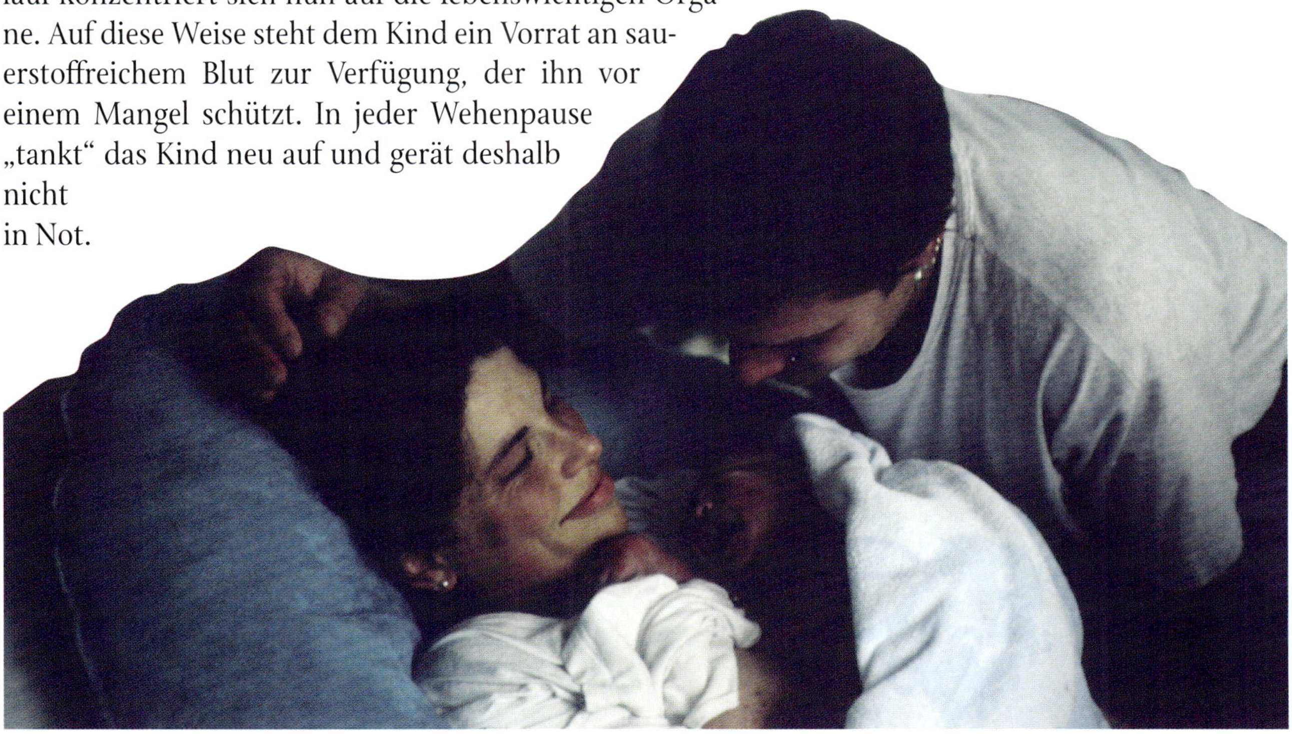

Das Bonding – eine prägende Zeit für Mutter und Kind

Der Moment der Geburt ist ein überwältigendes, unbeschreibliches Erlebnis. Nach all den anstrengenden Stunden ist das kleine Wesen endlich da. Sie können es zum ersten Mal sehen, in Ihre Arme schließen, berühren, küssen. Viel zu lange hat man nicht erkannt, wie wichtig und auch ganz einfach schön diese ersten Augenblicke für Mutter, Vater und Kind sind. Jahrhundertelang hat man der Frau das Kind erst gezeigt und gegeben, wenn es von Geburtshelfern gesäubert, untersucht und angezogen war – und auch dann durfte die junge Mutter ihr Kind immer nur für eine kurze Zeit bei sich behalten. In den letzten Jahren hat sich Gott sei Dank eine Wandlung vollzogen und es ist nahezu überall die Regel, dass man Mutter und Kind sofort zueinander führt und ihnen auch ermöglicht, eine Weile ungestört zusammenzubleiben – und weil der Vater heute meistens bei der Geburt anwesend ist, ist er in die erste Begegnung selbstverständlich mit eingeschlossen. Wissenschaftliche Untersuchungen haben bewiesen, dass diese erste, wenige Stunden umfassende Phase nach der Geburt, die man Bonding nennt, besonders wichtig ist, weil sie das Urvertrauen vom Kind zu den Eltern stärkt.

Der Begriff Bonding kommt aus dem Englischen und bedeutet Bindung.

Begrüßen Sie Ihr Baby!

Das Kind kommt gleich nach der Geburt auf den Bauch der Mutter, um sich von den Strapazen auszuruhen und die mütterliche Wärme zu spüren. Es genießt die Nähe, die vertrauten Stimmen und die Streicheleinheiten. Es tut den Babys gut, wenn das Licht gedämpft ist und alle Anwesenden ruhig und mit leiser Stimme sprechen. Stellen Sie sich doch einfach vor, wie es für so ein winziges Wesen sein muss, plötzlich aus seinem monatelangen Zuhause herausgeschoben zu werden und eine grelle, laute Umgebung erleben zu müssen. Das Baby muss sich an seine neue Umgebung gewöhnen können und es muss auch den Geburtsschock – denn die Geburt ist ja auch für das Kind ein gewaltiger Kraftakt – überwinden. All das fällt ihm leichter, wenn diese Begrüßung auf der Welt behutsamer, ruhiger erfolgt. Es ist erschreckend, wie lange auf die Bedürfnisse der Neugeborenen nicht

Wenn die Mutter – etwa wegen einer Kaiserschnittgeburt – das Kind nicht sofort zu sich nehmen kann, sollte der Vater die erste Bondingphase übernehmen. Und auch wenn das Kind aus medizinischen Gründen nach der Geburt nicht bei den Eltern sein kann, wird selbstverständlich eine intensive Beziehung zwischen allen entstehen, wenn das Kind später die Liebe seiner Eltern spürt.

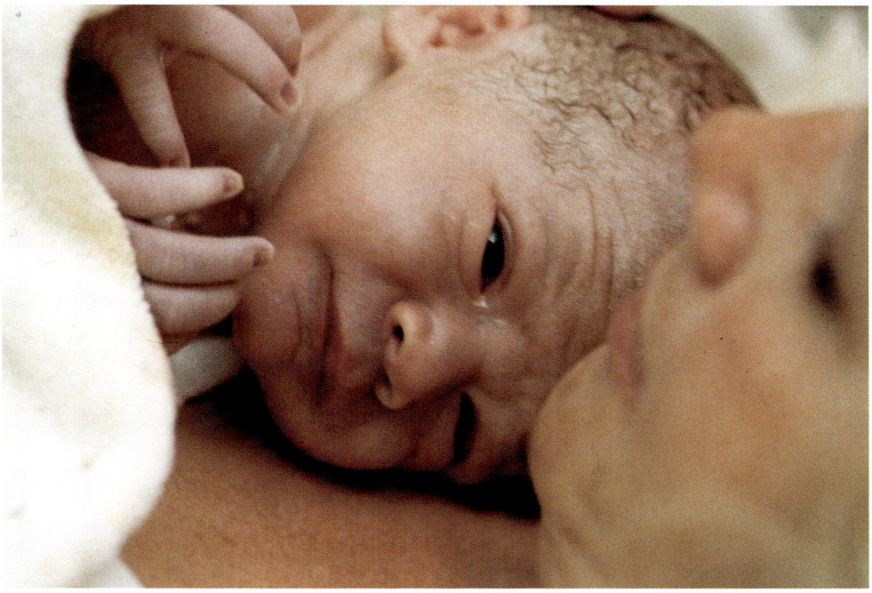

Halten Sie Ihr Kind ganz nah bei sich, reden Sie ihm ruhig und mit leiser Stimme zu und genießen Sie diese wunderbaren Augenblicke.

eingegangen wurde, man sah sie sogar tatsächlich als Wesen an, die weder sehen, hören noch fühlen können! Am besten ist es, wenn das Baby nackt auf Ihrem Bauch liegt und Sie beide zusammen zugedeckt werden. Oft wickelt man die Neugeborenen ein, bevor man sie der Mutter gibt, weil man fürchtet, sie könnten wegen des großen Temperaturunterschieds auskühlen. Verschiedene Untersuchungen haben allerdings gezeigt, dass ein nacktes Baby auf Mutters Bauch oder Brust wärmer bleibt als eines ohne direkten Hautkontakt zur Mutter. Suchen Sie auch den Augenkontakt mit Ihrem Baby. Das Neugeborene kommuniziert von Anfang an mit den Augen. Auf kurze Distanz (20 bis 40 cm) sieht es klar und in Farbe.

Das Neugeborene ist auch in der Lage, seinen „Gesprächspartner" kurz zu fixieren, wobei es nicht den Mund ansieht, aus dem die Laute kommen, sondern die Augen.

Der Hebammen-Tipp !

Nach einer komplikationslosen Geburt ist der Saugreflex des Neugeborenen in den ersten 60 Minuten sehr ausgeprägt. Wird jetzt angelegt, erfährt das Kind eine Beruhigung für alle Sinne und die Weichen für eine gute Stillbeziehung sind gelegt. Machen Sie Ihre Geburtshelfer rechtzeitig darauf aufmerksam (halten Sie es am besten schon im Geburtsplan fest), wenn Sie ein frühes Anlegen wünschen, denn vor allem in Kliniken wird das heute noch nicht überall automatisch so gehandhabt.

Wie werden Mutter und Kind nach der Geburt versorgt?

Eine Familie ist geboren und alle sind überwältigt und verwirrt von ihren Gefühlen und Eindrücken. Dieses erste Kennenlernen muss aber zumindest wegen der Untersuchungen des Babys für kurze Zeit unterbrochen werden – von der eigenen Nachversorgung merkt die junge Mutter in den meisten Fällen gar nichts, weil sie sich voll auf ihr Kind konzentriert.

Versorgung des Kindes nach der Geburt

Bestimmte Untersuchungen des Neugeborenen müssen gleich nach der Geburt gemacht werden, um sicherzugehen, dass mit dem Baby alles in Ordnung ist.

Nach der Geburt beginnt das Baby von einer Sekunde auf die andere alleine zu atmen und gleichzeitig stellt sich auch der Blutkreislauf auf Eigenversorgung um. Die Blutgefäße, die bislang den Blutfluss an Lunge und Leber vorbei zur Plazenta leiteten, schließen sich – ebenso wie eine ovale Öffnung in der Herzscheidewand, durch die bisher das Blut ungehindert von der einen in die andere Herzkammer fließen konnte. Deutliches Zeichen für diese Umstellung: Das Kind beginnt zu atmen.

Diese ersten Untersuchungen Ihres Kindes können selbstverständlich in Ihrer Nähe durchgeführt werden, sodass Sie dabei zuschauen können.

Ob es dem Kind gut geht und ob es fit und gesund für das eigenständige Leben ist, prüfen die Ärzte durch den so genannten Apgar-Test (siehe Seite 178f.). Er wird unmittelbar nach der Geburt, fünf und zehn Minuten später noch einmal durchgeführt. In den meisten deutschen Kliniken wird heute der Apgar-Test durch eine Blutgasuntersuchung erweitert, die zeigen soll, ob das Kind mit genügend Sauerstoff versorgt wurde. Dazu entnimmt man aus der Nabelschnur eine Blutprobe, was für das Kind völlig schmerzlos ist.

Nachdem sich das Baby auf Mutters Bauch ausgeruht hat, kommen noch andere Untersuchungen hinzu. Der Kopfumfang und der gesamte Körper werden gemessen, es wird gewogen und – falls notwendig – werden Schleim und restliches Fruchtwasser aus dem Mund und Rachenraum abgesaugt. Die Hebamme untersucht die Fontanel-

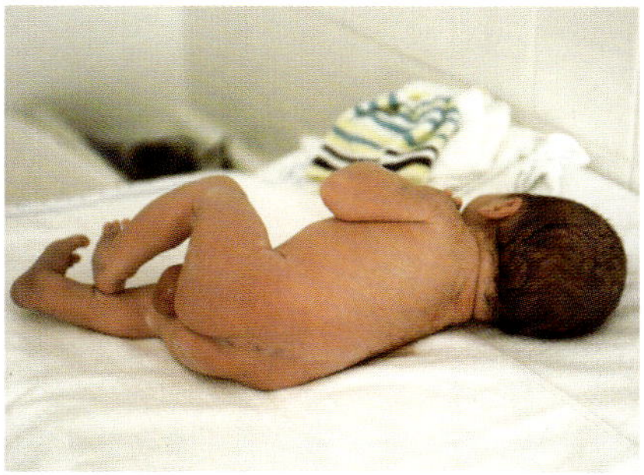
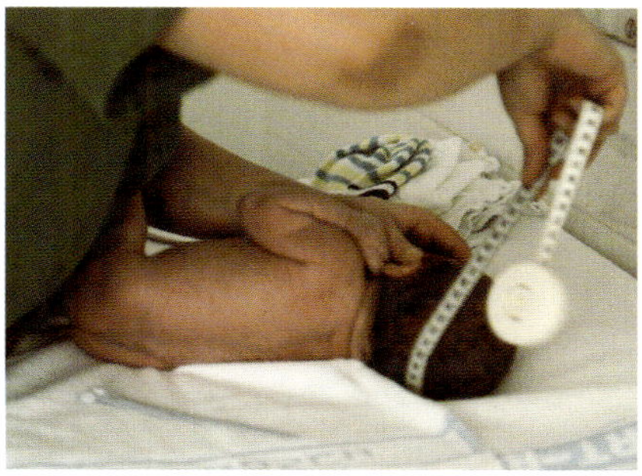
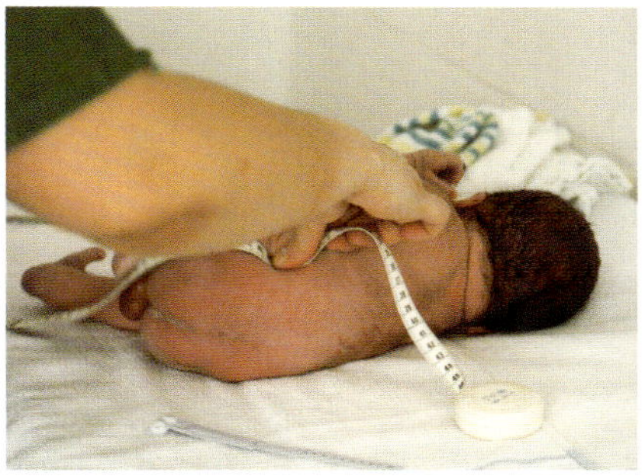
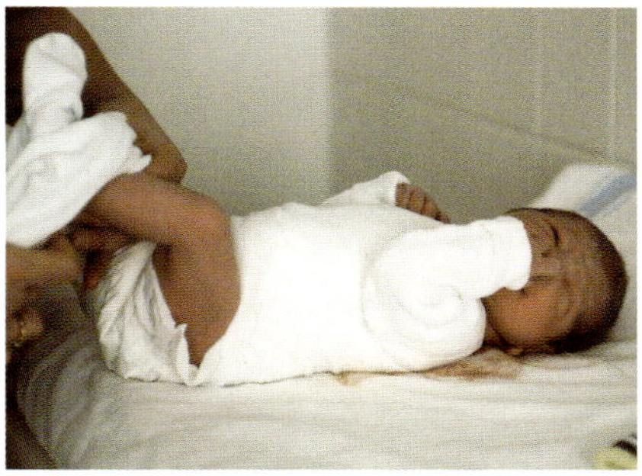
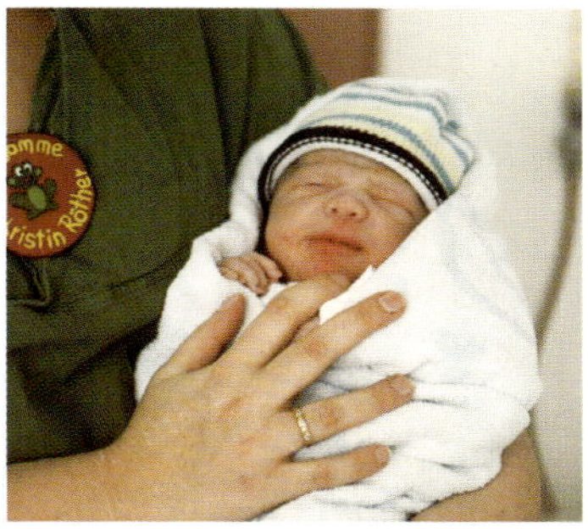

Der Kopfumfang wird gemessen, auch der gesamte Körper, das Neugeborene wird angezogen … Die ersten Stunden auf der Welt sind für das Baby ganz schön anstrengend.

le, den Gaumen auf seine Vollständigkeit sowie die Hüftgelenke und die Füße. Durch Abtasten kann man erkennen, ob alle Organe an der richtigen Stelle sind. Die Gabe von Augentropfen ist zwar gesetzlich vorgeschrieben, wird aber in den wenigsten Kliniken noch routinemäßig durchgeführt. Das Verabreichen einiger Tropfen Vitamin K soll eine Gehirnblutung verhindern.

Die meisten Säuglinge haben auch relativ kurz nach der Entbindung den ersten Stuhlgang. Er wird Kindspech genannt, weil über ihn Gallenfarbstoff und abgestorbene Darmzellen ausgestoßen werden.

Die Abnabelung – der zweite Schritt ins Leben

Nach der Entbindung wartet man heute in immer mehr Kreißsälen – wenn medizinisch nichts dagegen spricht – so lange mit der Abnabelung, bis die Nabelschnur aufgehört hat zu pulsieren. Der Organismus des Kindes kann sich sanft umstellen und an die eigene Atmung gewöhnen.

Spätestens wenn die Nabelschnur durchtrennt wird, tut das Baby seinen ersten eigenen Atemzug. Da in der Nabelschnur keine Nerven sind, tut das Durchtrennen auch nicht weh.

Wenn die Plazenta nicht von alleine abgestoßen wird, gibt es eine ganz einfache und natürliche Möglichkeit nachzuhelfen: Man legt der Mutter das Kind zum Saugen an die Brust an. Auf diese Weise werden im Körper der Mutter bestimmte Hormone freigesetzt, die ein stärkeres Zusammenziehen der Gebärmutter bewirken.

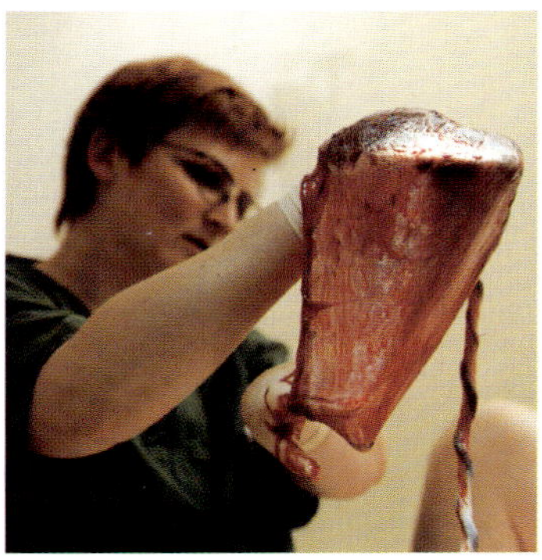

Nach der Entbindung überprüft die Hebamme die Plazenta auf Vollständigkeit.

Der Hebammen-Tipp *Es wird immer wieder beobachtet, dass Väter, die ihre Kinder selbst abgenabelt haben, eine festere Bindung zu ihrem Kind aufbauen. Diese Bindung wirkt sich sogar in der Phase der Pubertät aus, wenn es zur Abnabelung von dem Elternhaus kommt. Wenn Ihr Partner den Wunsch hat, Ihr Kind selbst abzunabeln, sollte er auf Folgendes achten:*

- *Der Wunsch sollte vor Beginn der Geburt geäußert werden.*
- *Der Vorgang sollte mit der begleitenden Hebamme abgesprochen werden.*
- *Selbstverständlich müssen die Hände des Vaters sauber sein.*
- *Er muss vorsichtig und behutsam herangehen.*

Was ist mit Baden?

Ob das Neugeborene sofort nach der Geburt gebadet werden soll, darüber gab es in der Vergangenheit unterschiedliche Ansichten. Die einen befürworteten das Baden und begründeten es mit der These, dass das Baby Zeit braucht, um sich an ein neues Element (die Luft) zu gewöhnen und dass es sich im warmen Wasser so geborgen fühlt wie im Mutterleib. Andere Geburtshelfer erlaubten das Baden nicht, weil Auskühlungsgefahr bestünde. Heute vertritt man fast einhellig die Meinung, dass die Nachteile des sofortigen Badens überwiegen. Das Neugeborene sollte allenfalls gewaschen werden, um etwa Blutreste zu entfernen. Babys, die nicht voll ausgetragen wurden, weniger als 2,5 kg wiegen, bei der Geburt Atemschwierigkeiten hatten oder etwa durch Medikamente, die die Mutter bis zu fünf Stunden vor der Geburt eingenommen hat, betäubt wurden, dürfen auf keinen Fall gebadet werden. Sie können einen Wärmeverlust nicht oder nur unzureichend ausgleichen.

Wie werden Sie nach der Entbindung versorgt?

Nach der Entbindung bleiben die Mutter und ihr Kind zumeist noch etwa zwei Stunden im Kreißsaal beziehungsweise unter aufmerksamer Beobachtung durch die Hebamme. In dieser Zeit wird kontrolliert, ob sich die Plazenta ablöst, ob die Nachgeburt vollständig abgestoßen wird und ob ungewöhnliche Blutungen auftreten. In den meisten Fällen ist die Nachgeburt spätestens eine halbe Stunde nach der Entbindung abgeschlossen. Ist das nicht der Fall, kann die Hebamme mit einem bestimmten Handgriff auf den Bauch drücken, sodass sich die Plazenta ablöst. Es ist wichtig, dass die Plazenta vollständig ausgestoßen wird, weil es sonst zu Blutungen kommen könnte. Sie können beobachten, wie die Hebamme die geborene Plazenta deswegen auch sorgfältig auf ihre Vollständigkeit untersucht.

Nach der Geburt werden Sie zwar leichte Kontraktionen haben, die etwa eine Minute dauern, die Erstgebärende merkt aber davon so gut wie gar nichts – auch allein deswegen, weil die ganze Aufmerksamkeit auf den neuen Erdenbürger gerichtet ist. Frauen, die bereits Kinder geboren haben, spüren die Nachwehen zum Teil sehr stark. In vielen Fällen werden auch der Dammriss – oder gegebenenfalls der Dammschnitt – versorgt. Dazu wird das Dammgewebe betäubt und genäht. Das dauert etwa zwischen 15 Minuten und einer halben Stunde. Mit der Geburt beginnt ein blutiger Ausfluss, der einer starken Monatsblutung ähnelt – man nennt diesen Vaginalausfluss Lochien und er wird die nächsten Wochen andauern, allerdings in immer schwächerer Form und wechselnder Farbe.

Wenn die medizinische Versorgung abgeschlossen ist, wird Ihnen die Hebamme helfen, sich zu waschen und ein sauberes Nachthemd anzuziehen – danach können Sie und Ihr Partner sich in Ihrem Bett ausschließlich dem Baby und Ihren Gefühlen und Gedanken widmen.

Wie werden Sie sich fühlen?

Es ist nahezu unmöglich, eine Antwort auf diese Frage zu geben. Manche Frauen sind von den Anstrengungen der zurückliegenden Stunden so erschöpft, dass sie Kraft weder zum Reden, zum Essen noch zum Trinken haben. Andere sind munter, so als ob nichts gewesen wäre, und an Schlafen ist gar nicht zu denken. Einige sind gesprächig und fröhlich, andere traurig oder einfach noch verwirrt.

Frauen, die während der Geburt Medikamente zur Schmerzlinderung bekommen haben, sind nach der Entbindung meistens müde.

Es ist wichtig, sich im Vorfeld darüber im Klaren zu sein, dass Ihnen niemand sagen kann, wie Sie sich nach der Entbindung fühlen werden und dass Sie selbst das auch nicht wissen können. Auch dem Partner muss das bewusst sein und er muss Sie einfach so akzeptieren, wie Sie sein werden.

Der Apgar-Test

Der Apgar-Test ist eine kleine Untersuchung des Babys, die unmittelbar nach der Geburt und dann noch einmal fünf und zehn Minuten später durchgeführt wird. Dieser Test bewertet den Zustand des Babys nach der Geburt. Der Apgar-Test dient dazu, mögliche Störungen sofort festzustellen und das Kind schnellstmöglich medizinisch versorgen zu lassen, sollte festgestellt werden, dass sein Allgemeinzustand schlecht ist. Oft sind die Hebammen und Ärzte in den Kliniken mittlerweile so routiniert in der Durchführung des Apgar-Tests, dass die Eltern gar nichts davon mitbekommen, dass überhaupt eine Untersuchung stattfindet.

Was passiert beim Apgar-Test?

Der Apgar-Test wurde in den 50er-Jahren von der amerikanischen Ärztin Virginia Apgar entwickelt.

Beim Apgar-Test bewertet man die Hautfarbe des Babys, seine Atmung, seine Muskelspannung, die Reflexe des Kindes und seinen allgemeinen Zustand (zum Beispiel erkennbar am Puls des Babys oder am Zustand der Nabelschnur). Dabei vergibt man Punkte für jedes dieser Kriterien – wenn das Kind bei diesem Test in der ersten oder zweiten Untersuchung zehn Punkte erhält, können die Eltern sicher sein, dass ihr Baby sich in einem optimalen Zustand befindet. Doch auch bei sieben Punkten geht es dem Baby gut – es hat vielleicht noch ein wenig stärker unter den Anstrengungen der Geburt zu leiden und hat allein aus diesem Grund noch nicht die volle Punktzahl erhalten. Meistens erholt sich das Kind jedoch in den nächsten Stunden schnell. Babys, die auch bei der zweiten Untersuchung weniger als fünf Punkte erhalten, bedürfen allerdings intensiverer medizinischer Überwachung.

Die Bewertungskriterien

Der Arzt sieht sich das Baby unmittelbar nach der Geburt genau an und verteilt – je nach Zustand des Kindes – anhand jedes der fünf Bewertungskriterien keinen, einen oder zwei Punkte. Diese Punkte werden addiert. Maximal zehn Punkte können erreicht werden. Lassen Sie sich jedoch nicht verunsichern, wenn Ihr Baby unmittelbar nach der Geburt nicht die volle Punktzahl von 10 beim Apgar-Test erreicht. Die Geburt kann für das Kind so anstrengend gewesen sein, dass sein Zustand noch nicht gleich optimal ist. Nach fünf, spätestens nach zehn Minuten, bei der Wiederholung des Tests, erreichen jedoch die meisten Babys eine hohe oder die volle Punktzahl.

Die Bewertungskriterien

HAUTFARBE

- bläuliche oder sehr blasse Hautfarbe des Kindes = 0 Punkte
- wirkt der Körper rosig, sehen die Ärmchen und Beinchen jedoch bläulich aus = 1 Punkt
- komplett rosig aussehendes Baby = 2 Punkte

ATMUNG

- keine Atmung nach der Geburt = 0 Punkte
- unregelmäßige Atmung = 1 Punkt
- regelmäßige, kräftige Atmung, womöglich verbunden mit Schreien = 2 Punkte

MUSKELSPANNUNG

- schlaffer Muskeltonus = 0 Punkte
- mittelmäßiger Muskeltonus, träge Bewegungen = 1 Punkt
- gute Muskelspannung, kräftige Bewegungen = 2 Punkte

REFLEXE (wenn das Baby unter der Fußsohle berührt wird)

- kein Reflex = 0 Punkte
- Verziehen des Gesichts = 1 Punkt
- Schrei = 2 Punkte

HERZFREQUENZ ODER DER ZUSTAND DER NABELSCHNUR

- kein Puls zu fühlen, eine schlaffe Nabelschnur = 0 Punkte
- schwache Herzfrequenz (Puls unter 100), eine schlaffe Nabelschnur = 1 Punkt
- Pulsfrequenz über 100, eine prall gefüllte Nabelschnur = 2 Punkte

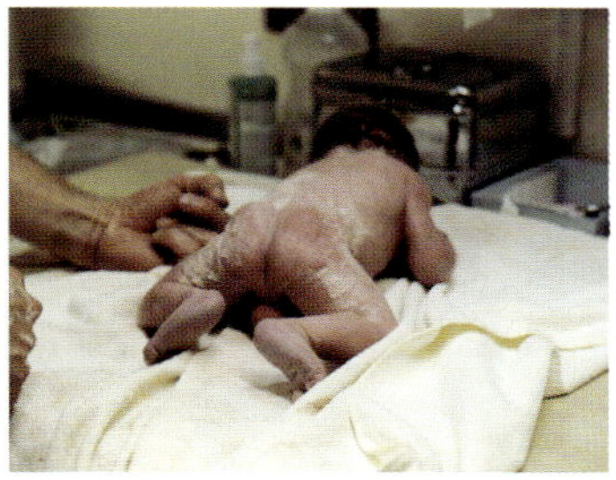
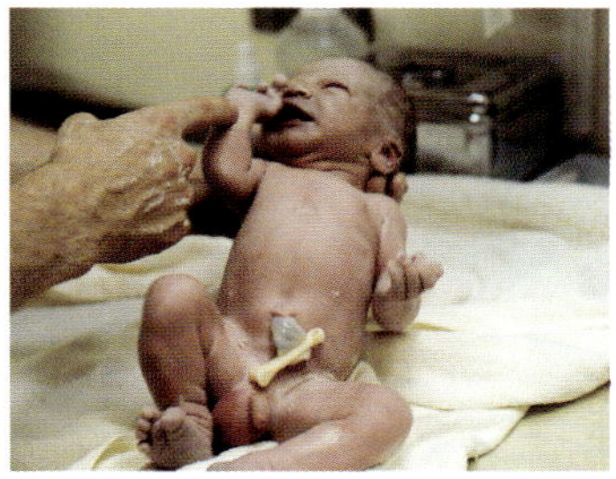
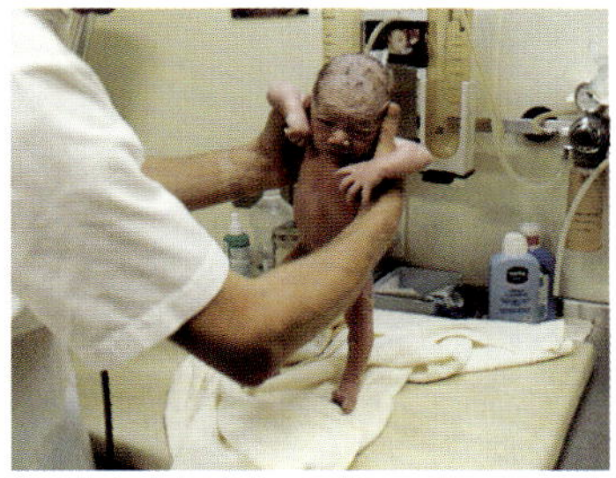
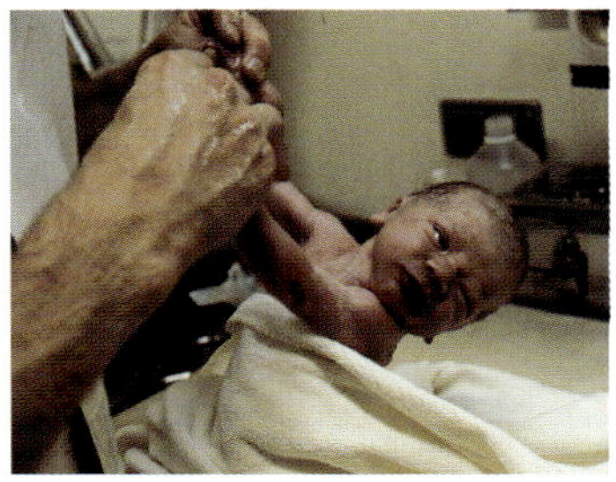

Wenn man zum ersten Mal bei einem Apgar-Test zuschaut, staunt man, wie kräftig so ein Neugeborenes eigentlich ist.

Die ersten Stunden mit dem Baby

Alle Babys betrachten am liebsten sprechende, sich bewegende menschliche Gesichter.

Es ist kein Wunder, dass viele junge Mütter nach einem solchen Erlebnis wie der Geburt ihres Kindes innerlich noch so aufgewühlt sind, dass sie nicht einmal daran denken können, sich auszuruhen oder zu schlafen. Egal, wo Sie Ihr Kind zur Welt gebracht haben, legen Sie Wert darauf, dass man all Ihre Gefühle nicht unterdrückt, indem man Ihnen etwa Schlafmittel gibt. Lassen Sie sich auf Ihre Gefühle ein und lassen Sie sich vor allem Zeit – um die letzten Stunden Revue passieren zu lassen, um das lang ersehnte Baby ausgiebig anschauen, berühren und bewundern zu können, um mit Ihrem Partner über Ihre Gefühle reden zu können oder einfach um mit ihm das gemeinsame Kind anzuschauen. Und bestehen Sie darauf, dass das Kind bei Ihnen bleibt, solange Sie es wollen – es sei denn, medizinische Gründe sprechen dagegen. Vor allem in Krankenhäusern gibt es immer noch Personal auf den Entbindungs- und Säuglingsstationen, die den jungen Müttern einreden, es sei schädlich für das Kind, wenn man es zu sich unter die Bettdecke nimmt (wohl wegen des Wochenflusses). Das ist purer Unsinn und Sie sollten sich von solchen rückständigen Ansichten nicht verunsichern lassen!

Eine Familie wurde geboren

Nicht nur Ihr Kind wurde vor wenigen Stunden geboren, Sie sind (vielleicht zum ersten Mal) Mutter und Ihr Partner ist Vater geworden. Der Augenblick, über den Sie viel gelesen, geredet, nachgedacht haben, ist nun Wirklichkeit. Genießen Sie diese ersten Stunden und wenn Sie das Bedürfnis haben, zu dritt (oder wenn der junge Vater nicht dabei sein kann, zu zweit) zu bleiben, dann tun Sie es. Lassen Sie Omas und Opas, Freunde und Verwandte warten und widmen Sie sich einander und Ihren Gefühlen. Jeder muss Verständnis dafür haben. Bedenken Sie auch, dass Ihr Partner jetzt erst die Gelegenheit hat, einen direkten Kontakt zum Kind aufzubauen. Zahlreiche Untersuchungen haben bestätigt, dass eine ruhige, ungestörte Zeit nach der Geburt für Mutter, Vater und Kind von großer Bedeutung ist und leichter von Anfang an eine intensive Eltern-Kind-Bindung entstehen lässt.

Wie sieht Ihr Baby aus?

Viele Eltern sind überrascht, wenn sie ihr Kind zum ersten Mal genau anschauen und feststellen müssen, dass es wie ein Greis aussieht. Das ist absolut normal und wird sich in wenigen Tagen ändern. Es kann auch sein, dass das Kind noch ein wenig zerknautscht ist, dass der Kopf verformt ist (vor allem nach einer Zangen- oder Saugglockengeburt), dass die Augenlider geschwollen sind oder dass die Haut des Babys noch mit der Käseschmiere bedeckt ist – all das sind normale Erscheinungen und verschwinden innerhalb der nächsten Tage. Bei manchen Jungen und Mädchen sind die Brüste leicht geschwollen und vielleicht tritt ein wenig Milch aus den Warzen. Das hängt mit den Schwangerschaftshormonen zusammen und bildet sich in wenigen Wochen zurück. Alle Babys haben vergrößerte Genitalien – ebenfalls eine Auswirkung der Schwangerschaftshormone, die mit der Zeit verschwinden wird. Die ersten Haare des Kindes haben übrigens meistens eine ganz andere Farbe als die, die in den nächsten Wochen und Monaten nachwachsen werden. Es ist keineswegs ungewöhnlich, dass das Neugeborene schwarzhaarig ist und später als Krabbelbaby blonde oder braune Haare bekommt.

Kaiserschnittbabys sehen immer ein wenig „frischer" aus. Das liegt ganz einfach daran, dass sie nicht durch den engen Geburtsweg zur Welt gekommen sind.

Die Käseschmiere sollte man auf der Haut des Neugeborenen lassen, denn sie ist die beste Hautpflege!

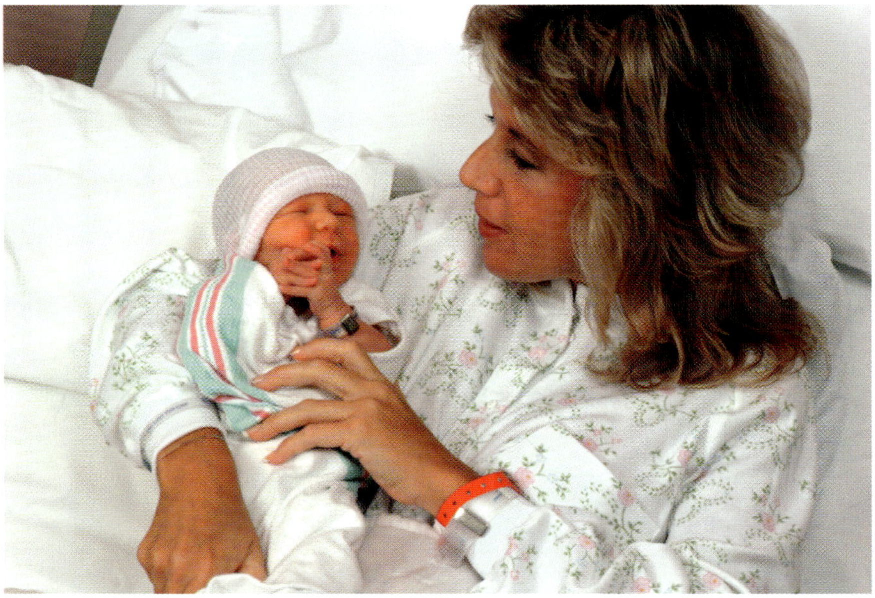

Egal, wie das Baby aussieht, die meisten Eltern finden ihr Kind wunderschön. Genießen Sie diese einmaligen Momente des Sich-kennen-Lernens.

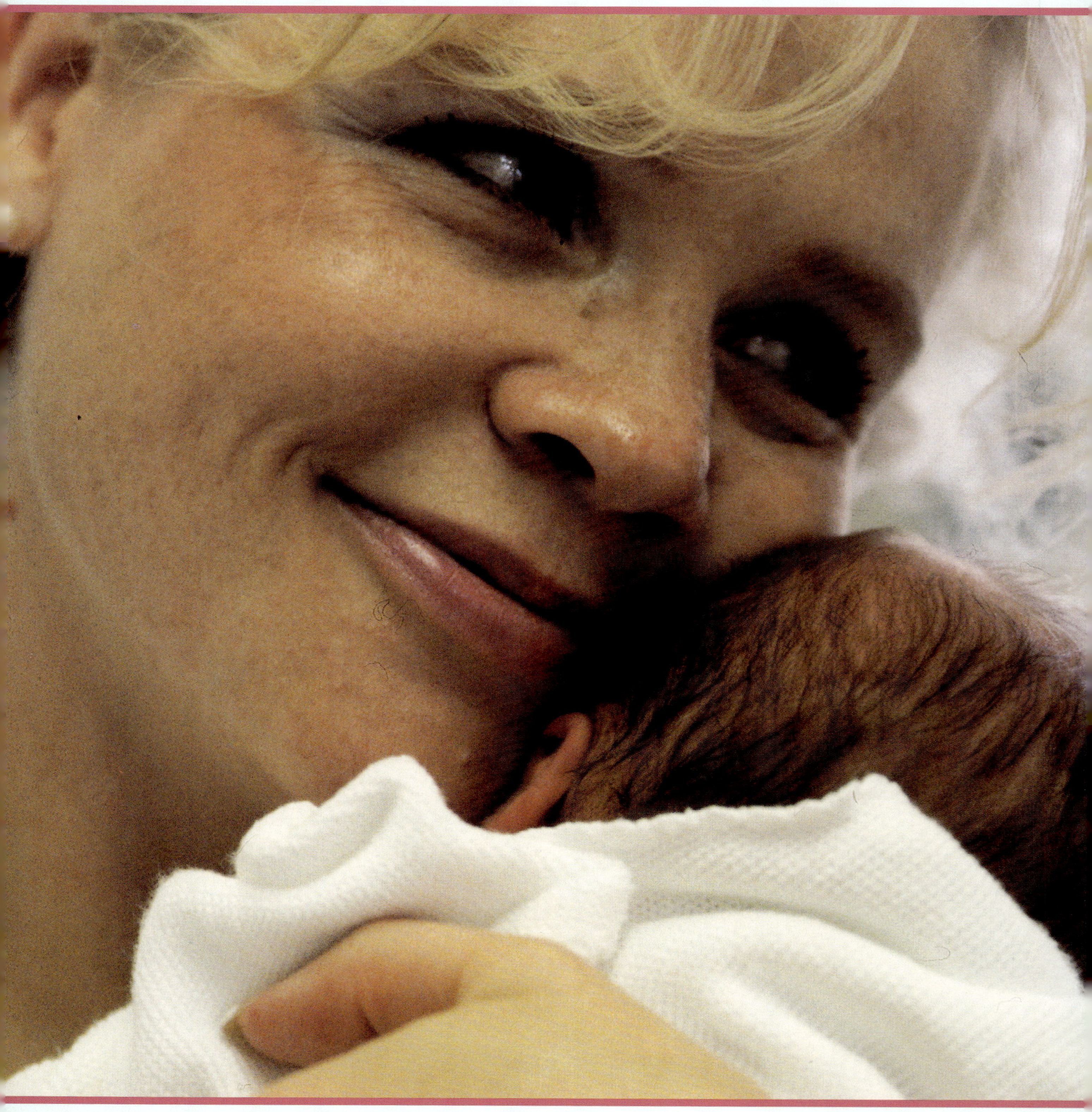

Heultage und Glücksgefühle

Eine Liebesgeschichte, deren Fundament schon vor neun Monaten geschaffen wurde, hat begonnen – die Liebesgeschichte zwischen Ihnen und Ihrem Kind. Wunderbare, aber auch ganz schön anstrengende Wochen stehen Ihnen bevor. Die Monate der Schwangerschaft waren voller aufregender neuer Dinge. Die kommende Zeit steht dem in nichts nach. Da ist dieses niedliche kleine Wesen, das jeden Tag gewaltige Fortschritte in seiner Entwicklung macht und das sich ganz nah an Ihrem Körper am wohlsten fühlt. Da ist das Stillen des Babys, das Wickeln und Baden, da sind die Veränderungen in Ihrem Körper und auch Stimmungsschwankungen: Sie freuen sich über das Kind und empfinden gleichzeitig eine lähmende Panik vor der gewaltigen Verantwortung, die Sie plötzlich und unwiderrufbar zu tragen haben. Niemals sonst erlebt man so vieles in so kurzer Zeit wie während einer Schwangerschaft und der ersten Zeit danach.

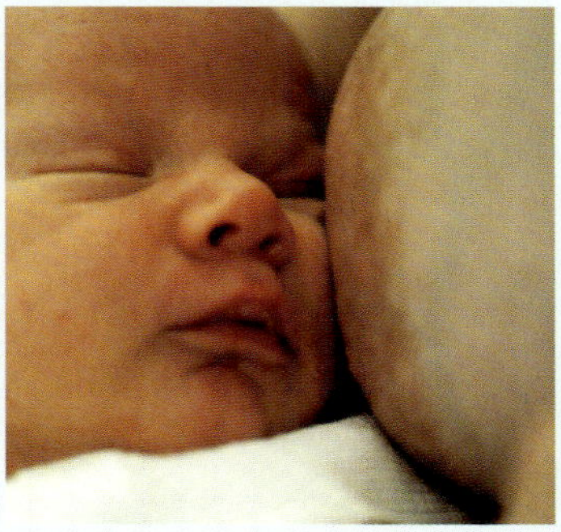

An der Brust der Mutter einzuschlafen – die meisten Babys scheinen das ganz besonders zu genießen.

Wenn Sie in einer Klinik entbunden haben – Rooming-in

In manchen Krankenhäusern können auch die Väter bei Mutter und Kind bleiben – wenigstens in der ersten Nacht nach der Geburt.

Frauen, die bereits ein Kind oder gar mehrere haben, legen oft nicht sehr großen Wert auf Rooming-in rund um die Uhr, denn die Tage in der Klinik sind manchmal die einzige Entspannungsmöglichkeit, die sie sich gönnen können. Für die Kinder ist es natürlich am besten, wenn sie rund um die Uhr bei der Person sind, die sie kennen.

Dass die Mütter ihr Kind im Krankenhaus bei sich im Zimmer haben können, ist in Deutschland erst etwa seit den 70er-Jahren möglich. Früher wurden den Wöchnerinnen, die die ersten Tage nach der Geburt das Bett hüten mussten, ihre Kinder nur zum Stillen alle vier Stunden gebracht. Die restliche Zeit verbrachten die Neugeborenen auf der Säuglingsstation, wo sie von den Kinderschwestern gewickelt, gebadet und sonst ganz versorgt wurden. Sogar Väter konnten ihre Kinder nur hinter der Glasscheibe bewundern.

Vorteile des Rooming-in

Die Erkenntnis kam ursprünglich aus den USA: Mütter können leichter eine Beziehung zu ihrem Kind aufbauen, wenn sie von Anfang an zusammen sind. Diese Einsicht breitete sich dann auch allmählich in Deutschland aus und heute bieten nahezu alle Krankenhäuser den Müttern die Möglichkeit, sich selbst um das Baby zu kümmern. Das sollte rund um die Uhr sein, kann aber auch nur tagsüber oder nur stundenweise erfolgen – ganz so, wie die Mutter es möchte.

Neben dem Vorteil einer frühen Bindung ermöglicht das Rooming-in einen leichteren Übergang zum Leben zu Hause. Während des Aufenthalts in der Klinik lernt die Mutter das Baby zu wickeln, zu baden, zu beruhigen, sodass sie später sicherer mit dem Kind umgehen kann.

Positiv für die Mutter kann das Rooming-in auch deswegen sein, weil bei einem eventuell auftretenden Stimmungstief, der durch die hormonelle Umstellung oft ausgelöst wird, das Baby in der Nähe ist und sie durch seine Mimik, seine Blicke trösten kann.

Manchmal auch ganz schön anstrengend

Keine Frage, das Beisammensein können Mutter und Kind besser genießen, wenn sie alleine im Zimmer sind. Doch das ist natürlich nicht immer möglich. Teilt man sein Zimmer mit mehr als zwei weiteren

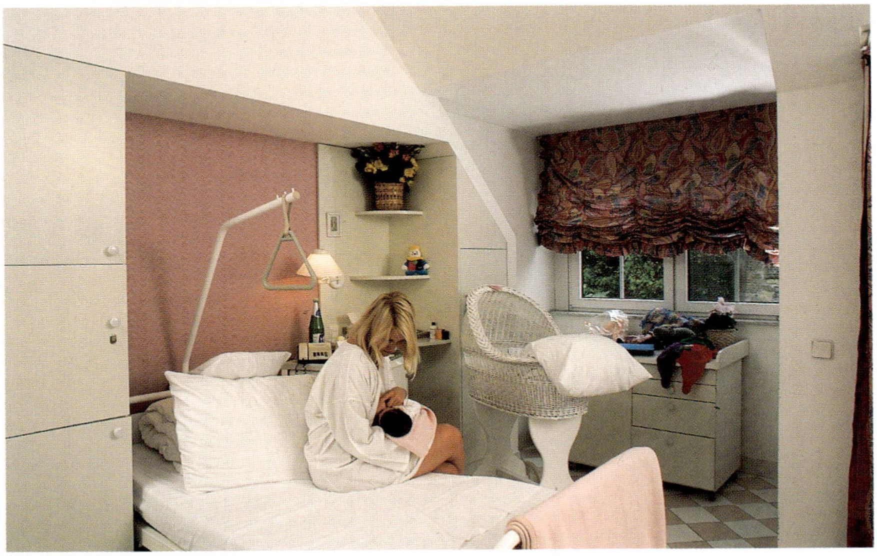

Untersuchungen haben gezeigt, dass Mütter, die Rooming-in in Anspruch nehmen, viel weniger an Stimmungsschwankungen nach der Entbindung leiden als Mütter, die ihr Kind nur stundenweise bei sich haben.

Müttern und ihren Babys, können die Tage und vor allem die Nächte sehr anstrengend sein: Schläft das eine Baby, wird das andere wach, weint das eine, fängt auch das dritte damit an. Von entspannter Zweisamkeit, wo man sich gegenseitig kennen lernt und aneinander gewöhnt, kann da für viele Mütter keine Rede sein. (Ein Tipp: Nehmen Sie Oropax mit!)

Erkundigen Sie sich daher rechtzeitig in der Klinik nach der maximalen Bettenzahl in den Zimmern, sodass es später keine Enttäuschungen gibt.

In den ersten Tagen und Wochen nach der Geburt sind die Mütter besonders aufnahmebereit für die Signale ihres Babys. Niemand kann ihr Kind besser betreuen als sie selbst – auch ein wichtiges Argument für das Rooming-in!

Nichts muss endgültig sein

Es mag sein, dass Sie sich vor der Geburt vorgenommen haben, das Rooming-in in Anspruch zu nehmen, doch Sie konnten zu diesem Zeitpunkt nicht wissen, wie Sie sich nach der Entbindung fühlen werden und wie Sie mit der neuen Situation als Mutter in den ersten Tagen zurechtkommen. Wenn Sie es sich dann im letzten Augenblick anders überlegen und das Kind doch (ganz oder nur nachts) bei der Säuglingsschwester lassen möchten, ist das kein Problem – das Rooming-in ist nur ein Angebot, das man nutzen kann und keineswegs nutzen muss. Hilfreich ist es auf jeden Fall, sich im Vorfeld darüber zu erkundigen, ob das ausgesuchte Krankenhaus flexibel in der Regelung des Rooming-in ist.

Wichtiges zum Thema Stillen

Muttermilch ist zweifellos die beste Nahrung für das Baby. Jede Mutter sollte daher versuchen, ihr Kind zu stillen.

Mittlerweile ist den meisten Frauen bekannt, dass die Muttermilch die optimale Nahrung für Babys in den ersten vier bis sechs Lebensmonaten ist. Gestillte Kinder werden seltener krank und bekommen weniger oft Allergien als Kinder, die mit der Flasche ernährt werden. Dennoch trauen sich viele Frauen das Stillen nicht zu. Kein Wunder, denn noch immer werden junge Mütter verunsichert: durch Berichte anderer Frauen, die angeblich nicht genug Milch hatten, damit ihr Kind satt wurde, und deshalb zufüttern mussten, und durch die unvermeidlichen Fragen, ob die junge Mutter denn auch sicher ist, dass ihr Kind all das bekommt, was es braucht. Wenn Sie stillen wollen, seien Sie unbesorgt: Sie werden es schaffen! Nur etwa 1–2 % aller Frauen können – meist aus medizinischen Gründen – nicht stillen, der Rest ist dazu sehr wohl in der Lage. Lassen Sie sich also durch die Erzählungen und Fragen anderer nicht verunsichern! Genauso sollten Sie sich aber auch nicht zum Stillen zwingen, wenn Sie es eigentlich gar nicht wollen oder zum Beispiel aus beruflichen Gründen nicht können, denn dann hat das Stillen von vornherein meist nur wenig Aussicht auf Erfolg. Und keine Angst: Das Baby wird auch mit Flaschennahrung prächtig gedeihen.

Das rasche Anlegen – wichtig für Mutter und Kind

Kurz nach der Geburt ist der richtige Zeitpunkt, das Baby zum ersten Mal an der Brust anzulegen, um die Milchproduktion möglichst rasch anzuregen. Die meisten Babys (aber längst nicht alle) suchen nach der Brust der Mutter, wenn sie bei ihr auf dem Bauch liegen. Die Hebamme wird Ihnen sicher gern beim ersten Anlegen behilflich sein. Seien Sie unbesorgt, wenn zuerst nur wenig Milch aus der Brust fließt oder Sie gar nicht merken, dass tatsächlich etwas kommt. Die Milchproduktion muss erst in Gang kommen. Bei den ersten Malen, wenn Sie das Kind anlegen, erhält es nur ein wenig so genannte Vormilch (Kolostrum), die jedoch viele wichtige Abwehrstoffe gegen Krankheiten enthält. Doch auch wenn das Kind nicht sofort nach der Geburt trinken möchte, machen Sie sich keine Sorgen – es reicht immer noch,

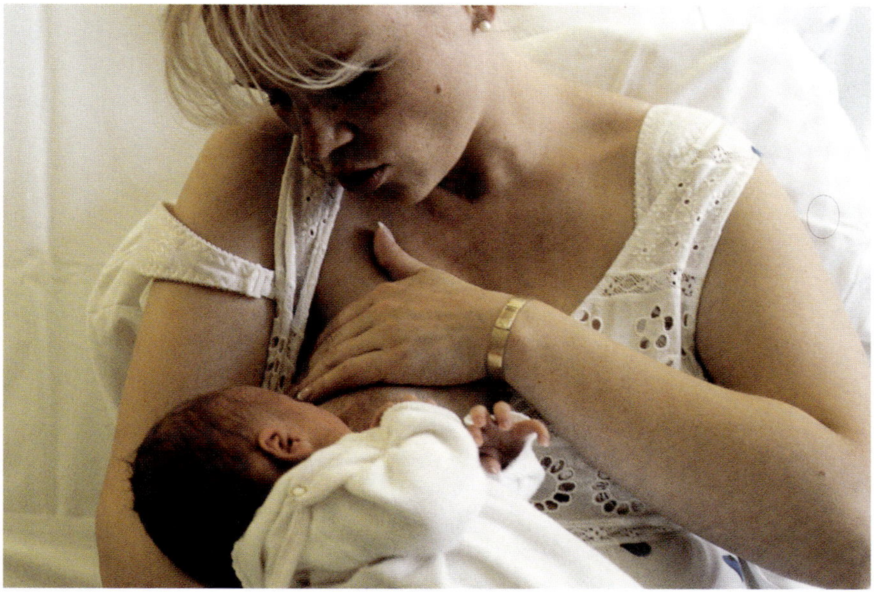

Haben Sie Geduld mit sich und Ihrem Kind, wenn sich in der ersten Zeit kein regelmäßiger Stillrhythmus erkennen lässt. Es sind zwei Personen, die sich aufeinander einlassen, das braucht Übung und Rhythmus wie beim Tanzen.

das Kind zum ersten Mal anzulegen, wenn es nach der ersten Ruhephase nach der Geburt wach wird! Geben Sie in dem Fall dem Kind nicht zuerst aus der Flasche zu trinken, denn dann fällt die Gewöhnung an das Trinken an der Brust noch schwerer. Manche Säuglinge verweigern sogar das Stillen ganz, weil sie erfahren haben, dass das Trinken aus der Flasche leichter ist.

Aller Anfang ist schwer …

Viele Mütter verzweifeln, wenn sie ihr Kind anlegen möchten, es aber noch nicht gleich so klappt, wie sie es sich vorgestellt haben. Es ist zu Beginn gar nicht so einfach, den richtigen „Dreh" zu finden. Nehmen Sie deshalb jede Hilfe in Anspruch, die Sie bekommen können – sei es von den Hebammen und Kinderschwestern im Krankenhaus oder von der Hebamme, die zur Nachsorge zu Ihnen nach Hause kommt.

Doch jetzt einiges zur „Technik" des Anlegens: Sie müssen unbedingt darauf achten, dass das Baby nicht nur die Brustwarze „erwischt" und darauf herumnuckelt, sondern auch einen Teil des Warzenhofs mit in seinen Mund nimmt. Denn sonst werden Sie bald wunde Brustwarzen bekommen und auch Ihr Kind wird nicht viel Erfolg beim Trinken haben, denn die Milch wird dann kaum zu fließen beginnen. Am besten, Sie versuchen Ihr Kind zunächst im Liegen (auf

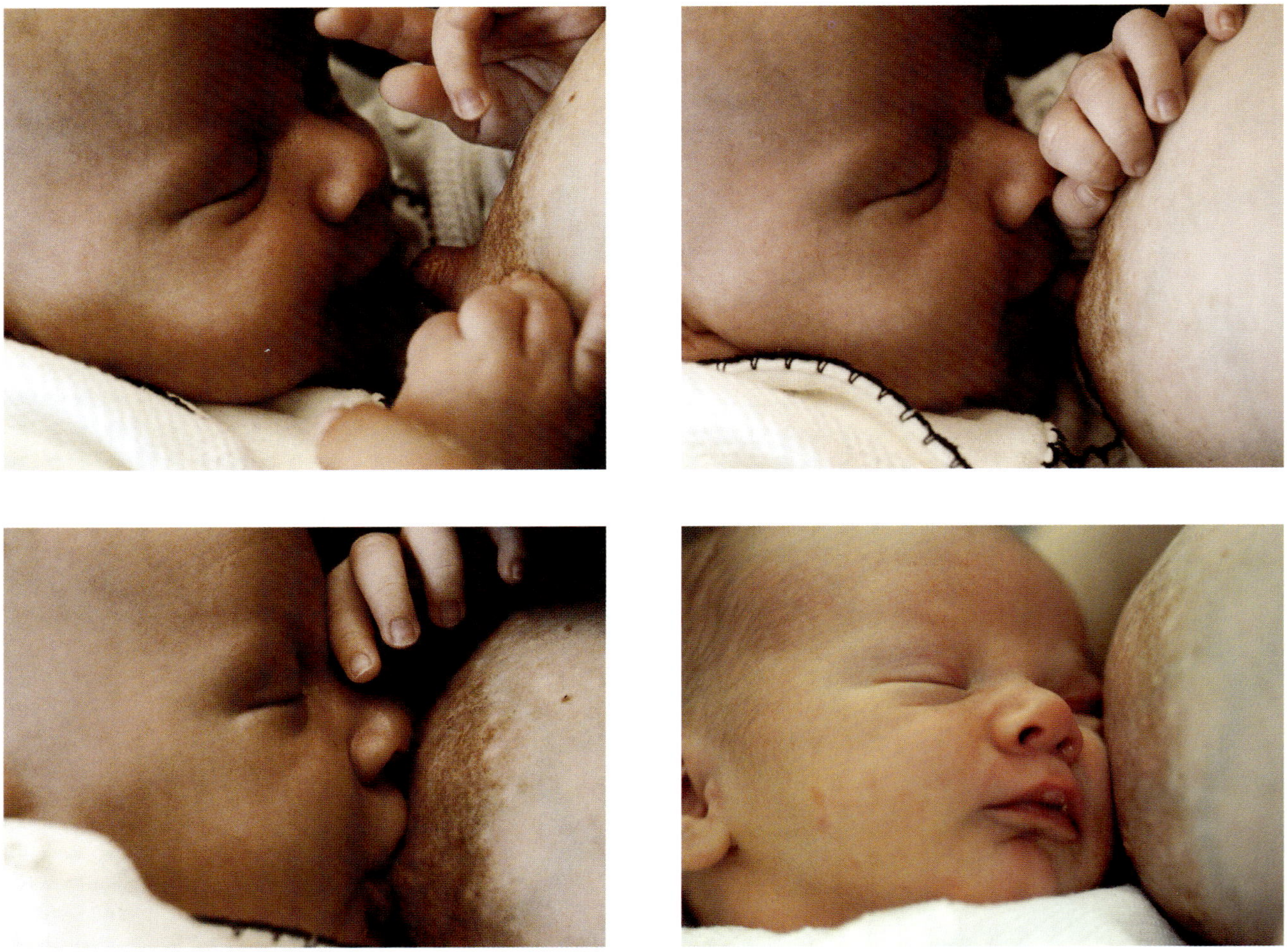

Zielstrebig sucht das Baby die Brustwarze, erfasst sie mit seinem Mund, trinkt und genießt – und schläft schließlich zufrieden ein.

der Seite) zu stillen, so ist es zunächst am einfachsten und Sie können sich auch am besten entspannen. Eine entspannte Haltung ist beim Stillen wichtig, damit die Milch richtig fließen kann.

Frauen mit empfindlicher Haut sollten das Kind nach Möglichkeit nur fünf bis zehn Minuten an jeder Brust trinken lassen. Für andere Frauen gelten diese Einschränkungen nicht. Bereiten Sie sich zudem darauf vor, dass es zunächst ein wenig schmerzhaft sein wird, wenn das Kind sich an der Brust festsaugt. Nach kurzer Zeit lässt dieser Schmerz nach.

Gegen schmerzende Brustwarzen gibt es übrigens verschiedene Mittel. Sie können die Warzen zum Beispiel mit Zinnhütchen, Honig, Traubenzucker oder Schwarzteebeutel behandeln. Auch Reste von Muttermilch können Sie ruhig eintrocknen lassen – sie trägt ebenfalls dazu bei, dass der Schmerz bald nachlässt. Fragen Sie Ihre Hebamme, was in Ihrer Situation am besten ist. Sie sollten auch das Kind nicht zu hungrig an die Brust legen. Wickeln Sie es nach der Mahlzeit oder zwischen beiden Seiten, wenn es bereits nach der ersten Brust einschläft. Die ersten gierigen Züge schmerzen in der Regel sehr und fördern das Wundsein.

Frauen mit sehr empfindlicher Haut sollten ihr Kind zu Anfang möglichst jeweils nur fünf bis zehn Minuten an jeder Brust trinken lassen. Wenn das Baby zu lange angelegt wird, besteht die Gefahr, dass die Brustwarzen zu sehr leiden.

Wann die Milch einschießt

In den ersten drei bis fünf Tagen produziert die Brust nur geringe Mengen eiweiß- und mineralstoffreicher Vormilch. Nach dieser Zeit schießt jedoch die so genannte Übergangsmilch ein. Voraussetzung dafür ist jedoch, dass Sie Ihr Baby immer dann anlegen, wenn es Hunger hat. Durch das Saugen des Babys wird nämlich die Milchproduktion erst angeregt. Es empfiehlt sich, in den ersten Tagen mindestens drei Liter (am besten Wasser oder Tee) täglich zu trinken, damit die Milchproduktion richtig in Gang kommen kann. Am dritten Tag nach der Geburt ist es dann meistens so weit: Die Brust fühlt sich prall und gespannt an – das ist ein sicheres Zeichen, dass nun endlich mehr Milch da ist.

In den ersten drei bis fünf Tagen wird die Vormilch produziert, dann kommt die Übergangsmilch. Nach etwa 14 Tagen spricht man von der reifen Frauenmilch.

Pralle, gespannte Brüste – was tun?

Die meisten Frauen empfinden den Milcheinschuss als unangenehm – die Brüste fühlen sich hart und warm an, Berührungen sind oft schmerzhaft und häufig bilden sich kleine, harte Knoten. Leichtes Fieber kann ebenfalls hinzukommen. In vielen Fällen werden die Probleme allein schon dadurch gelindert, dass das Baby angelegt wird und die Brust leer trinkt. Doch wenn das nicht der Fall ist, sollten Sie unbedingt etwas gegen die Schmerzen tun. Bewährt haben sich kühle Quarkwickel, die auf die schmerzenden Brüste gelegt werden. Knötchen in der Brust können mit einer sanften Massage ausgestrichen werden. Am besten, Sie lassen sich die Technik von der Hebamme oder einer Kinderschwester zeigen.

Falls die Milch nicht so richtig fließen will, obwohl die Brüste prall und gespannt sind, können Sie vor dem Stillen einen warmen Wickel auf die Brust legen oder auch warm duschen, wenn noch die Zeit dazu ist. Die Wärme regt den Milchfluss an.

Ist die Spannung nach dem Stillen immer noch vorhanden und unangenehm, können kühle Wickel (Wasser, Quark, aber kein Alkohol) Linderung verschaffen.

Das richtige Anlegen

Eine entspannte Körperhaltung ist notwendig, damit die Milch richtig fließt. Zu Anfang bietet sich die Seitenlage an, vor allem wenn es während der Geburt zu einem Dammriss gekommen ist oder ein Dammschnitt gemacht werden musste. Legen Sie das Baby so neben sich, dass es mit seinem Mund die Brust gut fassen kann und Sie es mit dem Unterarm fest zu sich heranziehen können. Dann bieten Sie Ihrem Kind die Brust an, indem Sie die Brustwarze und einen Teil des Warzenhofs zwischen Daumen und Zeigefinger nehmen und den Mund des Kindes zur Brustwarze führen. Lassen Sie Ihr Baby erst an der einen, dann an der anderen Brust trinken, damit die Milchproduktion beider Brüste gleichermaßen angeregt wird. Wenn Sie das Kind von der Brust lösen wollen, nehmen Sie Ihren kleinen Finger und schieben Sie ihn in einen Mundwinkel des Babys. Auf diese Weise lässt es die Brust los, ohne dass es Ihnen Schmerzen bereitet.

Manche Frauen befürchten, dass ihr Baby beim Trinken keine Luft bekommen könnte, weil die Brust so gespannt ist. Diese Gefahr besteht allerdings nicht.

Es empfiehlt sich, die Stillposition hin und wieder zu wechseln, denn sonst wird ein Gebiet der Brustwarze zu sehr strapaziert. Sie können auch Bauch an Bauch oder aber im Sitzen stillen. Nehmen Sie Ihr Kind auf den Arm, stützen Sie die Unterarme auf einer Lehne ab und

Der Hebammen-Tipp

- *Suchen Sie sich zum Stillen ein bequemes, zugfreies Plätzchen und richten Sie genügend Kissen bereit, eventuell auch eine Wolldecke, ein Stillkissen und auch einen Fußschemel.*
- *Führen Sie immer Ihr Kind zur Brust, nicht die Brust zum Kind.*
- *Warten Sie, bis das Kind den Mund weit öffnet. Sie können eventuell durch streichende Fingerbewegungen um den Mund herum zum Öffnen reizen.*
- *Achten Sie darauf, dass die Warze im rechten Winkel in den Mund gelegt wird und dass das Kind genügend Warze und Warzenhof in den Mund nimmt.*
- *An den Bewegungen des kindlichen Kiefers können Sie das Saugen beobachten.*
- *Lassen Sie die Warzen nach der Stillmahlzeit am besten an der Luft trocknen.*

Die „Still-Temperamente"

Kinder haben von Anfang an ihr eigenes Temperament und zeigen ganz unterschiedliche Trinkverhalten, die sich meist nicht umkrempeln lassen. Zum besseren Verständnis sind hier fünf Temperamente vorgestellt:

- Die Radikalen sind kräftige Kinder, die die Brust sogleich erfassen und zehn bis 15 Minuten gierig trinken, die Brust loslassen und zufrieden sind.
- Die Zögernden haben in den ersten Tagen kaum Interesse an der Brust und am Saugen, legen meist nach dem Milcheinschuss richtig los. Nehmen Sie sich Zeit zum Schmusen und Kennenlernen.
- Die Träumer trinken ein wenig, ruhen sich aus und trinken wieder. Sie brauchen bei den Träumern viel Geduld.
- Die Geniesser spielen vor dem Trinken erst einmal mit der Brustwarze, probieren ein wenig, lassen wieder los, lecken sich die Lippen. Erst dann fangen sie gut an zu trinken. Wenn man sie drängt, fangen sie an zu schreien.
- Die Hektiker sind beim Anlegen so aufgeregt, dass sie die Warze zwar fassen, aber gleich wieder verlieren und wütend anfangen zu schreien. Sie müssen erst beruhigt werden, bevor sie wieder angelegt werden können.

Wachstumsschübe des Kindes:

- *10.–12. Tag*
- *4.–6. Woche*
- *3.–4. Lebensmonat*

stellen Sie die Füße auf ein Fußbänkchen oder auf ein dickes Buch oder Ähnliches. Das Kind sollte auf den Oberschenkeln liegen, sodass Ihre Arme nicht unter Spannung stehen, weil sie eine Last zu tragen haben. Sie können auch mit Kissen nachhelfen, um eine entspannte Haltung einzunehmen. Kopf und Oberkörper des Kindes sollten beim Stillen eine gerade Linie bilden, auch Po und Beine sollten abgestützt werden.

Ihr Kind weiß selbst am besten, wann es Hunger hat und wie viel Nahrung es braucht. Sie sollten deshalb beim Stillen ganz auf die Bedürfnisse Ihres Kindes eingehen und es immer dann anlegen, wenn es Hunger hat. Nach einiger Zeit werden Sie ein sicheres Gespür dafür bekommen, wann Ihr Baby Hunger hat – manche Kinder schreien dann auf eine bestimmte Art und Weise, andere geben nur Grunzlaute von sich und suchen auf dem Arm der Mutter nach der Brust. Ein Vorteil dieses Stillens nach Bedarf: Wenn Sie Ihr Kind über die Häu-

Stillen nach Bedarf heißt auch nach Bedarf der Mutter (nach ihrer zeitlichen Planung etwa), nicht nur nach Bedarf des Kindes.

figkeit des Stillens bestimmen lassen, werden Sie immer eine ausreichende Menge Milch für Ihr Baby haben.

Durch das Saugen an der Brust wird die Milchproduktion angeregt – je häufiger (nicht je länger) Sie Ihr Kind anlegen, umso mehr Milch wird hergestellt. Es gibt Zeiten, in denen das Baby nahezu unersättlich erscheint und alle zwei Stunden gestillt werden möchte (meist während der Wachstumsschübe), dann wiederum begnügt es sich, alle vier Stunden etwas zu trinken. Wie lange Sie Ihr Kind anlegen, sollten Sie ebenfalls Ihrem Baby überlassen: Es gibt Säuglinge, die nach etwa fünf Minuten eine Brust leer getrunken haben, und andere, die genüsslich 15 bis 20 Minuten nuckeln (mit Pausen) und immer noch Milch aus der Brust ziehen. Achten Sie allerdings darauf, dass Sie Ihre Brüste nicht überstrapazieren. Wenn Sie merken, dass Ihr Kind die Brust leer getrunken hat, sollten Sie es von der Brust lösen. Viele Babys finden das Saugen an der Mutterbrust so angenehm, dass sie am liebsten gar nicht loslassen wollen.

Wenn Sie Zwillinge stillen, müssen Sie ein wenig experimentieren, wie es am besten für Sie funktioniert. Sie können beide Kinder gleichzeitig stillen oder in zeitlichen Abständen, Sie können abwechselnd ein Baby stillen und das andere mit der Flasche füttern oder Sie stillen das eine Kind, während Ihr Partner das andere mit der Flasche füttert.

Der Hebammen-Tipp

Der Stoffwechsel jeder Frau und jeden Kindes ist unterschiedlich – allgemein kann man aber zur Ernährung während der Stillzeit Folgendes sagen:

- *Sie müssen Ihre „Speise-Regeln" selbst finden.*
- *Meiden Sie alle Speisen, die Sie selbst blähen. Allgemein blähend sind: Zwiebeln, Knoblauch, Hülsenfrüchte, Kohl- und Laucharten.*
- *Obstsorten mit einem hohen Fruchtsäureanteil können zu einem wunden Po beim Baby führen, probieren Sie die Obstsorten einzeln aus. Meiden Sie Obstsalat.*
- *Genießen Sie Fruchtsäfte als Schorle mit Wasser verdünnt.*
- *Wenn das Kind heute auf eine Speise schlecht reagiert, heißt das nicht, dass es in acht Wochen immer noch Unverträglichkeitsreaktionen zeigt; testen Sie Ihre Lieblingsspeisen ruhig wieder.*
- *Nehmen Sie genügend Flüssigkeit auf – der Bedarf ist in der Stillzeit höher als sonst. Stellen Sie sich am besten morgens Ihre Trinkmenge für den Tag an einen Ort, an dem Sie häufig vorbeikommen, sodass Sie die Menge im Auge behalten, und achten Sie auch auf Farbe und Geruch Ihres Urins: Wird er dunkler und riecht strenger, reicht die Flüssigkeitsmenge nicht aus.*

Die Pflege der Brust

Eine besondere Pflege benötigt die Brust der stillenden Mutter nur in Ausnahmefällen – es reicht völlig aus, sie wie gewohnt zu waschen. Allerdings sollten Sie auf parfümierte Duschbäder oder Seifen zur Brustpflege weitgehend verzichten, es genügt, die Brust mit Wasser zu reinigen. Wichtig ist es jedoch, darauf zu achten, dass die Warzen vor Nässe geschützt sind. Verwenden Sie also keine Stilleinlagen, die nicht atmungsaktiv sind (also immer ohne Plastikeinlagen). Darunter bildet sich sonst ein feuchtes Klima, das Entzündungen Vorschub leistet. Auch Kälte mag die Brust in der Stillzeit überhaupt nicht.

Essen Sie, was Ihnen und dem Baby bekommt!

Achten Sie darauf, sich in der Stillzeit möglichst gesund, das heißt vitamin- und mineralstoffreich, zu ernähren – schließlich ernähren Sie Ihr Baby mit. Verzichten Sie weitgehend auf stark blähende Speisen (zum Beispiel bestimmte Kohlsorten und Zwiebeln) – bei manchen Babys lösen sie schmerzhafte Blähungen aus. Alkohol sollten Sie nur in geringen Mengen trinken, denn das Baby trinkt mit. Hin und wieder dürfen Sie sich allerdings ruhig ein Glas Wein oder Sekt gönnen, aber bitte nicht mehr! Auf das Rauchen sollten Sie völlig verzichten, denn die Schadstoffe gehen in die Muttermilch über. Denken Sie auch daran, dass Sie in der Stillzeit einen etwas erhöhten Energiebedarf haben, und essen Sie dementsprechend mehr. Eine Schlankheitskur durchzuführen, wäre jetzt völlig falsch. Es könnten sich Schadstoffe aus dem Fettgewebe lösen, die das Baby mit der Milch aufnimmt.

Der Hebammen-Tipp

Folgendes können Sie tun, um einen Milchstau zu vermeiden:

- *Keine beengende Kleidung tragen.*
- *Brust in der Stillzeit warm halten.*
- *Bei zu großen Stillpausen Milch ausstreichen.*
- *Körperliche und psychische Überanstrengungen vermeiden.*
- *Füße warm halten.*

Was tun bei Milchstau?

Bei einem Milchstau fühlt sich eine Stelle der Brust gespannt an und schmerzt. Hinzu kommen Symptome wie bei einer Erkältung und zum Teil hohes Fieber. Bei den ersten Anzeichen eines Milchstaus oder einer Brustentzündung sollte auf jeden Fall die Hebamme verständigt werden. Die Schmerzen können in der Regel mit kühlen Quarkumschlägen gelindert werden, Bettruhe ist unbedingt nötig. Die Brustentzündung ist nur selten ein Grund, das Kind abzustillen.

Wenn das Baby mit dem Fläschchen gefüttert wird

Nicht alle Mütter können oder wollen ihr Baby (über einen längeren Zeitraum) stillen. Keine Frage, dass sich auch so genannte Flaschenkinder gut entwickeln und eine harmonische Beziehung zu ihrer Mutter entwickeln. Entscheidend ist – und zwar beim Stillen wie beim Füttern mit dem Fläschchen –, dass man sich Zeit für das Kind lässt, miteinander schmust und spielt.

Ein Vorteil der Fläschchennahrung: Der Vater kann hier eine wichtige Rolle übernehmen und damit nicht nur die Mutter entlasten, sondern vor allem eine innige Beziehung zum Kind aufbauen.

Welche Nahrung?

Verwenden Sie auf jeden Fall industriell hergestellte Fertigmilch und keine Kuhmilch, weil diese vom kindlichen Organismus nicht gut vertragen wird und außerdem nicht alle Nährstoffe enthält, die das Kind braucht. Neugeborenen gibt man Anfangsnahrung mit dem Zusatz „Pre", später – den Zeitpunkt stimmt man am besten mit der Hebamme oder dem Kinderarzt ab – wechselt man auf besser sättigende Nahrungen mit der Ziffer 1 oder 2.

Wichtig ist immer, sich genau an die Dosierungsvorschriften zu halten und die Milch mit nichts anzureichern, etwa Zucker oder Honig. In den ersten Lebensmonaten braucht nämlich das Baby nichts außer Milch. Nur in Ausnahmefällen, zum Beispiel bei großer Hitze oder bei Blähungen, kann man beispielsweise ungezuckerten Fencheltee zu trinken geben. Wann mit Beikost begonnen werden soll, können Sie mit dem Kinderarzt besprechen. Babys, die an Allergien leiden oder deren Eltern Allergiker sind, müssen mit hypoallergener Säuglingsnahrung gefüttert werden. Man erkennt diese Nahrung am Zusatz H. A.

Bei der Entscheidung, welche Nahrung von welchem Hersteller Sie Ihrem Baby geben sollen, unterstützen Sie Hebamme und Kinderarzt.

Welches Fläschchen, welcher Sauger?

Bei den Fläschchen kann man wählen zwischen solchen aus Kunststoff und aus Glas. Beide haben Vor- und Nachteile: Glas ist schwerer als Kunststoff und zerbricht leicht, dafür sind diese Fläschchen ohne

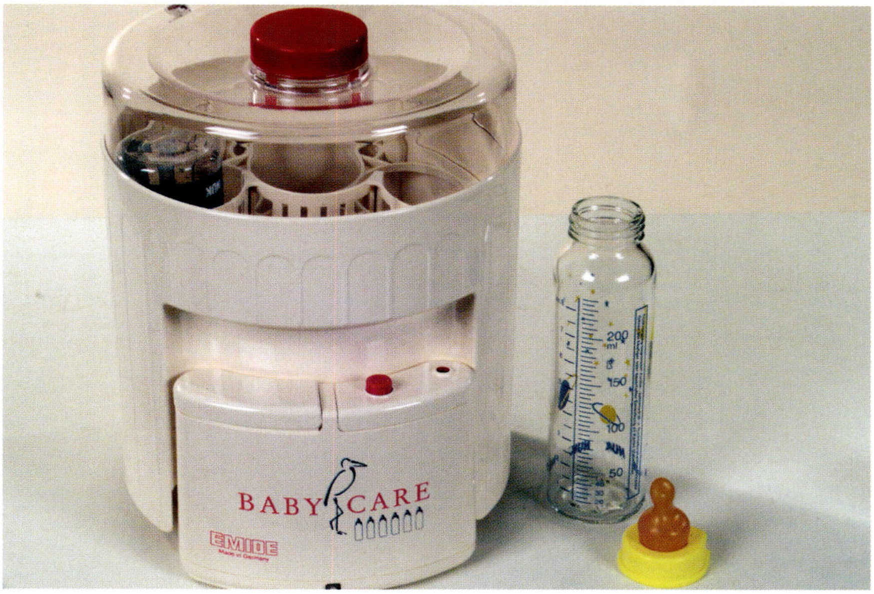

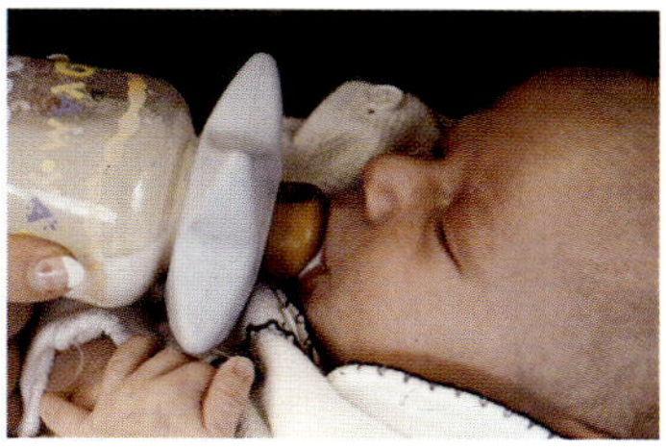

In einem Vaporisator (Abb. links) können Fläschchen und Sauger desinfiziert und aufbewahrt werden. Egal, ob Sie stillen oder das Fläschchen geben (Abb. oben) – lassen Sie sich beim Füttern des Kindes Zeit und genießen Sie diese Zweisamkeit.

belastende Inhaltsstoffe und ermöglichen eine bessere Einschätzung der Milchtemperatur als Kunststofffläschchen.

Auch bei den Saugern hat man die Wahl zwischen solchen aus Silikon und aus Latex, wobei die Letzteren bei manchen Babys Allergien auslösen können. Wichtig ist auch die Größe der Saugeröffnung: Ideal ist die Öffnung, wenn sie pro Sekunde ein bis zwei Tropfen herauslässt.

Um zu prüfen, ob die Milch die richtige Temperatur hat, spritzen Sie einfach ein paar Tropfen auf die Innenseite Ihres Handgelenks. Wenn sie sich lauwarm anfühlt, ist sie optimal temperiert.

Achten Sie auf Sauberkeit!

Oberstes Gebot bei der Zubereitung von Fläschchennahrung ist die Hygiene, damit das Kind nicht an Darminfektionen, Erbrechen oder Durchfall erkrankt. Fläschchen und Sauger müssen vor jedem Gebrauch entweder fünf Minuten in kochendem Wasser ausgekocht oder in einem Vaporisator desinfiziert werden. Der Vorteil eines Vaporisators ist, dass man darin die Fläschchen und Sauger immer auch aufbewahren kann.

Dass Ihre Hände und alle Küchengeräte, die Sie für die Zubereitung der Nahrung benötigen, einwandfrei sauber sind, versteht sich von selbst. Und beachten Sie stets: Verwenden Sie immer nur frisch zubereitete Nahrung! Auf Vorrat können Sie lediglich das Wasser abkochen!

Das Wichtigste zur Säuglingspflege

Es ist meistens nicht einfach, Babys die Nägel zu schneiden, weil sie ihre Hände immer zu Fäusten ballen. Versuchen Sie es mit der Maniküre, wenn das Kind schläft – dann sind die Hände ganz locker.

Jede Mutter ist in den ersten Tagen nach der Geburt ihres Kindes verunsichert, ob sie auch richtig mit dem Baby umgeht, ob sie es richtig trägt, ob sie gar etwas tut, was ihm schaden oder Schmerzen bereiten könnte. Viele haben sogar eine panische Angst vor dem ersten Babybad, weil sie fürchten, das Kind könnte ihnen ins Wasser rutschen, sich verschlucken oder gar verletzen. Diese Ängste sind normal und mit jedem Tag wird man sicherer im Umgang mit dem Kind. Wichtig ist auch zu wissen, dass man ja in der ersten Zeit nie nur auf sich selbst gestellt ist, sondern immer Hilfe bekommen kann – im Krankenhaus von den Säuglingsschwestern, zu Hause von der Hebamme.

Welche Windeln soll man verwenden?

Manche Mütter schwören auf Wegwerfwindeln, andere rümpfen da verächtlich die Nase und lassen für sich nur Stoffwindeln gelten. Für welche Windelart Sie sich entscheiden, hängt ganz stark von Ihrer eigenen Lebensführung und von Ihren finanziellen Mitteln ab. Beide Arten haben Vor- und Nachteile.

Wegwerfwindeln sind langfristig gesehen recht teuer und schaffen viel Müll. Dafür sind sie sehr sicher (in den seltensten Fällen läuft etwas aus) und leicht anzuwenden. Stoffwindeln sind kostengünstiger und umweltfreundlicher, aber dafür nicht so saugfähig und etwas komplizierter zu wickeln. Waschen muss man sie heute nicht unbedingt selbst, denn in zahlreichen Städten gibt es Windelservices, die das übernehmen: Sie holen gebrauchte ab und liefern saubere zurück.

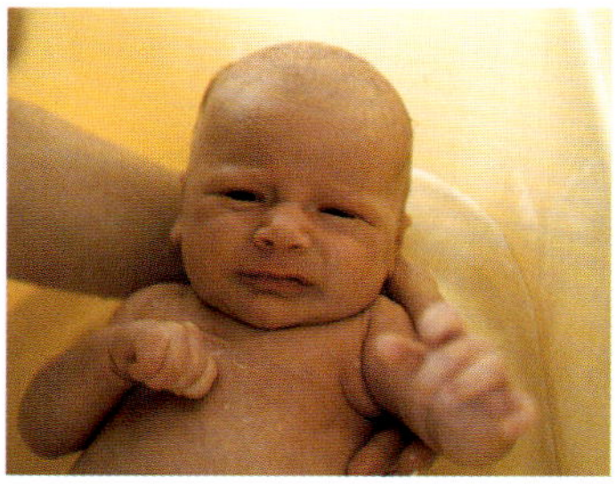

Manche Babys sind richtig wasserscheu. Damit sie sich an das Element Wasser gewöhnen, sollten Sie behutsam vorgehen und nichts erzwingen. Waschen können Sie das Baby schließlich auch mit einem Waschlappen.

Baden und Waschen des Babys

Neugeborene müssen keineswegs häufig gebadet werden, einmal pro Woche reicht vollkommen aus. Und es ist auch nicht notwendig, irgendwelche Badezusätze zu verwenden, im Gegenteil, sie können die zarte Babyhaut nur reizen. Das Badewasser sollte 36 bis 37 °C warm

Der Hebammen-Tipp

Allergien sind heute mehr denn je auf dem Vormarsch. Das Risiko, dass Kinder aus allergiebelasteten Familien die Veranlagung erben, ist relativ hoch. Ist ein Elternteil allergiebelastet, liegt die Wahrscheinlichkeit zwischen 20 und 40 %, dass auch das Kind eine Allergie bekommt. Sind beide Elternteile vorbelastet, erhöht sich das Risiko auf bis zu 60 %. Da liegt es auf der Hand, allergieauslösende Substanzen zu meiden:

- *Stillen Sie mindestens sechs Monate lang voll.*
- *Nehmen Sie Kuhmilchprodukte so spät wie möglich in den Speiseplan auf.*
- *Verwenden Sie für das Baby Hautpflegeprodukte auf rein pflanzlicher Basis, frei von Duft- und Konservierungsstoffen.*
- *Achten Sie bei der Kinderkleidung auf Naturfasern und ungefährliche Farbstoffe.*
- *Besprechen Sie mit dem Kinderarzt die notwendigen Impfungen und fragen Sie ihn, ob es sinnvoll wäre, einige auf später zu verlegen.*

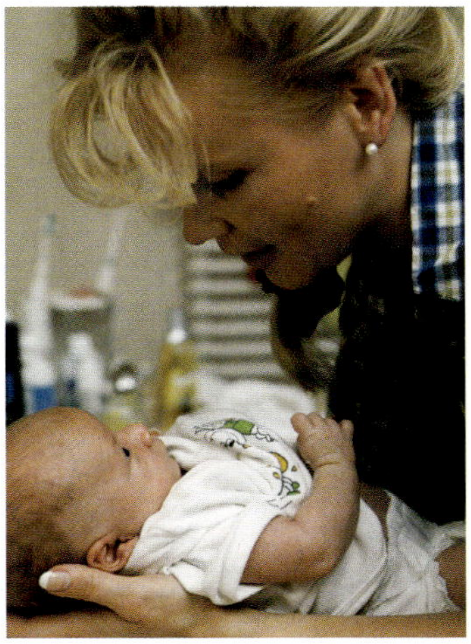

Nutzen Sie die Zeit des Wickelns und Waschens, um mit dem Baby zu schmusen und zu spielen. Lassen Sie es dabei auch ruhig mal im gut temperierten Zimmer unbekleidet auf dem Wickeltisch oder dem Bett liegen und strampeln.

sein und die Raumtemperatur mindestens 20 °C haben. Das Kind halten Sie am sichersten, wenn Sie seinen Kopf mit dem einen Unterarm stützen, den Körper unter der Achsel halten und mit der Hand den Oberarm umfassen. Mit Ihrer anderen Hand können Sie das Baby waschen. Waschen sollten Sie das Baby täglich, vor allem die Windelregion muss regelmäßig bei jedem Windelwechsel sorgfältig gesäubert werden. Zum Waschen können Sie einfach lauwarmes Wasser und zwei Waschlappen verwenden: den einen für den Körper, den anderen für die Windelregion. Beginnen Sie am besten immer mit dem Säubern des Gesichts, dann folgt der Körper und zum Schluss erst der Genitalbereich. Bei einem Mädchen wischen Sie immer von vorne nach hinten und ziehen Sie nie die Schamlippen zurück. Bei einem Jungen schieben Sie vorsichtig die Hoden zur Seite und säubern den Bereich unter ihnen, dann wischen Sie vom Körper weg über Hoden und Penis. Die Vorhaut darf nicht zurückgeschoben werden. Puder und Körperlotions sind überflüssig. Den Babypo muss man nur eincremen, wenn er wund ist. Solange der Nabel nicht verheilt ist, muss er täglich mit sterilem Wasser gesäubert, immer sorgfältig abgetrocknet und eventuell mit einem antiseptischen Mittel abgetupft werden. Nach Abheilen der Wunde ist keine besondere Pflege mehr notwendig.

In den ersten Lebensmonaten müssen die Haare des Babys nicht mit einem Shampoo gewaschen werden. Auch hier eignet sich warmes Wasser am besten.

Tränen trotz gesundem und schönem Baby

Die Geburt ist ohne Komplikationen verlaufen, dem Kind geht es gut – und dennoch ist die junge Mutter immer wieder von tiefer Traurigkeit erfasst. Es ist gar nicht so selten, dass Gefühle des Glücks nach der Entbindung auf sich warten lassen und dass die Empfindungen dem Kind gegenüber widersprüchlich sind. Warum es zu dieser depressiven Stimmung kommt und welche Frauen davon betroffen werden, ist bis heute noch nicht vollständig geklärt. Niemand kann vorhersehen, wie eine Frau nach der Geburt ihres Kindes reagieren wird. Auch wenn nach der ersten Entbindung keinerlei Stimmungsschwankungen und depressive Zustände aufgetreten sind, muss das nicht bedeuten, dass es nach einer zweiten Entbindung genauso sein wird.

Was ist der Babyblues?

Die meisten Frauen, es sind etwa 80 %, erleben unmittelbar nach der Geburt, meistens ab dem dritten oder vierten Tag für etwa sieben bis zehn Tage, den so genannten Babyblues. Ihre Gefühle schwanken zwischen Freude, Ärger und Traurigkeit. Man nimmt an, dass die Hormone maßgeblich an dieser leichten depressiven Stimmung beteiligt sind. Die Östrogene und Progesterone, die während der Schwangerschaft etwa 50-mal höher lagen als zuvor, sinken nach der Entbindung rapide auf die Normalwerte zurück. Kein Wunder, dass sich das in der Stimmung niederschlägt. Aber das alleine ist es sicherlich nicht: Man hat sich zwar all die Monate auf das Kind gefreut und den Tag herbeigesehnt, an dem man es im Arm halten darf, doch wenn dieser Tag dann da ist, stürzt alles irgendwie gleichzeitig auf einen zu – die Erschöpfung, vielleicht Probleme mit dem Stillen, das erdrückende Gefühl einer enormen Verantwortung, Ängste vor der Zukunft. Man fühlt sich in gewisser Weise wie von der Außenwelt abgeschottet, kann nicht zur Arbeit gehen, hat nicht mehr den Kontakt zu Kollegen und Freunden wie vor der Geburt. Und vielleicht ist auch der Partner nicht so, wie man ihn sich jetzt wünschen würde. Es scheint so, als hätte sich für ihn nichts geändert, während man selbst die ganze Last dieser neuen Lebenssituation zu tragen hat.

Was jetzt gut tut sind Ruhe, Spaziergänge an der frischen Luft, Kontakte zu anderen Müttern und vor allem auch Verständnis und Fürsorge vonseiten des Partners. Es ist wichtig, gemeinsam über die eigenen Ängste und gefühlsmäßigen Ambivalenzen zu sprechen, zu beschreiben, was in einem vorgeht – nur dann kann auch der andere darauf eingehen und durch sein Verhalten gegen diese Stimmungen vorgehen.

Was ist eine postpartale Depression?

Eine postpartale Depression beginnt in der Regel ein bis zwei Wochen nach der Geburt und kann bis zu einigen Monaten dauern. Etwa 10 % der jungen Mütter sind davon betroffen. Oft wird übrigens für diesen Zustand auch der Begriff postnatale Depression verwendet. Er ist nicht ganz korrekt, denn post natum bedeutet nach der

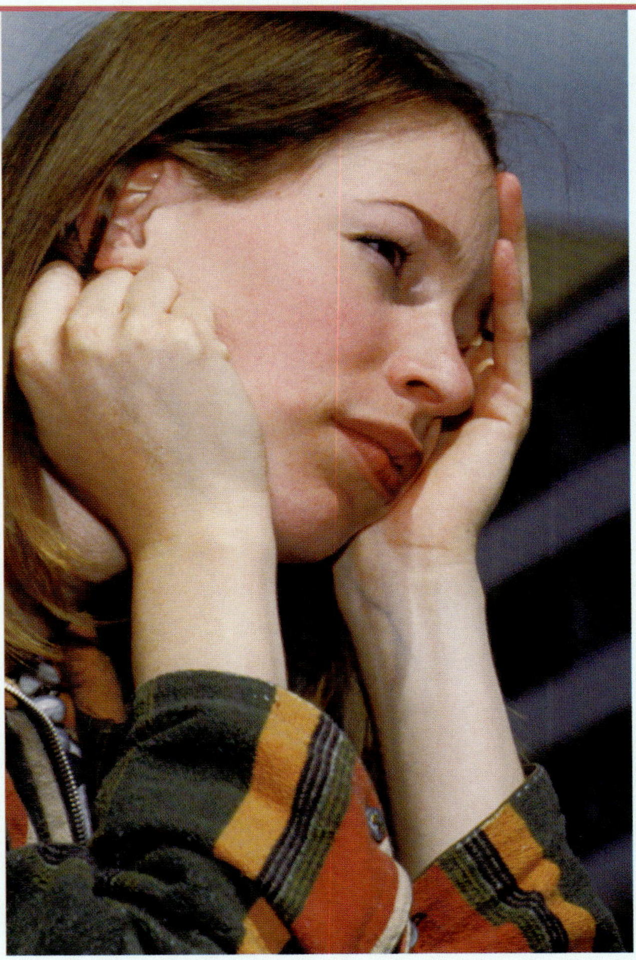

Geburt, bezieht sich also auf das Kind, während post partum nach der Entbindung oder Niederkunft heißt und auf die Mutter bezogen ist. Zu den typischen Anzeichen einer postpartalen Depression zählen:

- Angstzustände
- Weinerlichkeit
- Panikattacken
- Gefühl von Überforderung
- Nervosität
- Schlafprobleme und Albträume
- Schmerzen, vor allem Muskelverspannungen
- Konzentrationsprobleme
- gleichgültiges Verhalten dem Kind gegenüber oder auch eine übertriebene Fürsorglichkeit
- Abneigung gegen das Stillen
- sexuelle Unlust
- feindselige Gefühle gegenüber dem Partner.

Ein solcher Zustand ist selbstverständlich für alle Beteiligten sehr belastend. Der Partner sieht oft nur, dass sich die Frau, mit der er zusammenlebt, stark verändert hat, doch er weiß nicht warum. Das Baby spürt genau die Unsicherheit, Gereiztheit und Ängstlichkeit seiner Mutter und ist sehr unruhig, schläft meistens schlecht und weint auch viel.

Die Situation verschlimmert sich oft, weil sich die Frauen nicht eingestehen wollen, dass sie an einer Depression leiden, und ihre Probleme verdrängen. Dabei kann die Depression in wenigen Wochen verschwinden, wenn sie rechtzeitig behandelt wird.

Der Arzt kann verschiedene Medikamente verschreiben (Antidepressiva oder auch progesteronhaltige Medikamente). Mindestens genauso wichtig ist die „Behandlung" durch die Familie oder Freunde. Sie sollten die Frau entlasten, ihr beispielsweise das Füttern des Kindes nachts abnehmen, damit sie durchschlafen kann, oder einfach da sein, mit ihr reden, ihr zuhören, sie beruhigen. In erster Linie ist da natürlich immer der Partner gefordert.

Was ist eine postpartale Psychose?

Eine postpartale Psychose ist eine schwerwiegende Erkrankung, an der allerdings nur etwa jede 1000. Frau leidet. Diese Psychose äußert sich in Form von Wahnideen und Halluzinationen, Selbstmordgedanken und Mordgedanken gegenüber dem Kind.

Eine postpartale Psychose muss auf jeden Fall in einer Klinik behandelt werden.

Was passiert jetzt im Körper der Frau?

Vier bis sechs Wochen nach der Entbindung sollten Sie zur Nachuntersuchung gehen. Bei dieser Untersuchung werden Ihr Blutdruck und Gewicht kontrolliert, es wird überprüft, ob sich die Gebärmutter richtig zurückgebildet hat und wie eine eventuelle Damm- oder Kaiserschnittnaht verheilt, in welchem Zustand Ihre Brüste sind, ob Sie Hämorrhoiden haben oder ob sich Krampfadern gebildet haben.

Das Wochenbett dauert etwa acht Wochen. Es ist eine Zeit, in der sich die größten körperlichen Veränderungen, die Schwangerschaft und Geburt mit sich gebracht haben, zurückbilden. Und selbstverständlich muss sich auch die Psyche auf die völlig neue Lebenssituation erst einstellen. Gerade heute, wo die Frauen den Ehrgeiz haben, alles und alles auf einmal zu schaffen, gönnen sich viele nicht die notwendige Ruhe in dieser Zeit und tun so, als ob sie die zurückliegenden Monate in keiner Weise mitgenommen hätten. Es ist aber die falsche Zeit für Heldentum! Sie sollten jetzt möglichst viel liegen und es genießen, bedient und bemuttert zu werden – der anstrengende Alltag wird Sie ohnehin schnell genug einholen.

Der Wochenfluss

Der Wochenfluss (auch Lochien genannt) beginnt mit der Entbindung und dauert – von Frau zu Frau in unterschiedlicher Intensität – zwischen vier und sechs Wochen. In den ersten drei, vier Tagen ist der Wochenfluss hellrot, danach nimmt er eine rosa und später eine bräunliche Farbe an. Gegen Ende wird er gelblich weiß bis farblos. In dieser Zeit besteht erhöhtes Infektionsrisiko, weshalb es besser ist, Monatsbinden statt Tampons zu benutzen. Ein fauliger Geruch des Wochenflusses kann das Anzeichen für eine Infektion sein, weshalb Sie in diesem Fall Ihre Hebamme informieren sollten.

Rückbildung der Gebärmutter

Mit der Ablösung der Plazenta beginnt sich die Gebärmutter zurückzubilden. Das Stillen unterstützt diesen Prozess. Hilfreich ist es auch, wenn Sie sich sooft es geht auf den Bauch legen. Mit jedem Tag zieht sich die Gebärmutter weiter zurück, was Arzt und Hebamme, aber auch Sie selbst fühlen können, wenn Sie Ihren Bauch abtasten. Nach etwa zehn bis zwölf Tagen ist die Gebärmutter hinter dem Schambein verschwunden und nicht mehr zu tasten. Eine Begleiterscheinung der

Der Hebammen-Tipp **!** *Gut gepflegte Dammnähte heilen schneller. Es gibt einiges, was Sie tun könnten, um den Heilungsprozess zu beschleunigen:*

- *Halten Sie die Naht sauber und trocken.*
- *Spülen Sie die Naht nach dem Toilettengang mit lauwarmem Wasser ab und tupfen Sie sie vorsichtig ab.*
- *Brennt die Naht beim Wasserlassen, spülen Sie am besten parallel mit lauwarmem Wasser ab.*
- *Wenn Sie ein Bidet haben, ziehen Sie es der Toilette vor, um Spannungen im Nahtbereich zu vermeiden.*
- *Benutzen Sie nur eine Vorlage (Binde) und wechseln Sie sie häufig.*
- *Entfernen Sie die Binde im Liegen mit aufgestellten Beinen und lassen Sie Luft an die Naht, wenn möglich auch Sonne.*
- *Bei Schwellungen und „Völlegefühl" im Dammbereich hilft Kühle.*
- *Verwenden Sie keinen Sitzring, sitzen Sie lieber weniger und verteilen Sie das Gewicht dabei abwechselnd auf beide Pobacken.*
- *Bei Reizungen im Nahtbereich helfen Arnikaauflagen und auch Muttermilch.*

Gebärmutterrückbildung sind die Nachwehen. Wie stark diese sind, ist von Frau zu Frau unterschiedlich. Spätestens vier bis sechs Tage nach der Entbindung klingen sie ab. Auch Gebärmutterhals und Scheide müssen sich nun verengen und festigen – das passiert in der Regel innerhalb einer Woche.

Es dauert etwa sechs Wochen, bis die Heilung der Kaiserschnittwunde abgeschlossen ist. Achten Sie darauf, nichts Schweres zu heben und Ihre Bauchmuskeln nicht zu überanstrengen. Wenn Sie aufstehen wollen, drehen Sie sich immer erst zur Seite und heben dann den Oberkörper. Welche Übungen Sie im Rahmen der Rückbildungsgymnastik wann durchführen dürfen, besprechen Sie mit der Hebamme.

Hygiene im Wochenbett

Bereits nach dem ersten Gang zur Toilette sollten Sie sich mit lauwarmem Wasser abspülen. Beginnen Sie mit der Spülung, während Sie auf der Toilette sitzen, oben an der Schamhaargrenze und lassen Sie das Wasser langsam über Scham und Damm fließen. Wenn Ihr Kreislauf es zulässt, können Sie sich mit einem Waschlappen Gesicht und Oberkörper erfrischen. Wann Sie ein Vollbad nehmen dürfen, besprechen Sie mit Ihrer Hebamme oder Ihrem Arzt. Dazu herrschen unterschiedliche Meinungen: Die einen befürworten das Bad wenige Tage nach der Entbindung, andere raten, damit noch länger zu warten.

Durch die Hormonumstellung und durch Wassereinlagerungen kommt es im Wochenbett oft zum vermehrten Schwitzen. Achten Sie daher bei Ihrer Kleidung darauf, dass sie aus Naturfasern besteht.

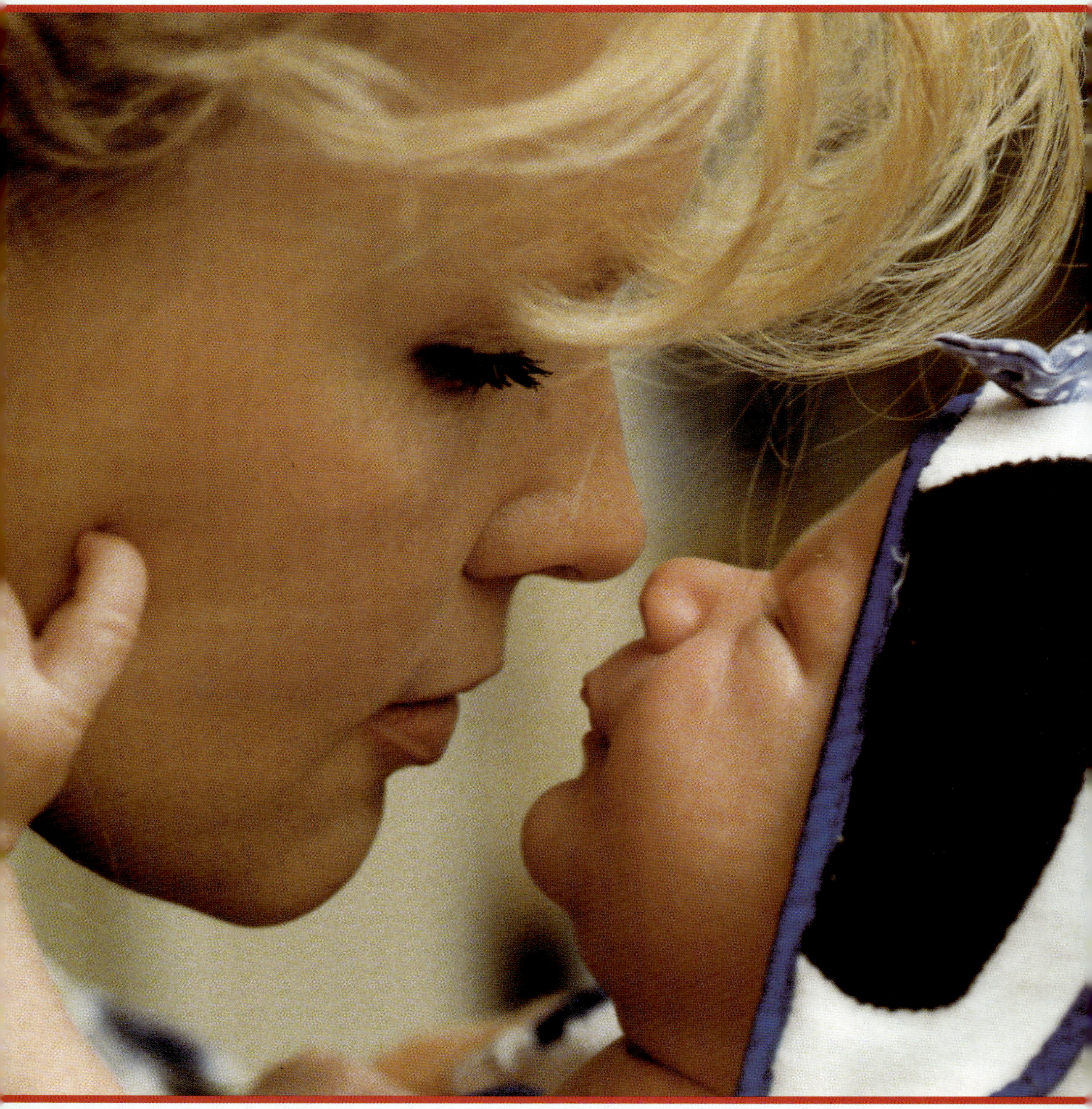

Wunderschön und ungeheuer anstrengend

Im Nachhinein lächelt man oft über die chaotische erste Zeit mit dem Kind, doch während man sie durchlebt, sieht man manches viel zu verkrampft und eng. Mit dem Stillen klappt es nicht richtig, das Kind schläft tagsüber und ist nachts wach, die Figur ist gar keine mehr und die Beziehung zum Partner wird von Tag zu Tag schwieriger. Vielleicht ist es eine kleine Hilfe zu wissen, dass die meisten jungen Mütter ihre Krisen in den ersten Wochen nach der Entbindung erleben. Es gibt einfach Tage, an denen einem alles über den Kopf wächst. Man möchte fliehen und kann es nicht. Genauso kommen aber auch immer wieder Augenblicke, die man um nichts auf der Welt missen möchte: wenn das Baby sein erstes Lächeln zeigt, wenn es beim Saugen an der Brust friedlich einschläft oder wenn der Partner einem ganz unerwartet einen Rosenstrauß mitbringt – einfach nur so, weil er das Bedürfnis danach hatte.

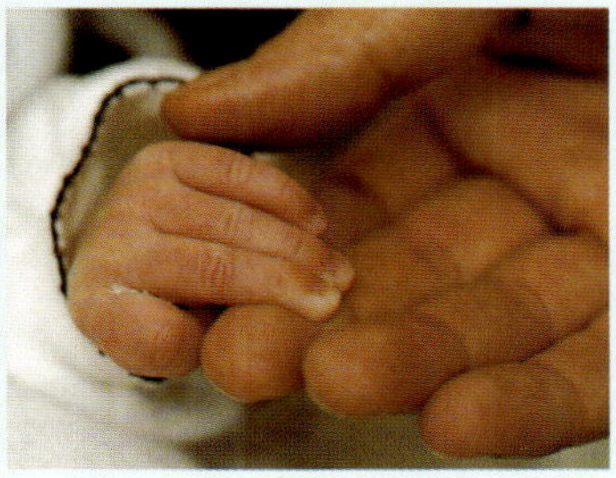

Winzig klein sind jetzt noch die Finger und Hände des Babys – aber Sie werden staunen, wie schnell sie wachsen.

Wieder zu Hause – der Alltag beginnt

In den ersten Wochen zu Hause überwiegt noch die Freude über die glückliche Geburt. Man fühlt sich stark und selbstbewusst.

Lob und Anerkennung für getane Arbeit gibt es jetzt selten. Deshalb ist es wichtig, sich selbst zu belohnen.

In der Klinik, da fühlt man sich stark und selbstsicher – den Alltag mit Kind meistern, das ist doch kein Problem. Oder doch? In fast allen Frauen, die zum ersten Mal Mutter werden, läuft in den Wochen nach der Entbindung das Gleiche ab: Sie müssen sich erst einmal an die neue Rolle als Mutter gewöhnen. Sie müssen akzeptieren, dass das Baby Veränderungen mit sich bringt – und sie müssen sich von dem Gefühl verabschieden, ständig perfekt zu funktionieren. Wenn der Alltag mit dem Kind beginnt, dann ist er keineswegs immer so, wie man ihn sich vorstellt. Manchmal ist er auch grau und trist – und vor allen Dingen aber anstrengend.

„Baby-Flitterwochen" – schneller vorbei, als man denkt

Während der Schwangerschaft hat man nur ein Ziel: eine glückliche Geburt. Was danach kommt, darüber besitzen alle – Frauen wie Männer – nur eine verschwommene Vorstellung. Viele schweben in den ersten Wochen nach der Entbindung auf rosaroten Wolken durch die Tage und Nächte. Baby-Flitterwochen nennen Experten diese Phase, in denen die Mutter aus der Klinik kommt und der junge Vater noch Urlaub hat, um die Zeit mit der jungen Familie zu verbringen. Doch wenn die freien Tage zu Ende gehen, hält der Alltag Einzug und damit kommt die Ernüchterung. Die erste Euphorie weicht einer klareren Sicht der Dinge: Das Baby ist kein Traum, sondern ein Mensch. Träume sind vergänglich, aber das Kind bleibt – und zwar für immer. Wenn die Phase der Umstellung beginnt, setzt für viele Mütter der „Baby-Schock" ein.

Die Mutter sitzt zu Hause mit dem Kind und der Mann geht wieder wie gewohnt zur Arbeit – das ist noch immer der Regelfall. Während die Frauen zu Hause mit ihrem neuen Aufgabenbereich ringen und versuchen, ihr Leben neu zu ordnen, läuft für den Vater der Alltag ab wie gewohnt. Zwei Menschen, die sich noch vor wenigen Wochen so ähnlich waren, driften in ihren Erlebniswelten immer weiter auseinander.

Natürlicherweise trifft die Mütter der Baby-Schock viel drastischer als die Väter. Sie sind es nämlich, die auf viel persönlichen Freiraum verzichten müssen und die sich plötzlich in der unliebsamen Rolle wiederfinden, die ihr Leben dem eines winzigen Säuglings anpassen müssen. Der Erziehungsurlaub macht es möglich, dass sich Frauen voll und ganz auf diese neue Aufgabe konzentrieren können. Sie haben die einmalige Gelegenheit, neue Erfahrungen zu sammeln, sich an neuen Aufgaben zu messen und sich auch neue Freiräume zu gönnen. Am Ende dieser Erfahrungen steht ein neuer Mensch – die Mutter. Doch welchen Preis zahlen wir dafür? Nicht allen Frauen fällt es leicht, die neue Rolle so durchweg positiv zu betrachten. Noch ehe man es selbst recht bemerkt, hat die berufstätige, vielleicht auch erfolgreiche, Frau die Bühne verlassen und an ihre Stelle ist ein Familienmensch getreten. Das ist nun nichts anderes als eine feine Kombination aus Mutter und Hausfrau. Mit scheinbarer Leichtigkeit wechseln Frauen nach der Entbindung die Fronten, lassen Frust und Abschiedsschmerz hinter sich. Doch genauer betrachtet geht es nun ums Überleben: Anpassen, anstatt untergehen. Widerstand und Aufruhr sind angesichts eines winzigen Säuglings sinnlos, also fügt man sich in die neue Rolle, auch wenn sie nicht so recht zu passen scheint.

Bei aller Freude über das Baby und trotz permanenter Erschöpfung: Das Neugeborene muss auch „amtlich gemacht“ werden! Die Geburt eines Kindes muss innerhalb von fünf Werktagen beim zuständigen Standesamt gemeldet werden. Dazu braucht man bei verheirateten Eltern das Familienstammbuch und die Heiratsurkunde, bei Ledigen die Geburtsurkunden beider Elternteile oder nur der Mutter. Außerdem: Personalausweise und die Geburtsbescheinigung der Klinik oder der Hebamme, wenn das Kind zu Hause geboren wurde.

Was man heute kann besorgen, das verschiebt man gern auf morgen …

… das scheint auf junge Mütter besonders gut zu passen. Im Verschieben sind sie wirklich Meister, aber nicht, weil sie so träge und bequem sind, sondern weil ihnen die Zeit davonläuft. Alles, was beim Rooming-in noch so spielerisch von der Hand ging, wird jetzt mühsam schwer. Was zumeist nicht bedacht wird, ist, dass sich die Rahmenbedingungen verändert haben. Schmutzige Windeln müssen nicht nur gewechselt, sondern auch gewaschen (oder entsorgt) werden. Mit den tausend Kleinigkeiten, die zur Versorgung eines Säuglings gehören, ist man plötzlich alleine konfrontiert.

Und dann ist da natürlich noch der Haushalt, der sich nicht von alleine macht. Bislang herrschte vielleicht Aufgabenteilung unter den Partnern, aber da, wo die Mutter jetzt zu Hause bleibt, übernimmt sie automatisch einen größeren Anteil an den täglichen Erledigungen. Dabei ist das Baby allein schon ein Full-Time-Job.

Also beginnt man mit dem Verschieben und in erster Linie sind es die eigenen Bedürfnisse, Wünsche und Träume, die auf eine spätere Zeit verschoben werden: In drei Jahren wird Karriere gemacht, die Haare kannst du dir auch morgen waschen, die gute Bluse hebe ich mir auf, bis das Baby nicht mehr spuckt.

Das Verschieben von Prioritäten scheint eine Notwendigkeit zu sein, wenn man im Leben zwischen Windeln, Stillen und Wäschebergen nicht vollkommen untergehen will. Oder ist es eine Falle, in die wir uns da hineinmanövrieren? Wie ein Hamster im Rad laufen viele Frauen nach der Entbindung den Ansprüchen des Alltags hinterher und haben doch stets das Gefühl, den Anforderungen nur mangelhaft gerecht zu werden.

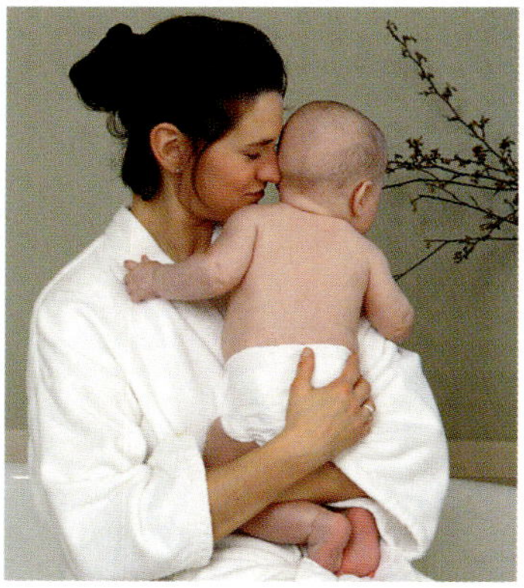

Freunden Sie sich mit der neuen Rolle an – sie ist ausbaufähiger, als Sie denken.

Supermamis machen neidisch

In der Werbung findet man eine ganze Reihe von Supermamis, die die realen jungen Mütter vor Neid erblassen lassen. Im schicken Kostüm schieben sie den Kinderwagen durch den Park, in weißen Blusen wechseln sie makellos die Windeln (und rümpfen dabei noch nicht einmal die Nase) und die perfekt gestylten Fingernägel nehmen beim Abwasch auch keinen Schaden.

Wie anders ist doch die Realität: Die Dusche fällt aus, weil das Baby vor Hunger schreit. Muss man sich wirklich täglich die Haare waschen? Wozu schminken, dem Baby ist es doch egal. Und anstatt mit Handtasche geht man nur noch mit Wickeltasche aus dem Haus. Die Garderobe wird nach pflegeleicht und praktisch ausgerichtet – schick und modisch am Wickeltisch, nein danke! Sich allerdings so von den Rahmenbedingungen ins Bockshorn jagen zu lassen, kann fatal sein. Wer sich und auch dem Partner nicht eingesteht, dass der Alltag mit Baby keineswegs so traumhaft ist, wie man es sich erhofft hatte, vergibt zur rechten Zeit die Chance, etwas zu verändern.

Als Erstes wäre da, die eigenen Ansprüche auf ein normales Maß hinunterzuschrauben. Die perfekte Mutter, die Kind und Haushalt im Handumdrehen managt und alles im Griff hat, gibt es einfach nicht. Jede hat Schwachpunkte und die seien ihr auch zugestanden. Glauben Sie nicht, mehr tun zu müssen, als es früher der Fall war – ein Kind den ganzen Tag alleine zu versorgen, ist ein Full-Time-Job. Woran es allerdings mangelt, sind entsprechende Anerkennung und Bezahlung.

Körper und Seele – beides braucht Schonung

Der Busen ist groß, der Bauch wabbelig, die Oberschenkel schlaff und die Haare ständig fettig. Kaum ist das Kind geboren, will man wieder so sein wie zuvor. Aber das braucht Zeit. In aller Regel dauert es wiederum neun Monate, bis auch alle körperlichen Veränderungen der Schwangerschaft und Geburt sich wieder auf normal zurückgebildet haben. Hinzu kommt das permanente Schlafdefizit, das Körper und Seele belastet. Immer mehr Mütter gleiten scheinbar zeitlos in den Tag hinein. Nichts, was sie selbst betrifft, hat mehr einen festen Platz oder Raum im Leben. Eingebunden in den Prozess des Mutterseins vergehen die Tage, ohne dass man etwas Sichtbares erreicht hat.

Bevor Sie jedoch im Alltag so versinken, wäre es besser, die Notbremse zu ziehen. Setzen Sie sich einmal hin und machen Sie eine Liste der Dinge, die jeden Tag immer wieder getan werden müssen. Und dann machen Sie eine Liste der Dinge, die Sie nur für sich selbst tun wollen. Arbeiten Sie beide Listen gleichermaßen ab:

- Weinen Sie Ihren alten Kleiderbestand keine Träne mehr nach, sondern orientieren Sie sich am Hier und Jetzt. Praktische Kleidung muss nicht eintönig und unförmig sein. Gönnen Sie sich ein paar schicke neue, jedoch pflegeleichte Klamotten.
- Wozu schminken, wenn es keiner sieht? Diese Frage ist zwar berechtigt, aber wenn Sie sich selbst nicht mehr im Spiegel anschauen möchten, dann werden Sie besser gleich aktiv. Tun Sie es nicht für andere, tun Sie es für sich selbst.
- Verpassen Sie sich etwas mehr Selbstbewusstsein, indem Sie sich mit der neuen Rolle anfreunden. Schließlich leisten Sie jeden Tag harte Arbeit – und wenn das keiner sieht, loben Sie sich selbst.
- Sie fühlen sich isoliert? Bleiben Sie nicht ständig alleine mit dem Kind zu Hause, besuchen Sie Freunde, andere junge Mütter oder laden Sie sie zu sich ein.

Der Alltag mit Kind ist etwas, was sich schnell einspielt. Die Versorgung geht bald leicht von der Hand und es gelingt zumeist auch, die Hausarbeit mit genügend Routine etwas lockerer zu sehen.

Das Wichtigste ist, sich bei all den Veränderungen nicht selbst aus dem Auge zu verlieren und stets ein offenes Ohr auch für die eigenen Bedürfnisse zu haben. Geben Sie also Verantwortung ab und gönnen Sie sich etwas Freiraum – der steht gerade gestressten, jungen Müttern zu.

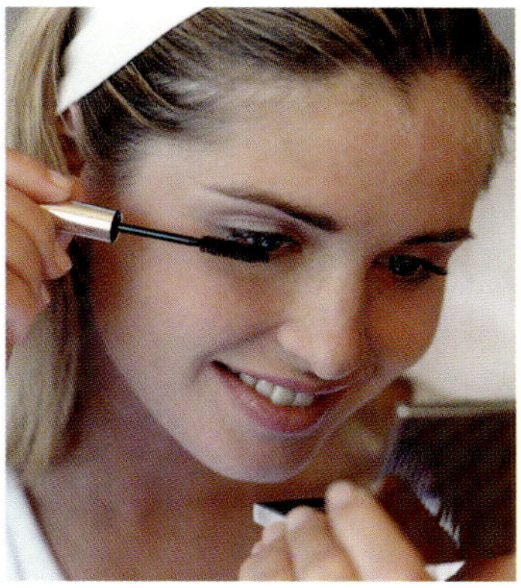

Auch Mütter brauchen eine Verschnaufpause – gönnen Sie sich mehr Zeit für sich selbst, auch wenn es schwer fällt.

Was tun gegen die Erschöpfung?

Auch die postpartale Depression kann verantwortlich dafür sein, wenn man sich stets erschöpft und überfordert fühlt.

Eine gute Mutter, wie sollte sie sein? Geduldig, einfühlsam und ausgeglichen – na klar. Randvoll mit Verständnis für die Bedürfnisse des Babys, das in jeder Konsequenz auf sie angewiesen ist. So stellen sich wohl die meisten eine gute Mutter vor. Erschöpft und ausgelaugt, wütend und ungeduldig, verzweifelt und entmutigt sind diese guten Mütter nie – oder vielleicht doch? Im tagtäglichen Zusammenleben mit dem Baby stoßen Frauen in eine völlig neue Gefühlswelt vor. Da gibt es natürlich Liebe und Zärtlichkeit, Fürsorge und Zuneigung – aber eben auch unterdrückte Wut und Verzweiflung, ständige Müdigkeit und körperliche Erschöpfung. Kann ein Kind wirklich so unterschiedliche Gefühle aktivieren? Aber in der Tat fragen sich das nur Frauen ohne Kinder, denn sie kennen nicht die innere Zerreißprobe zwischen dem Anspruch, eine gute Mutter zu sein, und der eigenen Unzulänglichkeit.

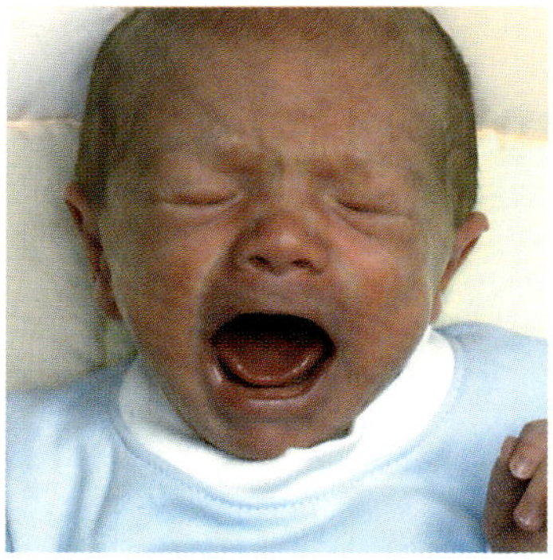

Babys müssen schreien. Das ist für sie die einzige Möglichkeit zu signalisieren, dass ihnen etwas fehlt. Wenn Mutter oder Vater zu erschöpft sind, können sie dem weinenden Kind nicht die notwendige Geduld und Zuwendung geben, die es braucht.

Burn-out – ein Phänomen der Mütterlichkeit in heutigen Kleinfamilien

Erschöpft und ausgebrannt zu sein war bislang ein Privileg der Manager. In der Berufswelt ist das Burn-out-Syndrom ein anerkannter Fachbegriff. Es beschreibt einen seelischen Zustand, der aus erhöhten Ansprüchen, mangeldem Zuspruch und geringer Anerkennung von Arbeitsleistung zur „inneren" Erschöpfung führt und die Betroffenen quasi handlungsunfähig macht. Nicht anders geht es vielen Müttern: Sie tragen in sich einen irrealen Anspruch, stets eine gute und ausgeglichene Mutter zu sein, erhalten dafür aber wenig Lob. Im Gegensatz zum Burn-out im Berufsleben wird es bei Müttern nicht als „Berufskrankheit" gewertet, sondern man gibt ihnen noch dazu selbst die Schuld daran. Die Gründe der Überforderung sind offensichtlich: Schlafmangel und zu viele, ungewohnte Anforderungen lassen die Frauen ausgebrannt und leer zurück. Der Teufelskreis beginnt sich zu drehen, wenn man ihn nicht rechtzeitig durchbricht. Zum Beispiel, indem man sich nicht ganz alleine für die Zufriedenheit des Kindes verantwortlich macht, sondern auch andere darin einbindet.

Wut und Erschöpfung – zwei fatale Partner

Wer erschöpft ist, wird schnell ungeduldig. Wer ungeduldig ist, hat keine guten Nerven mehr und wird in der Konsequenz wütend. Zunächst ist es absolut unvorstellbar, dass man einmal wütend auf das eigene Kind sein könnte – zumal es ja noch so klein und unschuldig ist. Aber das ist falsch: Einmal (oder öfter) wütend auf das Kind zu sein sei jeder Mutter gestattet. Man muss nur richtig mit dieser Emotion umgehen, dann nimmt man ihr den Schrecken.

Schreiende Babys machen aggressiv und manchmal bekommen Mütter, die erschöpft und überanstrengt sind, einen richtigen Wutanfall, wenn sie das weinende Kind nicht beruhigen können. Was also tun? Sorgen Sie für Abwechslung in der Kinderbetreuung, denn wer auch etwas Zeit für sich selbst hat, kann auftanken und hat dann bessere Nerven. Nehmen Sie Abschied von der Idealvorstellung der guten Mutter, die stets ausgeglichen und ruhig ist.

Überfordern Sie sich nicht zusätzlich mit dem Anspruch, auch eine perfekte Hausfrau sein zu müssen. Besser Staub auf den Regalen als Stress mit dem Baby.

Ihre Wut ist berechtigt, aber reagieren Sie sie auf keinen Fall am Kind ab. Schaffen Sie sofort räumliche Distanz, wenn Sie spüren, dass Sie wütend werden. Gehen Sie aus dem Zimmer, beißen sie in ein Kissen oder schreien Sie ganz laut. Dann atmen Sie dreimal tief durch – und Sie merken, wie Sie sich entspannen.

Wenn Sie immer noch wütend sind, telefonieren Sie mit einer Freundin. Indem Sie über den Ärger zu reden lernen, verpufft die Wut oft wie von selbst.

Babys spüren, wenn die Mutter gereizt und nervös ist. Sie reagieren mit Angst und Unsicherheit, sind besonders quengelig und schlafen schlecht. Der Teufelskreis der Erschöpfung dreht sich immer schneller.

Genießen Sie die Langeweile!

Viele Möglichkeiten haben junge Mütter nicht, sich Abwechslung zu verschaffen. Deshalb arbeiten sie ständig und machen kaum einen Weg mit leeren Händen. Entspannung – die sie jetzt so dringend brauchen – zuzulassen heißt auch, die Langeweile genießen. Und wenn Sie jetzt nicht still sitzen können, dann tun Sie etwas nur für sich. Schon bald werden Sie lernen, Freiräume zu nutzen, wo sie sich bieten. Das gibt mehr Gelassenheit und davon profitieren schlussendlich nicht nur Sie alleine.

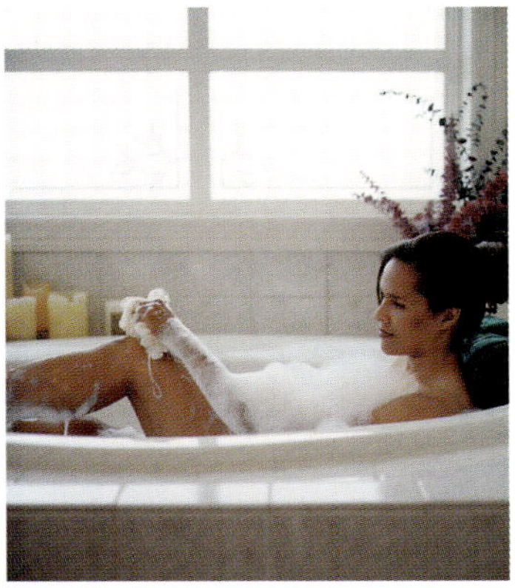

Lernen Sie, einfach nichts zu tun und völlig zu entspannen.

Anstrengende Nächte – Durchschlafen ist out

Tipp: Gewöhnen Sie das Kind an die nächtliche Ruhe, indem Sie das Stillen und Wickeln ohne große Worte und Aktionen und bei wenig Licht ablaufen lassen.

Es gibt ein Ammenmärchen, das besagt: „Babys schlafen viel." Das ist falsch, die Realität sieht anders aus, denn Säuglinge brauchen weniger Schlaf, als den Eltern lieb ist. Und außerdem schlafen sie zumeist nicht dann, wenn auch die Eltern so richtig müde sind. Die nüchternen Fakten vorweg: Neugeborene brauchen zwischen 14 und 19 Stunden Schlaf täglich. Schon im Alter von sechs Monaten reduziert sich das Schlafbedürfnis auf neun bis 18 Stunden. In aller Regel schlafen Babys aber nur 13 Stunden täglich. Und die schlafen sie natürlich nicht an einem Stück, sondern in Etappen über den Tag und die Nacht verteilt. Im ersten halben Lebensjahr wachen die Kinder etwa alle eineinhalb bis vier Stunden auf und verlangen nach Nahrung. Einen besonderen Stundenplan haben sie dabei nicht – und wenn, dann richten sie sich nach ihrer eigenen inneren Uhr. Die Eltern treibt das manchmal zur Verzweiflung und deshalb wird das Einschlafen und das Durchschlafen zum zentralen Thema im ersten Lebensjahr. Denn gibt das Kind Ruhe, können sich die Eltern erholen und diese Verschnaufpausen sind jetzt besonders wichtig.

Schlafen will gelernt sein …

Es ist schwer, Tipps zu geben, wie man die Nächte ruhiger gestalten kann. Was beim einen Kind hilft, hat beim anderen genau den gegenteiligen Effekt.

In der Welt, aus der das Baby kommt, gab es keinen Tag und keine Nacht. Das Licht drang nur gedämpft durch den Mutterleib und dass es in der Nacht in aller Regel ruhiger zugeht, kann das Baby nicht ahnen, denn im Bauch war ständig Lärm durch den Pulsschlag und das Strömen des Blutes. Der Schlaf, so wie wir ihn verstehen, ist also für das Baby eine völlig neue Erfahrung. Es muss also lernen, sich den neuen Umständen anzupassen, und da Babys schon kleine Persönlichkeiten sind, wundert es eigentlich auch nicht, dass ihr Schlafbedürfnis ganz unterschiedlich ist. Manche brauchen von Natur aus weniger Schlaf als andere. Welcher Schlaftyp Ihr Baby ist, ist genetisch programmiert und schlecht wandelbar.

In den ersten Monaten vermissen die Säuglinge beim Einschlafen oft das sanfte Schaukeln, das sie schon im Mutterleib so genossen haben. Außerdem fehlen die rhythmischen Geräusche, die ihr Leben bislang begleitet haben. Deshalb schlafen viele Babys besser ein, wenn man sie sanft hin- und herwiegt und mit einem leisen Dauergeräusch beschallt. Manche Mütter schwören auf einen laufenden Föhn, andere benutzen den Staubsauger als Einschlafhilfe. Besser ist aber vielleicht eine Spieluhr oder ein selbst gesungenes Wiegenlied.

Wecken Sie das Baby nicht, nur weil es Zeit zum Stillen ist, sondern warten Sie darauf, bis das Baby von alleine wach wird.

Einige Experten schwören auch auf das so genannte Familienbett: Das Kind schläft von Anfang an mit im elterlichen Bett und das führt schnell zum Durchschlafen – sagen sie. Allerdings wird dadurch der elterliche Schlaf nicht selten massiv beeinträchtigt. Keine Lösung ist es dann, einen Partner auszuquartieren. Besser ist es, die Wiege gleich neben das Bett zu stellen und so jederzeit schnell verfügbar zu haben.

Auch Mütter müssen wieder schlafen lernen

In den ersten Wochen verschiebt sich auch der Wach-Schlaf-Rhythmus der Eltern dramatisch. Zumeist haben die Väter einen besseren Schlaf, dafür die Mütter einen erheblichen Schlafmangel. Wie zermürbend es ist, keine Nacht mehr in Ruhe durchschlafen zu können, wissen nur Eltern. Alle paar Stunden geweckt zu werden, das ist Folter pur. Vor allem deshalb, weil man ja nicht im Halbschlaf agieren kann, sondern immer dann, wenn man sich ums Baby kümmert, voll bei der Sache sein muss. Auch das nächtliche Stillen funktioniert nur dann, wenn die Mutter konzentriert, also wach ist. Nun gibt es glückliche Naturen, denen das gar nichts ausmacht und die gleich danach oder sogar während des Stillens wieder einschlafen können. Die meisten aber quälen sich wieder in den Schlaf, bis das Baby zum nächsten Mal schreit. Den einzigen Rat, den man Müttern nun geben kann, ist sich auf den Rhythmus des Kindes einzulassen und genau dann zu schlafen, wenn es endlich Ruhe gibt. Das heißt auch, sich tagsüber aufs Ohr zu legen, wenn der Nachwuchs sein Mittagschläfchen hält. Nur so lässt sich das Defizit einigermaßen ausgleichen. Fatal wird es, wenn Sie denken, Sie könnten einfach weitermachen wie bisher. So viele Reserven hat der Körper nicht, als dass er auf Dauer auf eine erholsame Nachtruhe verzichten kann. Übrigens nutzt es wenig, wenn man mit Gewalt versucht, dem Säugling einen „vernünftigen" Rhythmus beizubringen und ihn zu diesem Zweck nachts schreien lässt. Die Wirkung mag zwar für ein bis zwei Tage erreicht sein, aber spätestens dann zwingt ihr Kind Ihnen wieder seinen Rhythmus auf.

Indem Sie sich in den ersten Monaten auf den Rhythmus des Kindes einlassen, verwöhnen Sie es nicht. Vielmehr helfen Sie ihm, sich auf dieser Welt zurechtzufinden.

Ältere Geschwister – von Enttäuschung und Eifersucht

Mutterliebe ist kein Kuchen, der bei jedem Teilen kleiner wird, sondern bleibt immer gleich groß. Das müssen die Kinder aber erst selbst erfahren.

Es gibt wohl kaum einen großen Bruder oder eine große Schwester, der/die von Anfang an schrecklich glücklich über die Geburt des Geschwisterchens ist. Kinder – und das gilt bis ins Schulalter hinein – sind Gewohnheitstiere und alles, was die eingefahrenen Abläufe verändert, wird zunächst einmal misstrauisch beäugt und besonders kritisch unter die Lupe genommen. Kleinen Geschwistern geht es dabei nicht anders. Den Eltern fällt es leichter, die Situation zu begreifen, wenn sie sich einmal in die Situation des älteren Kindes hineinversetzen. In erster Linie bedeutet die Ankunft des Babys zu Hause „Verlust". Man muss auf Freiheiten verzichten, die man bislang hatte (zum Beispiel Lärm zu machen, wann man will). Man darf keine Spielsachen mehr herumliegen lassen, weil das Baby sie in den Mund stecken könnte. Man muss warten, weil die Mutter nicht jeden Wunsch sofort erfüllen kann, da sie das Baby auf dem Arm hat. Man muss das elterliche Bett mit dem kleinen Geschwisterchen teilen. Das Schlimmste aber ist, man darf sich nicht wehren, wenn das Baby einen ganz entsetzlich nervt. Die Liste dessen, was man jetzt nicht mehr darf, ist für die kleinen Großen unendlich lang. Oftmals ahnen die Eltern gar nicht, was in den Köpfen nun so alles vorgeht.

Das Baby ist doof ...

Nicht selten kommen deshalb die Älteren ziemlich schnell zu dem Schluss: Das Baby ist doof. Aber ganz egal, was sie über den Nachwuchs denken, sie müssen nun versuchen, sich mit ihm zu arrangieren. Doch anstatt Kompromisse einzugehen und vorübergehend zurückzustecken, nehmen viele Ältere den Kampf auf. Manche ignorieren das Geschwisterchen von Anfang an beharrlich. Oft wird auch die Mutter schon kurz nach der Entbindung mit Verachtung gestraft. Die Kinder empfinden die Geburt des Geschwisterchens oft als einen Vertrauensbruch und fürchten, nicht mehr wie bisher von den Eltern geliebt zu werden.

Trotzdem spüren sie, dass sie auch mit der Ignorierung der Tatsachen nicht weiterkommen. Deshalb fallen viele von ihnen ins Baby-

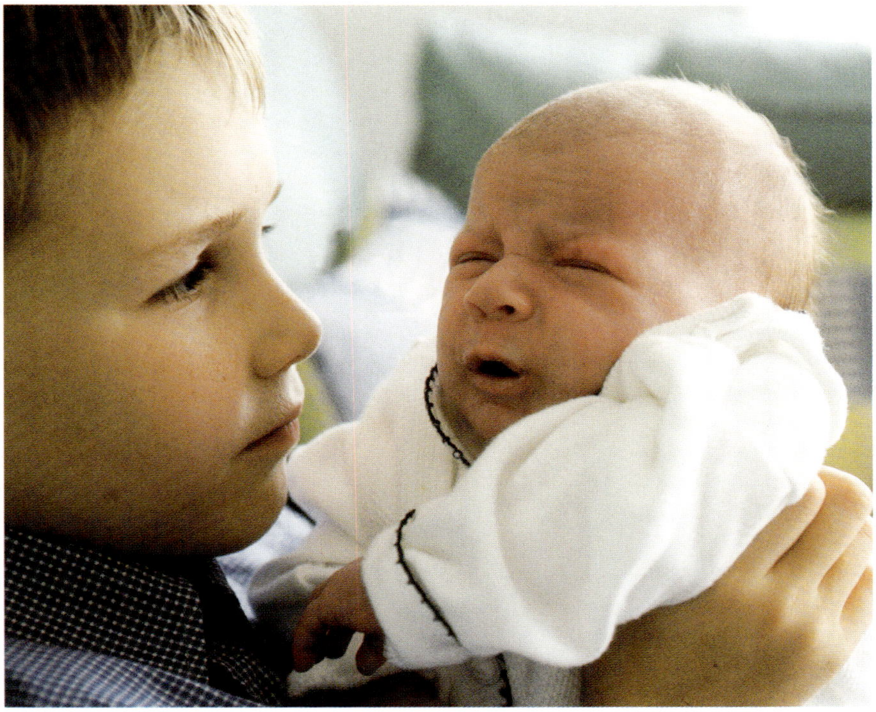

Wenn die Geschwisterliebe erwacht, gibt es bald zwei Verbündete, die wie Pech und Schwefel zusammenhalten.

stadium zurück: Sie machen wieder in die Hosen oder wollen auch an der Brust nuckeln, ein Fläschchen haben. Für die Eltern, insbesondere die Mutter, ist das lästig und noch dazu doppelte Arbeit. Aber das Beste ist es, das Spiel mitzuspielen.

Ziemlich schnell wird der/die Ältere es müde sein, Baby zu spielen. Halten Sie sich stets vor Augen, dass das Kind erst lernen muss, dass die Liebe der Eltern nicht vom Verhalten abhängt. Vermeiden Sie ganz bewusst Sätze wie: „Du bist doch schon groß." Lassen Sie das Kind vielmehr erfahren, welche Vorzüge das Großsein hat, und gestehen Sie ihm ein paar echte Privilegien zu.

Das ist gar nicht so einfach, zumal jetzt viele Kinder ein Privileg darin sehen würden, das Baby selbst zu versorgen. Aber das geht nun mal nicht. Denken Sie sich eine Reihe von Tätigkeiten aus, die das ältere Geschwisterkind jetzt rund ums Baby erledigen könnte. Beziehen Sie es in alles mit ein, was das Baby angeht, erwarten Sie allerdings nicht zu viel.

Gefährliche Situationen zwischen den Geschwistern wird es von nun an immer wieder geben. Da wird heimlich geknufft, gebissen und gezwickt. Bewahren Sie also Nerven und schimpfen Sie nicht gleich los, wenn etwas schief geht.

Beziehen Sie das ältere Kind immer wieder in die Pflege des Babys ein. Das macht Spaß und zeigt dem großen Kind, dass Sie es keineswegs ausschließen wollen.

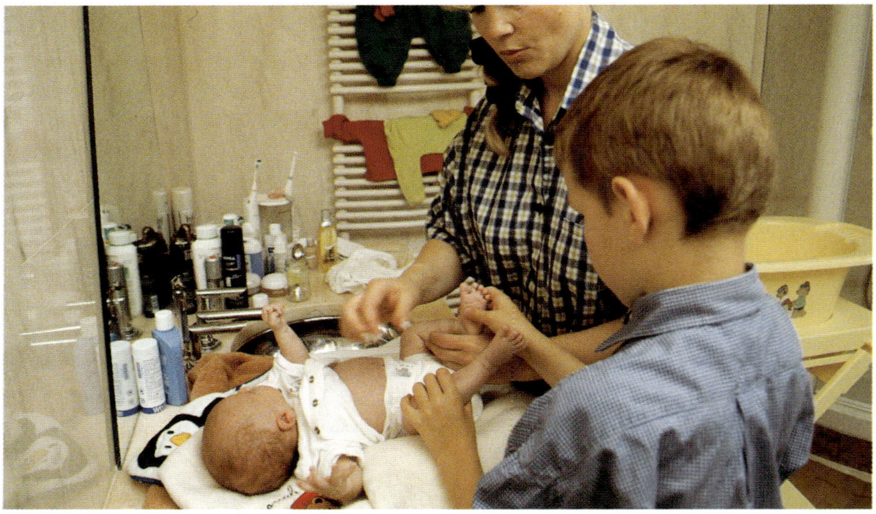

Baden sollten Sie das Baby zwar besser selbst, doch kann das große Kind unter Ihrer Aufsicht durchaus mithelfen.

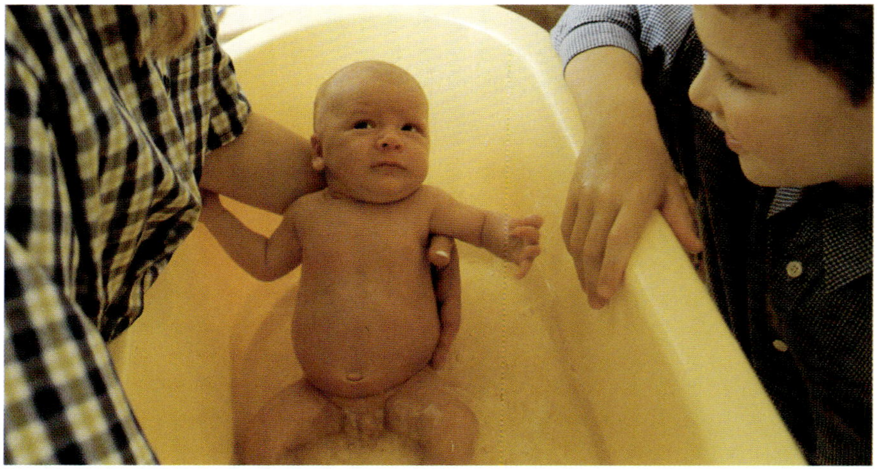

Dem Baby das Fläschchen geben – das kann für die Großen zumindest für die erste Zeit eine ehrenvolle Aufgabe sein.

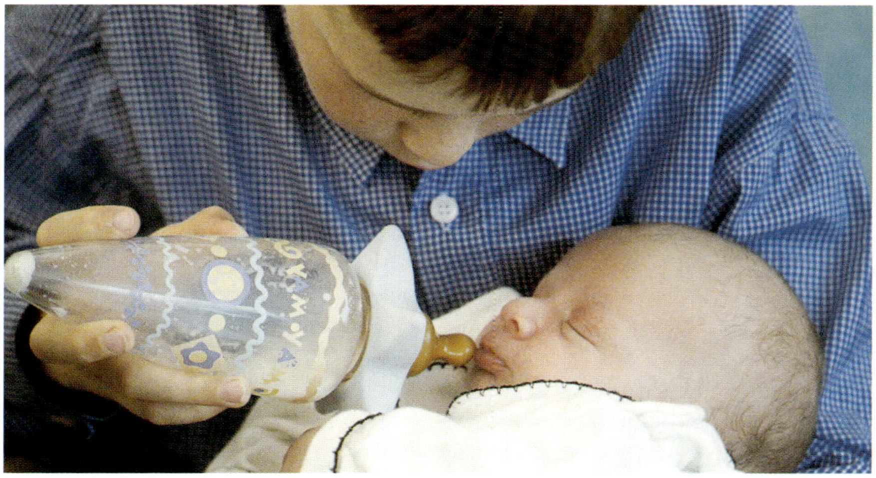

Was Sie allerdings nicht erlauben sollten, ist, dass die doch noch kleinen großen Geschwister das Baby herumtragen. Es ist viel zu schwer und ein eventueller Sturz könnte weit reichende Konsequenzen haben. Wenn Sie nicht mehr stillen, können ältere Geschwister beispielsweise das Fläschchen geben.

Vermeiden Sie übrigens Puder am Wickeltisch, wenn ältere Geschwister beim Wickeln helfen! Kippt die Puderdose nämlich um und atmet das große Kind davon ein, kann die Lunge großen Schaden nehmen.

Teilen will gelernt sein

Mit der Geburt eines zweiten Kindes kommt ein Konkurrent ins Haus, der gerade bisherigen Einzelkindern schwer zu schaffen macht. Sie haben bislang nicht gelernt zu teilen und dass sie diese Erfahrung ausgerechnet mit der Liebe der Eltern machen müssen, fällt ihnen schwer.

Versuchen Sie den Kindern also stets altersgerecht zu erklären, dass Teilen nicht unbedingt bedeutet, dass man weniger hat als zuvor. Es bedeutet ebenso, dass man etwas hinzugewinnt, auch wenn das jetzt noch nicht so deutlich wird.

Nehmen Sie sich als Mutter bewusst Zeit für den/die Ältere(n). Übertragen Sie die Versorgung des Babys Ihrem Mann oder der Oma und unternehmen Sie etwas exklusiv nur für Große. Ermahnen Sie sich immer wieder, stets ein offenes Ohr für die Sorgen Ihres Kindes zu haben, auch wenn Sie gerade genervt sind. Erwarten Sie keine Geschwisterliebe auf den ersten Blick. Die gibt es nämlich nur ganz selten. Vertrauen Sie vielmehr darauf, dass auch aus den heftigsten Streithähnen in den meisten Fällen später einmal gute Kameraden geworden sind.

Jeder will bewundert werden

Schon sehr bald, spätestens dann, wenn das Baby richtig lachen kann, wird es auch das Herz des großen Bruders oder der großen Schwester im Sturm erobern. Dann nämlich, wenn die Älteren spüren, wie sie vom Baby beneidet und bewundert werden wegen ihrer Geschicklichkeit und Fähigkeiten. Und die Größeren genießen dann auch, dass sie nun ein Publikum haben, das immer applaudiert, egal, was sie tun. Dann sind vielleicht auch wir Eltern ein bisschen neidisch auf die Verbundenheit der „Kinderfront“.

Beziehung in der Krise – wenn aus Paaren Eltern werden

Vater und Kind – eine besondere Beziehung, die für beide wichtig ist.

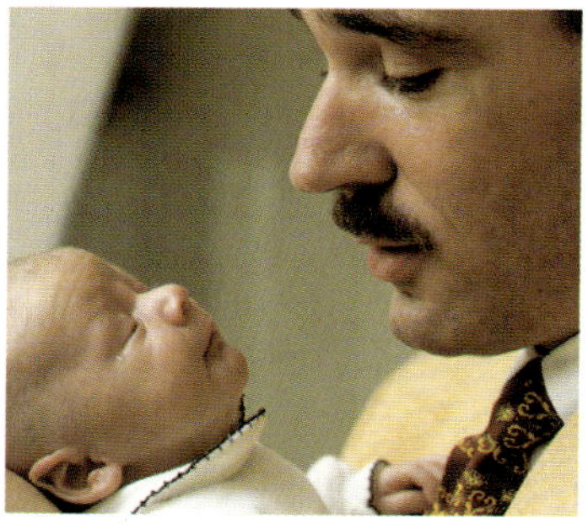

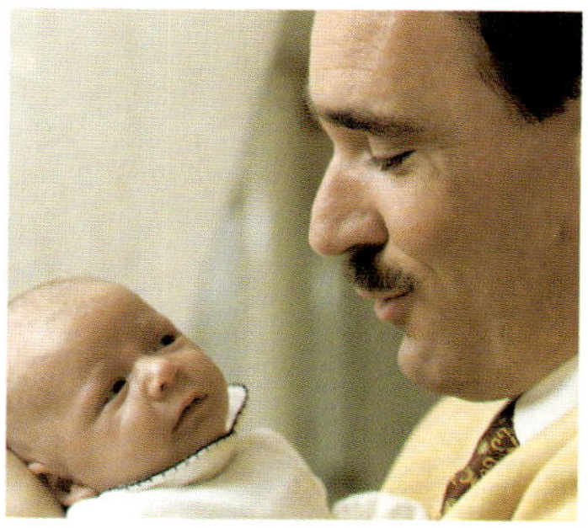

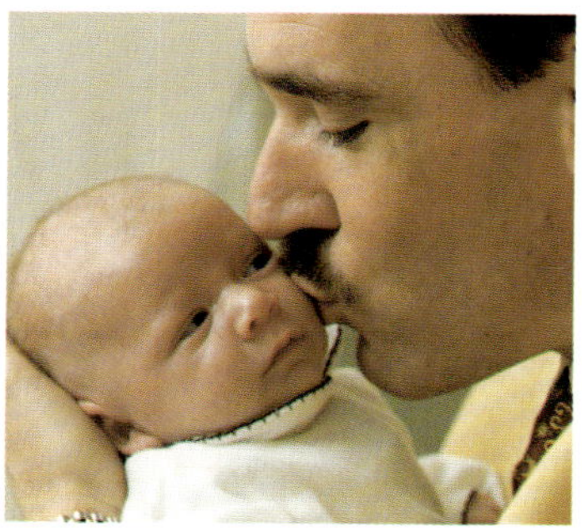

Alle Eltern können bestätigen, wie schön und beglückend es ist, ein Baby zu haben. Aber die wenigsten werden auch einsehen, wie anstrengend es ist und wie schmerzhaft unter Umständen die Verwandlung von der Partnerschaft zur Elternschaft abläuft. Da sind einerseits die Ansprüche, die Mann oder Frau an sich selbst stellen: Kann ich das Kind überhaupt richtig versorgen? Warum bin ich so verzweifelt und nervös, wo ich doch eigentlich glücklich und zufrieden sein müsste? Werde ich die Situation je in den Griff bekommen? Viele Zweifel und Vorstellungen sind in der eigenen Kindheit begründet, aus der jeder von uns ein „Idealbild" vom Mutter- und Vatersein in sich trägt. Dieses Ideal ist gefüllt mit Fantasien und Sehnsüchten, von Wünschen und Erinnerungen. Und jetzt, wo man ein eigenes Kind hat, stellt man fest, dass Realität und Wunschdenken sich nicht vereinbaren lassen. Die Partnerschaft wird auf eine harte Probe gestellt, denn diese unbewussten Schwierigkeiten und Sorgen werden selten offen ausgesprochen, sondern stehen als stummer Vorwurf im Raum.

Neue Väter zwischen Wunsch und Wirklichkeit

In den Köpfen hat die Revolution längst begonnen. Männer, die heute Väter werden, wollen anders sein als ihre eigenen Papas. Sie nehmen intensiv an der Geburtsvorbereitung teil, begleiten und unterstützen ihre Frauen bei der Geburt und ... war das schon alles? Die Väter von heute würden gerne noch mehr tun, aber zwischen Wunsch und Wirklichkeit klafft eine große Lücke. Wann immer sie können, kümmern sie sich auch um die Kinderbetreuung. Sie haben gelernt, zu spielen und zu schmusen, haben heute weniger Angst vor dem innigen Körperkontakt und schon gar keine Aversionen gegen schmutzige Windeln. Aber ihr Einsatz ist zeitlich beschränkt, schließlich bleiben ihnen nur der Feierabend und die Wochenenden, um in Vatergefühlen zu schwelgen. Dementsprechend geht ihnen die tagtägliche Babypflege schwerer von der Hand, sie machen manches anders und vielleicht auch nicht immer so geschickt. Statt die Männer zu loben und zu ermuntern, nehmen dann viele Frauen wieder selbst das Zepter in die Hand – und verbannen die Väter auf die Zuschauerposition. Die Folge: Die Väter fühlen sich immer mehr ausgeschlossen.

Das Stillen: Drei sind einer zu viel?

Verstärkt wird die Eifersucht oft auch durch das Stillen. Zwar finden die meisten Väter es gut und richtig, dass der Nachwuchs gestillt wird, doch die innige Beziehung, die dadurch zwischen Mutter und Kind noch verstärkt wird, ist ein Störfaktor für die Beziehung. Die Väter fühlen sich einmal mehr ausgeschlossen, isoliert und sind eifersüchtig auf das kleine Wesen, das ihnen da Konkurrenz macht. Zum einen wird die Mutter durch das Stillen noch mehr zur zentralen Figur in Babys Leben. Alles, was es braucht, um zufrieden und glücklich zu sein, kommt von ihr – so scheint es. Zum anderen wird auch die junge Mutter voll und ganz von dem Kind beansprucht, sodass leicht der Eindruck entstehen kann, der Vater wäre eigentlich überflüssig. Die Folge: Die Männer ziehen sich oft zurück, schützen Rücksichtnahme vor, was sich aber für die Beziehung der Eltern als fataler Bumerang erweist. Die Symbiose zwischen Mutter und Kind wird immer enger.

Um die Veränderung bewusst wahrzunehmen, ist es wichtig, stets miteinander im Gespräch zu bleiben.

Wie Eltern geboren werden: Drei Phasen der Veränderung

Jede Beziehung gerät unter Druck, wenn sich die äußeren Rahmenbedingungen ändern. Eine gravierende Änderung ist die Geburt eines Kindes. Nun wäre es falsch, die Hände in den Schoß zu legen und zu warten. Besser ist es, die Phasen der Veränderung bewusst zu akzeptieren und mitzugestalten.

Die erste Phase beginnt unmittelbar nach der Geburt des Kindes und wird von den meisten Paaren als unproblematisch und nicht gefährlich bezeichnet. Alles ist neu und ungewohnt, deshalb sind beide Partner auch sehr tolerant. Doch die Phase der Euphorie weicht schnell der Ernüchterung. Schnell stellen beide Seiten fest, dass die alten Mechanismen, mit Problemen umzugehen und sich gegenseitig zu unterstützen, nicht mehr wie gewohnt funktionieren. Weil es an Zeit, neue Verfahren der Problembewältigung zu finden, mangelt, gehen sich die Partner zunehmend aus dem Weg.

Die zweite Phase der Veränderung ist von Ernüchterung gekennzeichnet. Allmählich wird deutlich, wie umfassend das Baby das gemeinsame Leben verändert. Aber nicht die Veränderungen an sich werden als dramatisch empfunden, sondern die Folgen, die daraus resultieren. Die gravierendste Veränderung ist, dass die Partner nicht mehr so viel gemeinsam haben wie zuvor. Die Verschiedenheit des Erlebens – sie zu Hause, er im Job – wird dominant und Trennendes empfindet das Paar als weitaus stärker als Verbindendes. Es wäre an der Zeit für eine Auseinandersetzung, aber dazu fehlt die Kraft. Sie konzentrieren sich voll und ganz auf die Bewältigung des Alltags, sie im Leben mit dem Kind, er im Job und als Familienvater.

Die dritte Phase der Veränderung führt zur Beziehungskrise. Sie tritt ein, wenn das Kind den Eltern wieder etwas mehr Zeit für sich selbst gewährt. Den Partnern wird klar, dass es so nicht weitergehen kann. Keiner ist mit seiner Position zufrieden und drängt auf Veränderungen. Auseinandersetzung und Konflikt sind die Folgen. Denn die Frau und der Mann, die damals die Beziehung ausmachten, gibt es nicht mehr. Das Paar droht im Alltag zu versinken.

Verschieben Sie die Problemlösung nicht in die Zukunft, sondern räumen Sie auch kleine Missverständnisse gleich aus dem Weg.

Und genau da müssen sich beide Seiten kompromissbereit zeigen. Gut ist es natürlich, wenn man nie ganz aufgehört hat, miteinander zu reden. Dass man die Argumente des Partners nicht mit einem Wisch wegfegt, sondern ihm auch eine andere Sichtweise zubilligt.

Lethargie in der Beziehung: Das ist keine Lösung

In vielen jungen Familien schleicht sich die Beziehungslethargie wie ein geruchloses Gas durch die Räume. Es vergiftet die Atmosphäre, ohne dass es die Beteiligten überhaupt bemerken. Die Beziehung lebendig zu gestalten, heißt auch sie ständig aufs Neue in Frage zu stellen. Dazu hat man jetzt mit dem Baby jede Menge Anlass, doch die meisten tun es nicht. Angesichts des Babys werden alle Probleme, auch die noch kleinen, mit Harmonie zugekippt. Eine positive Auseinandersetzung ist nicht möglich und so kämpft jeder für sich und gegen den anderen auf verlorenem Posten. Dabei würde ein klares Wort zur rechten Zeit späteren Krisen vorbeugen. Zeit scheint sowieso im Zusammenhang mit dem Baby eine zentrale Bedeutung zu haben. Zu wenig Zeit für die Beziehung, zu wenig Zeit für Zärtlichkeit, zu wenig Zeit für sich selbst und für den anderen. Dabei muss man sich die Zeit nur nehmen.

Keine Zeit für Zärtlichkeit!

Wenn er sie berührt, zuckt sie zusammen. Wenn er sie liebkost, rückt sie weg. Wenn er heiße Gefühle zeigt, zeigt sie ihm die kalte Schulter. Das erste Jahr mit dem Kind ist für viele Paare die Zeit der tausend Missverständnisse. Worte würden Klarheit schaffen, aber sie können auch missverstanden werden. Das Kind, das doch vereinen sollte, entzweit immer mehr Elternpaare. Dabei ist das Baby sicher nicht schuld an dem Dilemma, sondern die Probleme, die wir im Kopf haben und nicht aussprechen. Frauen und Männer, Mütter und Väter sprechen eine unterschiedliche Sprache: Sie meint Zärtlichkeit, er meint Sex. Sie braucht Unterstützung, er denkt an sein Abendessen. Sie will mehr als Kind und Haushalt, er denkt, sie hat doch alles, was sie wollte.

Missverständnisse bauen sich auf – aber keiner denkt daran, dass sie auch wieder aus der Welt geräumt werden müssen. Der einzige Weg ist das Gespräch. Zärtliche Gefühle empfinden die Partner bald nur noch gegenüber dem gemeinsamen Kind. Zärtlichkeiten untereinander haben keinen besonders hohen Stellenwert mehr. Nun ist es schleunigst an der Zeit, umzudenken, sich bewusst zu werden, dass die Liebe und die Zärtlichkeit, die sie gegenüber dem Kind empfinden, nicht vergleichbar sind mit der Liebe und Zärtlichkeit, die sie voneinander brauchen. Und das gilt es deutlich anzuerkennen: Sie brauchen die Liebe, die Zärtlichkeit und das gegenseitige Verständnis, ohne sie ist die Beziehung nichts und das Kind ist kein adäquater Ersatz.

Partner bleiben und Eltern werden ist keine Entweder-oder-Frage. Das eine ist nur die Steigerung des anderen.

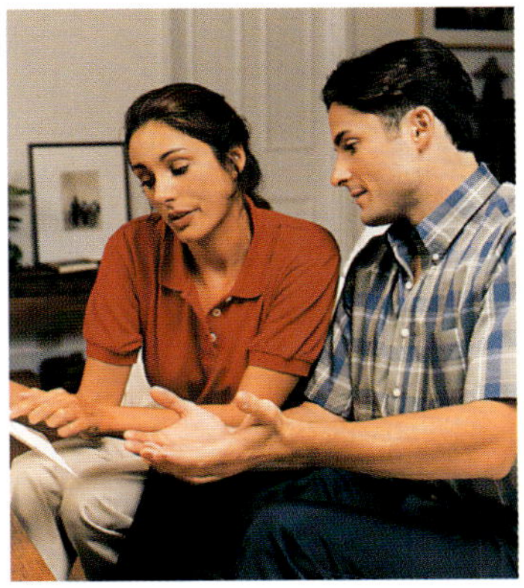

Eltern werden – Partner bleiben

Abwarten und die Probleme aussitzen, ist keine Lösung und in diesem Fall heilt auch nicht die Zeit alle Wunden von alleine. Eltern werden und Partner zu bleiben, ist keine Frage des Entweder-oder, sondern des Sowohl-als-auch. Aber eben das kostet Kraft, Zeit und Energie. Konflikte, die sich aufbauen, müssen auch gemeinsam gelöst werden – und vielleicht hilft es ja, sich vor Augen zu halten, dass die wirklich anstrengende Zeit mit dem Kind ziemlich schnell vorbeigeht. Spätestens dann allerdings gewinnt die Partnerbeziehung wieder an Gewicht. Der Prozess der Wiederannäherung, der dann folgen würde, kostet viel Geduld und noch mehr Zeit. Das sollte man sich in den hektischen ersten Wochen und Monaten immer vor Augen halten.

Sexualität – Mama und Papa im Bett

Fast jede Partnerschaft gerät zumindest auf sexuellem Gebiet nach der Geburt eines Kindes vorübergehend in eine Krise. Das Kind ist da, die Lust ist weg – damit bringen es viele Paare auf den Punkt.

Frisch gebackene Eltern haben oft Wehmut im Blick, wenn sie von früher sprechen. Ja, früher, da war alles anders. Da konnten sie noch, wenn sie wollten, wann sie wollten und wo sie wollten. Aber heute? Keine spontanen Zärtlichkeiten mehr in der Küche zwischen Töpfen und Pfannen. Keine verschlafenen Sonntage mehr, an denen das Telefon vergraben und die Türklingel abgestellt wurde. Kinder, auch wenn sie noch ganz klein sind, lassen sich nicht ausschalten wie Türklingeln. Sie lassen sich auch nicht ruhig stellen oder vertrösten. Schon Babys haben einen sechsten Sinn dafür, wenn Mama und Papa mal wieder zärtlich sein wollen. Gerade dann ist die Windel voll, das Fläschchen leer, das Spielen langweilig. Noch schlimmer wird das Ganze, wenn kleine Kinderhände die Türklinken erreichen und der Nachwuchs ungefragt ins elterliche Bett stürmt. Dass Kinder das Leben der Eltern gründlich durcheinander bringen, das weiß man, dass sie aber auch Lustkiller sind, darüber wird nicht gesprochen. Rund 90 % aller Frauen leiden in den ersten Monaten nach der Geburt an sexueller Unlust. Die Leidtragenden sind die Männer, aber auch die Frauen selbst. Aber dass das kein Dauerzustand ist, beweisen zahllose zweite Schwangerschaften. Von nun an ist Umdenken und Fantasie angesagt – mit Mama und Papa im Bett beginnt eine ganz neue Erlebniswelt. Alles ist anders als zuvor. Nicht schlechter, aber eben ganz neu.

Die Probleme der Frauen

Auch Stillhormone lassen die Lust der Frau schlafen.

Die Schwierigkeiten, die Frauen nach der Geburt mit dem Sex haben, sind zunächst einmal ganz offensichtlich. Sie leiden rein körperlich noch an den Folgen der Geburt und brauchen Zeit, das Erlebte und Erlittene zu verdauen. Da sind zum einen die größeren und kleineren Geburtsverletzungen, die erst einmal heilen müssen. Sie hinterlassen Spuren im und am Körper der Frau, die ihr oft das Gefühl geben, (vorübergehend) nicht attraktiv zu sein, zumindest nicht in sexueller Hinsicht. Der Bauch ist schlaff und wabbelig, der Busen vom Stillen prall und manchmal wund. Nicht selten tauchen doch hässliche Schwangerschaftsstreifen auf, die allerdings nur in der Anfangsphase so hässlich voilett schimmern. Der Gebärmutterhals ist geschwollen und die Nähte von Dammschnitten oder -rissen tun oft monatelang weh. Ganz ähnlich geht es den Kaiserschnitt-Müttern, die trotz „Bikini-Schnitt" unter der Narbe leiden. Und dann natürlich die Figur – eine Katastrophe, denken viele, die in der Schwangerschaft mal so richtig nach Herzenslust geschlemmt haben. Jetzt, in der Stillzeit, sind Diäten absolut fehl am Platz und so zwängen sich manche Frauen noch monatelang in die Umstandskleider in der Hoffnung, die Pfunde verschwinden von alleine. Was außerdem die Lust am Sex verdirbt, sind die völlig neuen Anforderungen des Alltags. Durchwachte Nächte und verschlafene Tage sind nicht eben lustfördernd. Außerdem sind viele Frauen völlig erschöpft und sind, wenn sie denn mal Ruhe im Bett haben, auch nicht an anderen Aktivitäten interessiert. Zudem sind sie mit einem Ohr stets im Kinderzimmer und hören, ob es dem Baby auch wirklich gut geht. Sie haben Angst davor, gestört zu werden, oder andererseits, das Kind durch Geräusche aufzuwecken.

Mutter und Kind sind durch das Stillen so innig verbunden, dass für eine andere Beziehung (nämlich zum Mann) oft kein Raum mehr bleibt. Aber glücklicherweise lassen sich nicht alle Frauen derart okkupieren. Es gelingt ihnen, ein Mittelmaß zwischen hingebungsvollem Stillen und der Liebe zum Partner zu erreichen.

Die Probleme der Männer

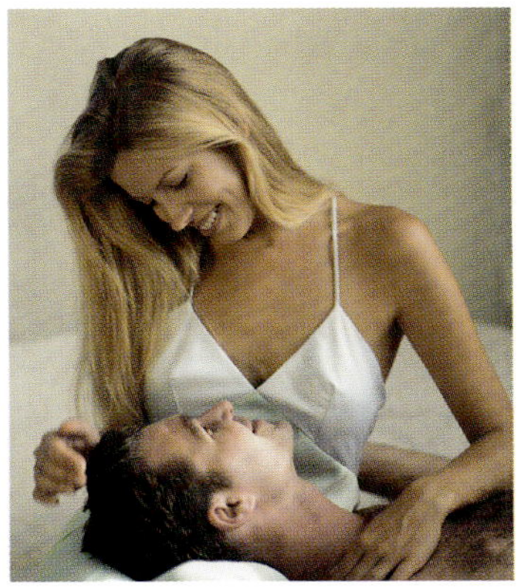

Bei allem Verständnis, aber dieses ganze Babytheater geht den meisten jungen Vätern irgendwann auf den Geist. Verständlich, denn sie müssen die erste Stelle im Leben der Partnerin gegen das Baby abtreten und bekommen lange nicht mehr so viel Aufmerksamkeit, wie sie es gewöhnt sind. Viele, denen der Spaß am Sex jetzt vergeht, haben Probleme damit, die Vorstellung von der Gebliebten von einst und der Mutter von heute unter einen Hut zu bekommen. Noch dazu zeigen sie oft zu wenig Verständnis für die Zurückhaltung der Frauen, die jetzt viel lieber in Ruhe kuscheln wollen, als sexuell aktiv zu werden. Viele nehmen sich auch schlicht zu wenig Zeit, die Liebe mit der Partnerin jetzt neu zu entdecken. Der Faktor Zeit spielt in der Tat eine große Rolle, denn wenn das Baby endlich schläft, ist es meist schon spät. Liebe auf Knopfdruck – das funktioniert erstens kaum, und zweitens stellen sich die Paare ihr Liebesleben zumeist etwas anders vor. In manchen Männern steckt auch ein Trauma, das auf die Geburt zurückzuführen ist. All das Blut und die Schmerzen gehen ihnen nicht mehr aus dem Kopf und lassen die Partnerinnen zu „asexuellen" Wesen werden, die man nicht anrühren darf. Dass das Unsinn ist, darüber braucht man nicht weiter zu philosophieren.

Ab wann ist Geschlechtsverkehr wieder erlaubt?

Eigentlich sobald sich die Frau wieder danach fühlt. Allerdings muss in den ersten Wochen nach der Geburt auf den Wochenfluss Rücksicht genommen werden. Und auch dann ist zunächst einmal alles ganz anders als zuvor. Die Geburtsverletzungen, wie zum Beispiel der Dammschnitt, können den Frauen Schmerzen beim Geschlechtsverkehr bereiten. Leider wird der Dammschnitt nicht immer so sorgsam vernäht, wie es sein müsste. Dadurch entstehen teils schwülstige Narben, die die Freude an der Sexualität nachhaltig beeinträchtigen. Nun ist es keineswegs so, dass man auf immer und ewig mit solch einer Narbenbildung leben muss. Haben Sie das Gefühl, die Dammschnittnarbe beeinträchtigt Ihre Sexualität, dann sprechen Sie mit Ihrem Frauenarzt.

Die hormonellen Veränderungen nach der Schwangerschaft sorgen oft dafür, dass die Scheidenschleimhaut der Frau extrem trocken ist – und der Sex deshalb schmerzhaft. Gleitmittel sind die Lösung – die Anwendung muss nicht peinlich sein. Ein Tipp: Statt die Gleitmittel teuer in der Apotheke zu kaufen, kann man sie auch preiswert im Sexshop bekommen.

Was ist nun anders?

Anders ist im Wesentlichen, dass man nicht mehr nach Lust und Laune, wann und wo man will, seinen Gefühlen Ausdruck gibt. Man fühlt sich stets beobachtet, auch wenn das Baby friedlich im Nebenzimmer schläft. Selbst aufgeklärte Erwachsene drucksen herum: Eltern sein und Sex haben, das scheint sich in der öffentlichen Diskussion auszuschließen. Nicht mehr Geliebte und Geliebter liegen nun im Bett, sondern Mama und Papa. Die Rollen haben sich verändert, die Gefühle manchmal auch. Den Weg zurück zur Lust müssen beide Partner gemeinsam suchen. Sexuelle Liebe ist ein Akt der Freiheit – und wo keine Freiheit mehr ist, da tut sich die körperliche Liebe schwer. Frauen haben nach der Geburt vielfältige Probleme mit der eigenen Sexualität. Diese zu überwinden, kostet Zeit, Geduld und Verständnis. Der Weg zurück zur Lust kann lange und mühevoll sein. Aber er lohnt sich. Es funktioniert nicht immer nach Plan und auch nicht nach einem bestimmten Programm, aber folgende Punkte können helfen:

- Permanenter Stress, so wie er bei jungen Eltern normal ist, ist ein hartnäckiger Lustkiller. Sorgen Sie für eine gerechte Aufgabenverteilung und für regelmäßige Verschnaufpausen.
- Holen Sie die Romantik zurück. Ein gemeinsamer Abend ohne Kind sollte Eltern alle zwei Wochen mindestens zugestanden sein.
- Schaffen Sie eine knisternde Atmosphäre. Beweisen Sie Ihrem Partner, dass Sie nicht nur Mutti, sondern auch noch Frau sind.

- Nur glückliche Paare sind auf Dauer auch zufriedene Eltern. Sex nach Schema F ist passé, was jetzt zählt, ist Fantasie.

Die Hormone sorgen bei manchen Frauen auch nach der Geburt für Orgasmusschwierigkeiten. Sie sind schwerer zu erregen und kommen nur selten zum Ziel. Der Frust ist aber nur vorübergehend.

Lustkiller Nr. 1: die Verhütung

Enthaltsamkeit ist die sicherste Verhütung, und dass Stillen nicht vor ungewollter Schwangerschaft schützt, hat sich herumgesprochen. Zwar kommt der Monatszyklus der Frau erst wieder richtig in Gang, wenn die Stillmahlzeiten reduziert und das Baby schließlich ganz abgestillt wird. Aber verlassen kann man sich darauf nicht. Die mangelnden Verhütungsmöglichkeiten sind in der Tat ein Problem.

Verhütung nach der Entbindung

- NATÜRLICHE EMPFÄNGNISVERHÜTUNGSMETHODEN sind nach der Geburt nicht angebracht, weil der Zyklus während des Stillens noch zu unregelmäßig ist.
- DIE PILLE ist nicht geeignet, weil die Hormone in die Muttermilch übergehen und die Milchproduktion hemmen würden. Erst nach dem Abstillen kann sie wieder genommen werden.
- DIE MINI-PILLE kann schon vier Wochen nach der Geburt wieder genommen werden, weil sie nur Gestagene enthält und diese in so geringen Mengen, dass sie in der Muttermilch so gut wie nicht zu finden sind. Allerdings müssen diese Präparate jeden Tag zur gleichen Uhrzeit eingenommen werden.
- KONDOME UND SPERMIZIDE PRÄPARATE (etwa Scheidenzäpfchen) haben ein gewisses Schwangerschaftsrisiko. Kombiniert sind sie aber ab der sechsten Woche nach der Geburt anwendbar.
- DAS DIAPHRAGMA, das Sie vielleicht vor der Schwangerschaft verwendet haben, passt jetzt nicht mehr. Es muss vom Arzt überprüft werden; das macht erst etwa zwei Monate nach der Geburt Sinn.
- DIE SPIRALE beeinträchtigt das Stillen nicht, sie kann aber erst eingesetzt werden, wenn sich die Gebärmutter zurückgebildet hat und eine Regelblutung aufgetreten ist. Frühestens nach acht Wochen kann man sich die Spirale einsetzen lassen.

Für manche Frauen vielleicht wichtig zu wissen: Eine Spirale verhindert nicht die Befruchtung, nur die Einnistung.

Zurück zur alten Figur

Es gibt keine Schwangerschaft, die nicht Spuren am Körper der Frau hinterlässt. Das ist weder ein Grund zur Panik noch zur Resignation. Ob und wie schnell Sie wieder zur alten Figur zurückfinden, liegt ganz bei Ihnen, bei Ihrer Disziplin und Ausdauer. Viele Frauen, durchaus auch solche, die früher großen Wert auf ihr Äußeres gelegt haben, sind von ihrer neuen Rolle als Mutter so vereinnahmt, dass sie sich selbst vernachlässigen und nach der Entbindung wenig für den Körper tun. Das ist natürlich nicht gut. Die Rückbildungsgymnastik hat nicht in erster Linie mit Schönheit und Fitsein zu tun, sondern mit der Gesundheit. Wenn Sie in einer Klinik entbunden haben, nutzen Sie die Möglichkeit und nehmen Sie an dem Übungsprogramm teil, das fürs frühe Wochenbett angeboten wird. Haben Sie zu Hause oder im Geburtshaus entbunden, wird Sie die Hebamme anleiten.

Wozu dient die Rückbildungsgymnastik?

Schwangerschaft und Geburt beanspruchen den Körper der Frau stark. Vor allem die Beckenbodenmuskeln haben sich während der Geburt gedehnt und müssen nun wieder gestrafft werden. Das ist wichtig, damit sich später keine Blasenschwäche entwickeln kann. Auch einer Senkung der Gebärmutter kann man mit der Rückbildungsgymnastik vorbeugen. Natürlich helfen die Übungen auch, die erschlaffte Bauchmuskulatur schneller wieder zu stärken, Po und Oberschenkel in Form zu bringen.

Mit leichten Übungen kann man bereits am ersten Tag nach der Entbindung beginnen und sie täglich 10 bis 20 Minuten lang durchführen – vorausgesetzt natürlich, dass man eine problemlose Entbindung hinter sich hat. Es ist besser, mehrmals am Tag zu üben, als einmal lange am Stück. Frauen, die ihr Kind mit Kaiserschnitt zur Welt gebracht haben, sollten nicht vor dem fünften Tag nach der Geburt mit der Gymnastik beginnen und frühestens ab dem sechsten Tag Übungen in Bauchlage durchführen. Auch bei Dammschnitten oder Dammrissen eignen sich nicht alle Übungen. Was man lieber meiden sollte, muss auf jeden Fall mit der Hebamme besprochen werden.

Ziele der Rückbildungsgymnastik:

- *Aktivierung von Kreislauf und Stoffwechsel*
- *Thromboseprophylaxe*
- *Straffung der Muskeln, die während Schwangerschaft und Geburt besonders beansprucht wurden*
- *Straffung des Gewebes*
- *Entspannung.*

Schließlich gilt auch bei der Rückbildungsgymnastik, was im Verlauf der gesamten Schwangerschaft oberstes Gebot war: Tun Sie nichts, wenn Sie sich dazu noch nicht bereit fühlen. Besser ist es dann, später anzufangen, dafür aber die Übungen längere Zeit regelmäßig durchzuführen.

In den ersten drei, vier Tagen nach der Entbindung sollte der Beckenboden überhaupt nicht trainiert werden. Übrigens: Frauen, die sportlich sehr aktiv sind und zu früh mit dem alten, gewohnten Fitnesstraining beginnen, haben häufig Probleme mit Harninkontinenz und Senkung der Gebärmutter. Achten Sie daher darauf, in der richtigen Reihenfolge zu trainieren!

Wo können Sie üben?

Über Kurse zur Rückbildungsgymnastik informieren Sie sich am besten bei Ihrer Hebamme oder in der Klinik, in der Sie entbunden haben. Es ist auf jeden Fall wichtig, dass Sie von einer Hebamme oder einem Krankengymnasten zur Rückbildungsgymnastik angeleitet werden, dann können Sie alleine weiterüben oder sich einem Kurs anschließen. Ein Kurs hat für viele Frauen den Vorteil, dass er eher zum Weitermachen anspornt, weil in einer Gruppe geübt wird. Die Frauen kommen so mit gleich gesinnten in Kontakt und geben auch den Vätern die Gelegenheit, sich zu Hause um ihr Kind zu kümmern – nämlich während sie den Kurs besuchen.

Was müssen Sie beachten?

Rückbildungsgymnastik ist kein Krafttraining und Sie sind vor allem in der ersten Zeit nach der Entbindung nicht in der Lage, schwierige körperliche Tätigkeiten auszuführen. Befolgen Sie einige Dinge, bevor Sie mit dem Übungsprogramm beginnen:

- Üben Sie nicht, wenn Sie sich nicht wohl fühlen.
- Machen Sie lieber wenige Übungen am Stück, dafür häufiger.
- Wenn Sie Probleme mit dem Rücken haben, sprechen Sie mit der Hebamme, ob die Übungen für Sie geeignet sind.
- Heben und senken Sie in der ersten Zeit die Beine nie gleichzeitig.
- Wenn Sie Übungen in der Rückenlage machen, drehen Sie sich immer zuerst zur Seite, bevor Sie sich wieder hinsetzen. Das gilt auch generell, wenn Sie aus der Rückenlage aufstehen wollen!
- Steigern Sie die Übungen langsam.
- Hören Sie auf jeden Fall auf, wenn Sie Schmerzen bekommen.
- Ziehen Sie lockere, bequeme Kleidung zum Üben an.
- Entleeren Sie vor dem Üben Ihre Blase.

Manche Hebammen geben auch Kurse, bei denen das Kind dabei sein kann. Der Nachteil ist unter Umständen, dass man sich mehr um das Kind kümmert und mehr mit den Müttern über Still- und andere Probleme redet, als Rückbildungsgymnastik zu betreiben.

Gymnastik nach der Entbindung

Übungen in den ersten vier Tagen

Die meisten Frauen, die in einer Klinik entbunden haben und bei denen es zu keinen Komplikationen während der Geburt oder danach gekommen ist, bleiben bis zu vier Tagen im Krankenhaus. In dieser Zeit werden sie von Hebammen oder Krankengymnasten in den ersten einfachen Übungen angeleitet – in der Rückbildungsgymnastik im frühen Wochenbett. Diese Übungen können sie dann auch selbst durchführen und das gilt selbstverständlich auch für die Frauen, die ambulant, zu Hause oder im Geburtshaus entbunden haben.

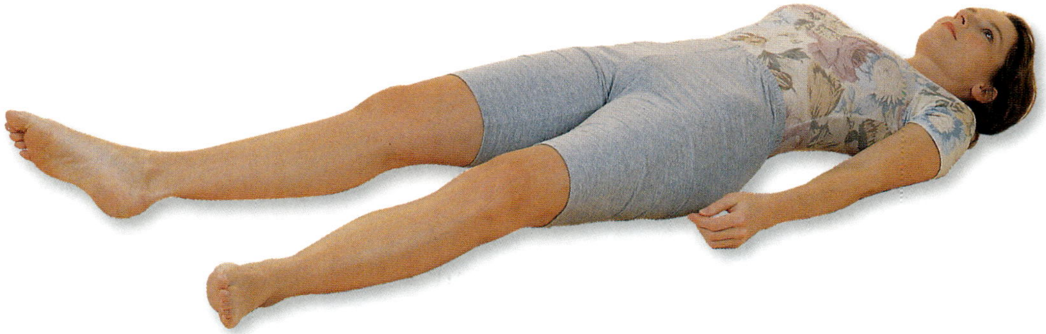

▲ ***Legen Sie sich auf den Rücken, Beine und Arme liegen entspannt neben dem Körper. Atmen Sie fünfmal mit dem Bauch, fünfmal mit der Brust, wechseln Sie dann Bauch- und Brustatmung ab.***

▼ ***Bleiben Sie auf dem Rücken liegen und bewegen Sie Ihre Füße: zunächst abwechselnd beugen und strecken (15-mal), dann nach links und nach rechts kreisen (jeweils 15-mal).***

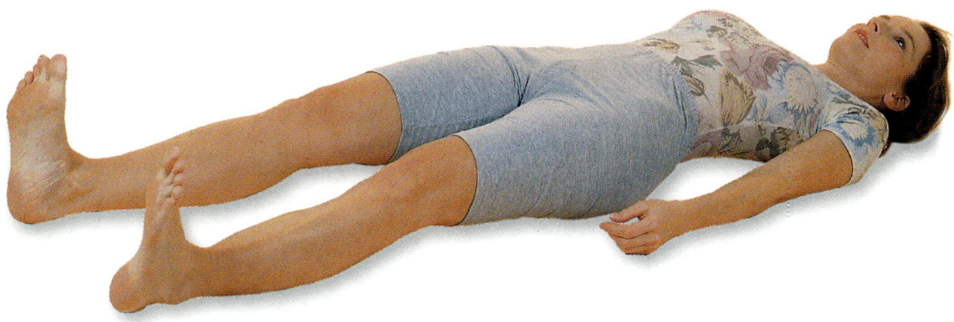

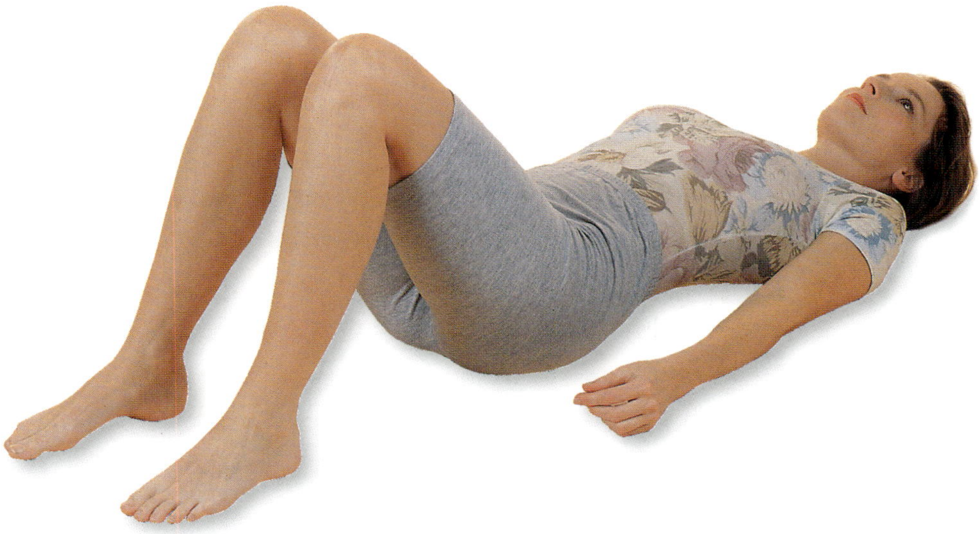

Sie liegen auf dem Rücken mit angewinkelten Knien. Die Arme befinden sich entspannt neben dem Körper. Atmen Sie ein und strecken Sie beide Arme nach hinten, sodass sich die Hände berühren. Heben Sie sich dabei nicht vom Boden oder vom Bett ab. Atmen Sie wieder aus und führen Sie die Arme in die Ausgangsposition zurück. Wiederholen Sie diese Übung fünfmal.

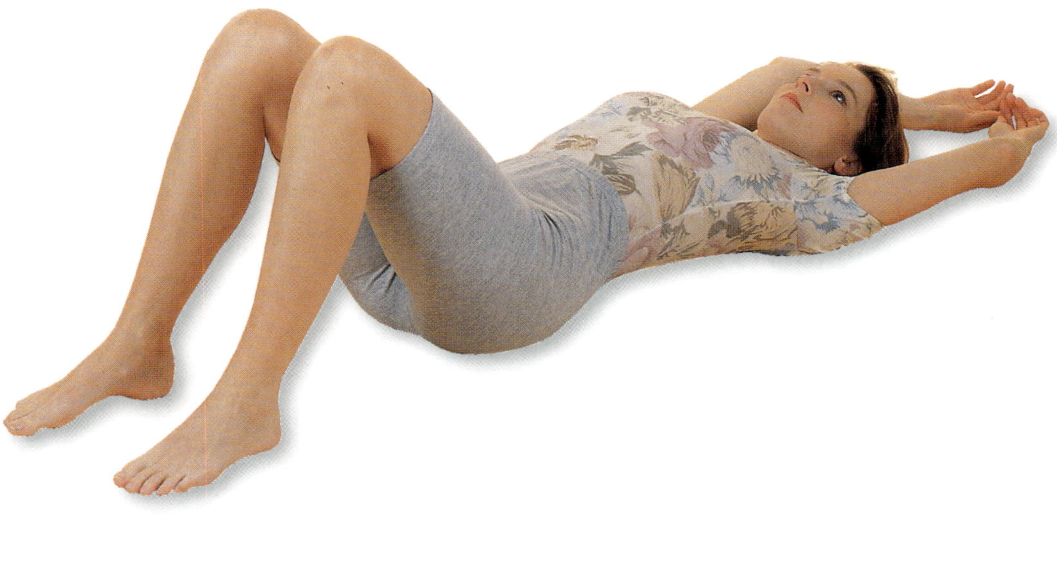

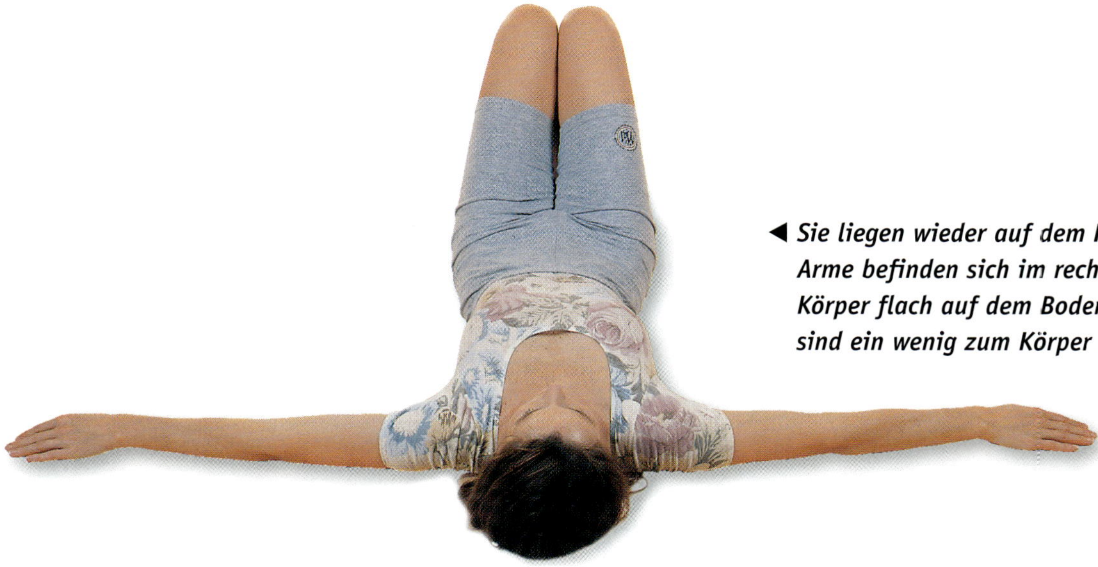

◀ *Sie liegen wieder auf dem Rücken, die Arme befinden sich im rechten Winkel zum Körper flach auf dem Boden, die Beine sind ein wenig zum Körper angezogen.*

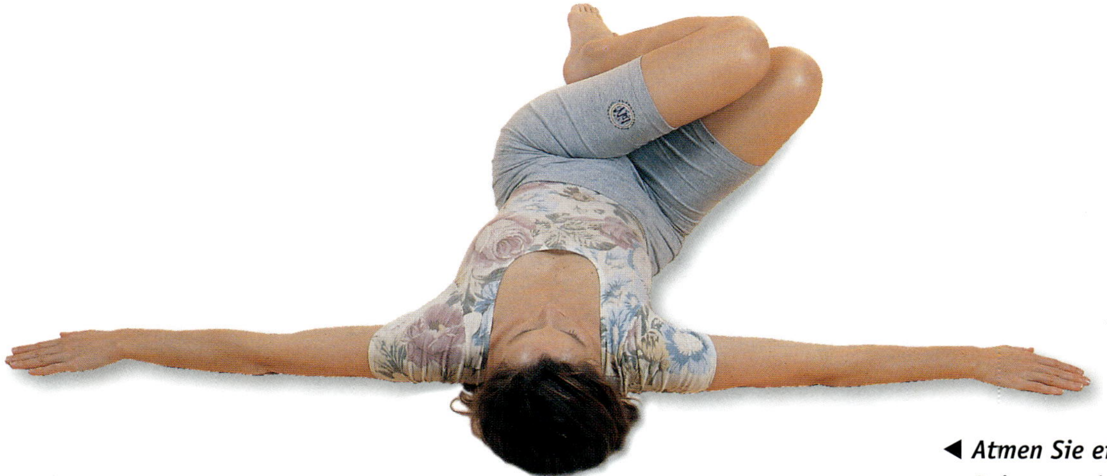

◀ *Atmen Sie ein, neigen dann die Beine von der einen Seite auf die andere und atmen dabei aus. Wiederholen Sie diese Übung fünfmal.*

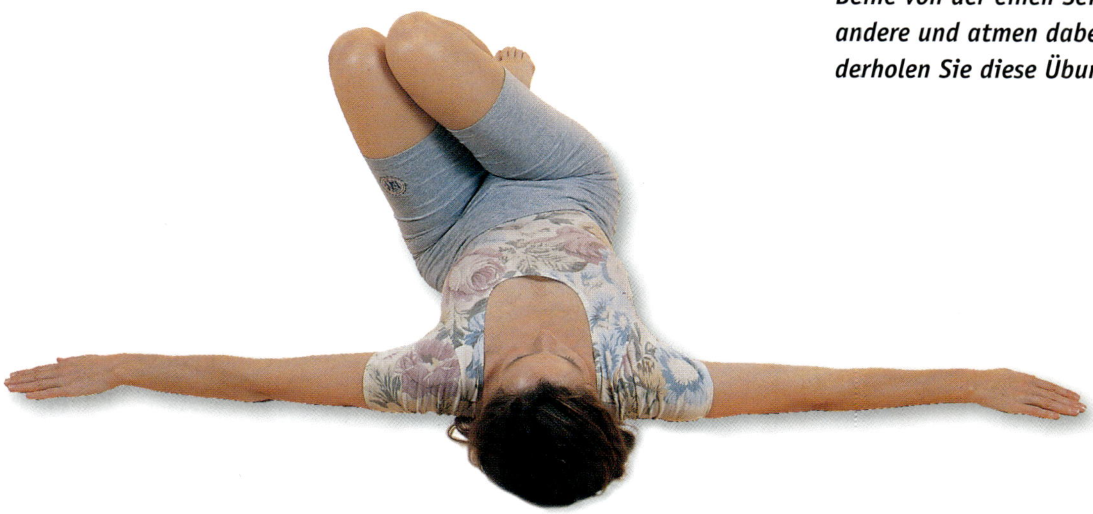

▶ *Sie liegen auf dem Rücken und haben die Knie angewinkelt, sodass die Füße auf dem Boden aufliegen. Der Kopf ruht auf den Händen. Atmen Sie ein. Beim Ausatmen drehen Sie den Kopf nach links, heben den rechten Ellenbogen und das linke Knie an und versuchen beide so nah wie möglich zueinander zu führen. Gehen Sie in die Ausgangsstellung zurück. Beim erneuten Einatmen machen Sie die entgegengesetzte Bewegung, also den Kopf nach rechts drehen, den linken Ellenbogen und das rechte Knie einander nähern. Wiederholen Sie die Übung zehnmal.*

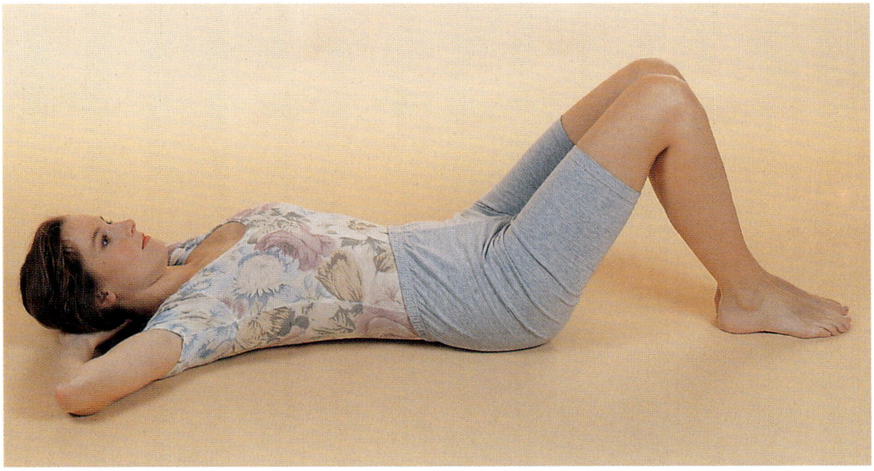

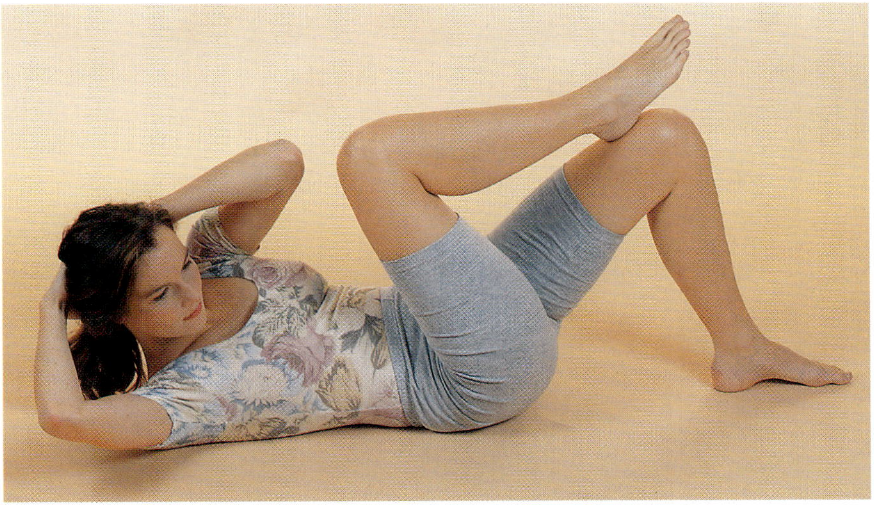

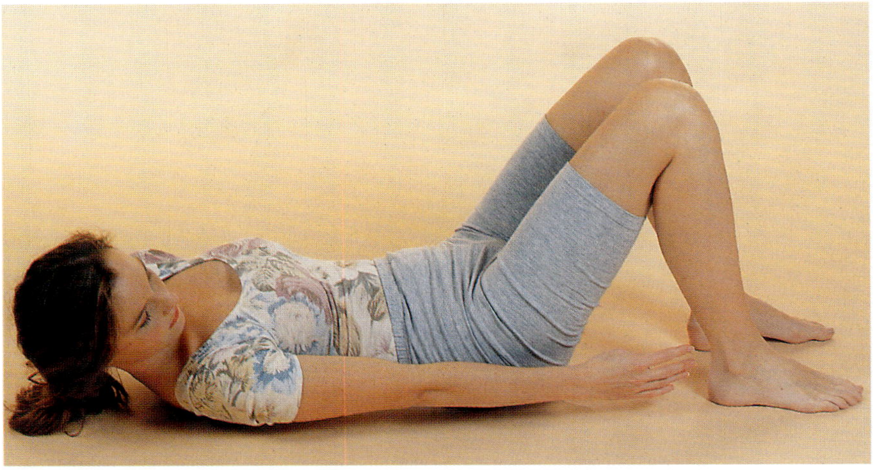

◀ *Sie bleiben in der Rückenlage mit angezogenen Knien liegen. Atmen Sie ein und versuchen Sie beim Ausatmen die rechte Hand zur rechten Ferse zu ziehen, ohne dabei den Oberkörper anzuheben. Atmen Sie wieder ein und machen Sie die gleiche Bewegung beim Ausatmen mit der linken Hand und der linken Ferse. Wiederholen Sie die Übung zehnmal.*

Übungen für die ersten zwei Wochen

Wenn Sie wieder zu Hause sind bzw. etwa ab dem fünften Tag nach der Entbindung können Sie die Übungen erweitern und außer der Rückenlage andere Positionen einnehmen. Doch erzwingen Sie nichts – wenn Sie merken, das Ihnen eine Position oder Übung noch Schwierigkeiten bereitet, lassen Sie sie aus. Beginnen Sie bei Ihrem Übungsprogramm immer mit den Übungen der ersten vier Tage.

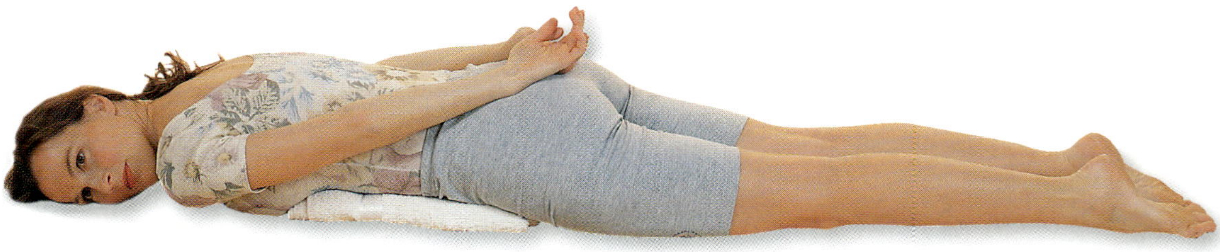

Legen Sie sich auf den Bauch mit den Händen auf dem Rücken. Unter Bauch und Becken können Sie ein Kissen schieben. Atmen Sie ein und heben Sie dabei die Arme an. Beim Ausatmen legen Sie die Arme wieder auf den Rücken. Wiederholen Sie diese Übung zehnmal.

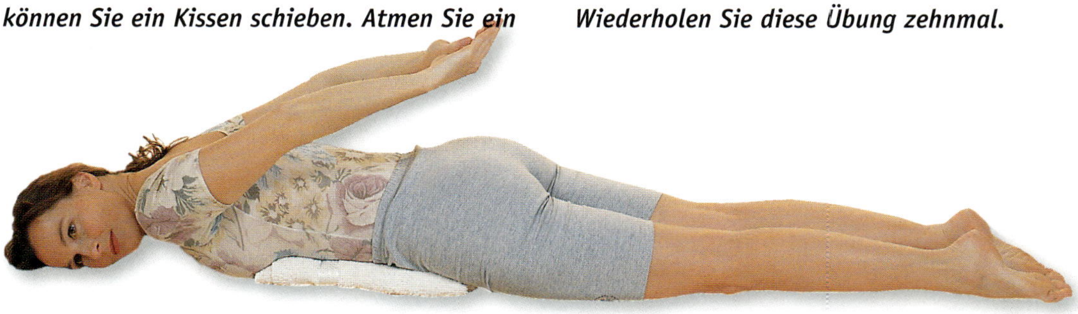

Setzen Sie sich mit geradem Rücken in den Schneidersitz und strecken Sie die Arme nach oben, sodass sich die Handflächen berühren.

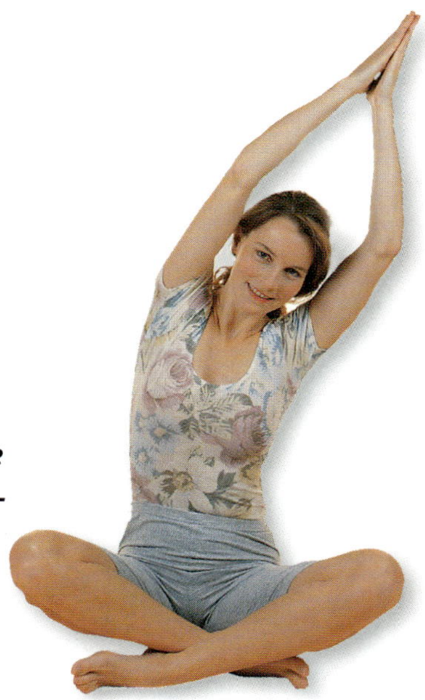

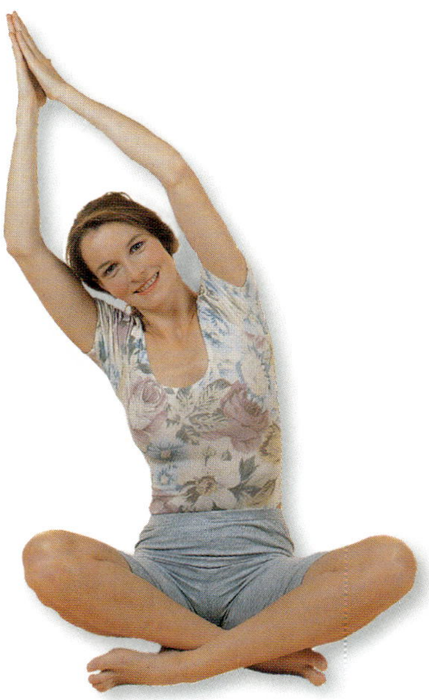

Neigen Sie nun den Oberkörper nach links und nach rechts und atmen Sie dabei gleichmäßig. Wiederholen Sie diese Übung zehnmal.

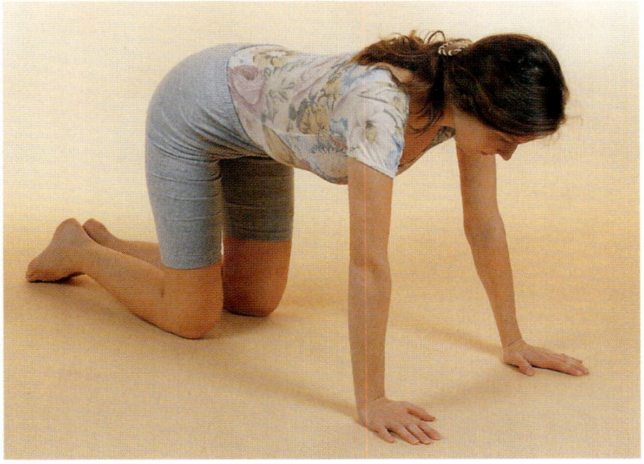

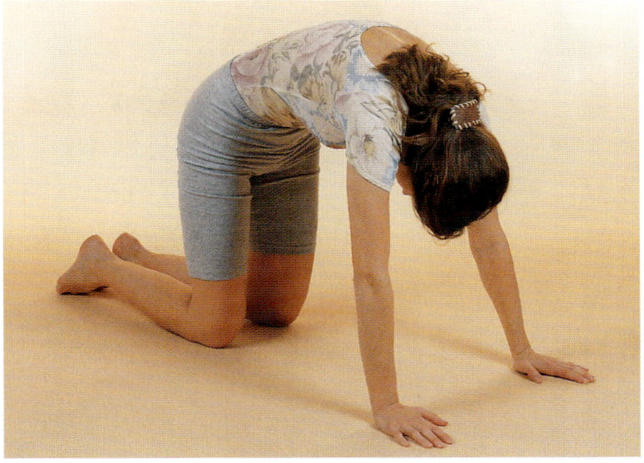

▲ *Nehmen Sie den Vierfüßlerstand ein: Knien Sie sich hin und stützen Sie sich mit den Händen am Boden ab. Der Rücken ist gerade und der Kopf bildet mit dem Rücken etwa eine Linie. Atmen Sie ein und heben Sie den Kopf an. Beim Ausatmen ziehen Sie den Rücken hoch, machen ihn also rund. Der Kopf ist dabei nach unten geneigt. Wiederholen Sie diese Übung fünfmal.*

▼ *Sie liegen auf dem Rücken, haben die Knie angezogen und die Beine hüftbreit aufgestellt. Ihre Hände legen Sie an die Innenseiten der Oberschenkel. Während Sie ausatmen, spannen Sie Bauch und Beckenboden an und versuchen die Beine gegen den Widerstand der Hände zusammenzubringen. Lösen Sie die Anspannung beim Einatmen. Wiederholen Sie die Übung fünfmal. Variante: Ziehen Sie die Knie hoch, legen Sie die Hände an die Oberschenkelaußenseiten und üben Sie den Druck in die Gegenrichtung aus.*

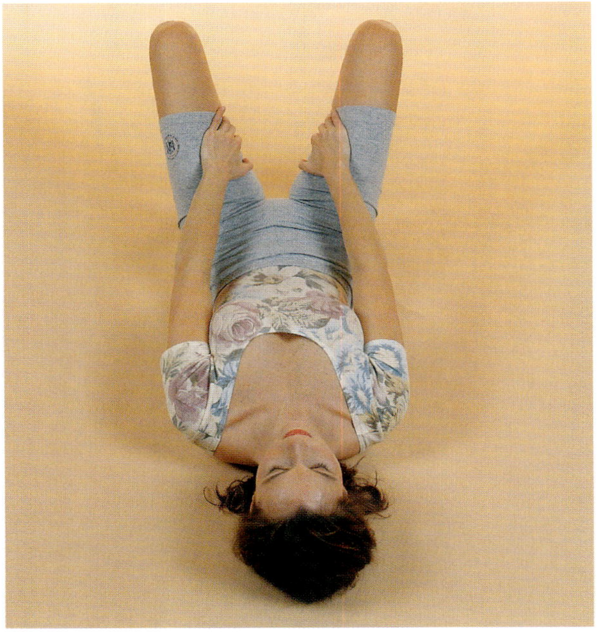

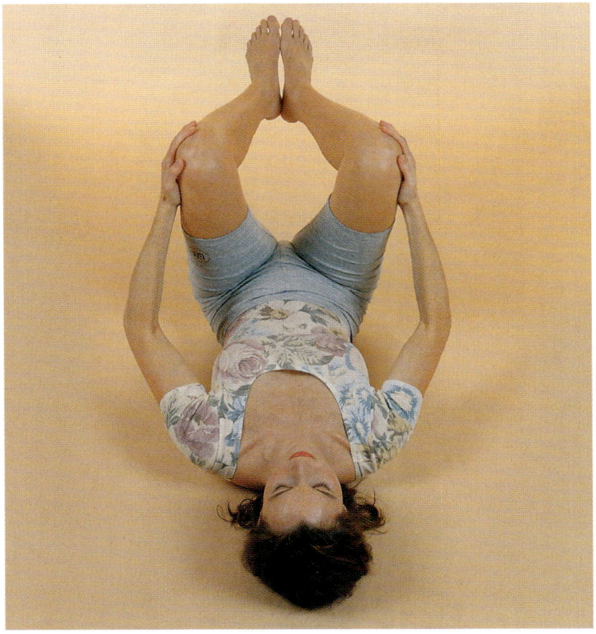

Übungen für die ersten acht Wochen

Nach den ersten zwei Wochen können die Übungen in ihrem Schwierigkeitsgrad weiter gesteigert werden. Wichtig ist, dass Sie auch jetzt zunächst mit den älteren und einfacheren Übungen beginnen und dann erst mit den folgenden in Ihrem Programm weitermachen.

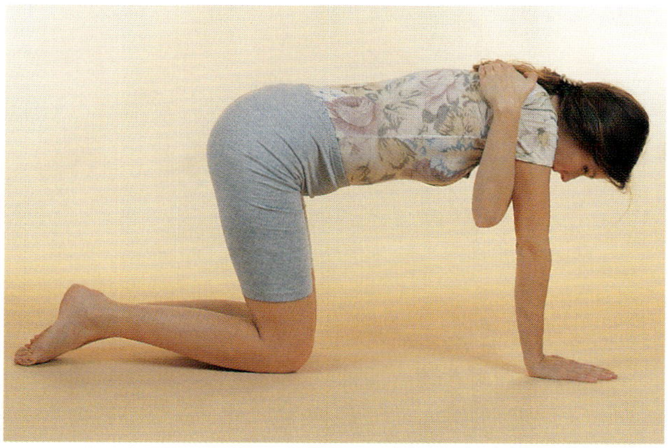

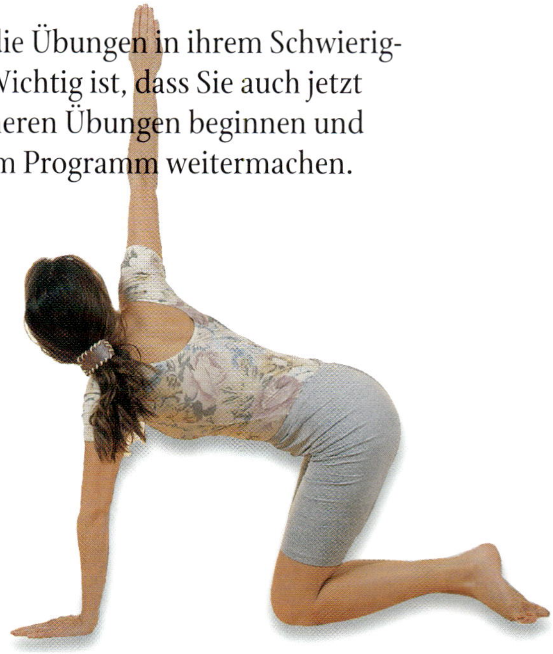

▲ *Nehmen Sie den Vierfüßlerstand ein und legen Sie die rechte Hand auf Ihre linke Schulter. Dann nehmen Sie die Hand von der Schulter und strecken sie weit ausholend nach oben über den Kopf. Bleiben Sie so einen Moment und führen Sie die Hand zurück zur Schulter. Wiederholen Sie die Übung fünfmal mit der einen und fünfmal mit der anderen Hand.*

▼ *Bleiben Sie im Vierfüßlerstand. Ziehen Sie beim Ausatmen abwechselnd das rechte und das linke Knie zum Körper heran und senken Sie den Kopf. Wiederholen Sie die Übung zehnmal. Variante: Ziehen Sie beim Ausatmen die linke Beckenseite zu den Rippen an und schauen Sie dabei zur linken Hüfte. Machen Sie das Gleiche mit der rechten Seite. Wiederholen Sie die Übung zehnmal.*

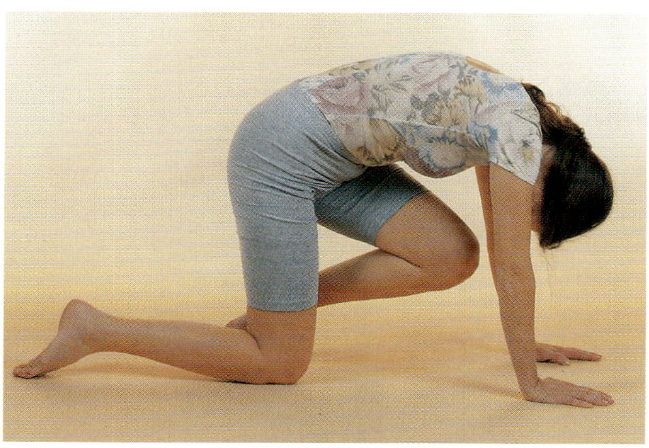

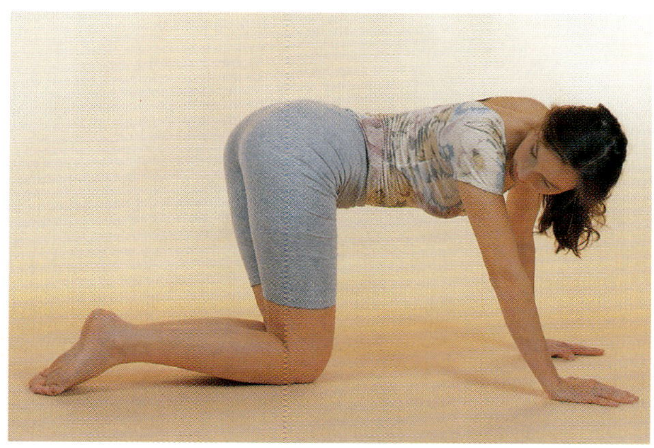

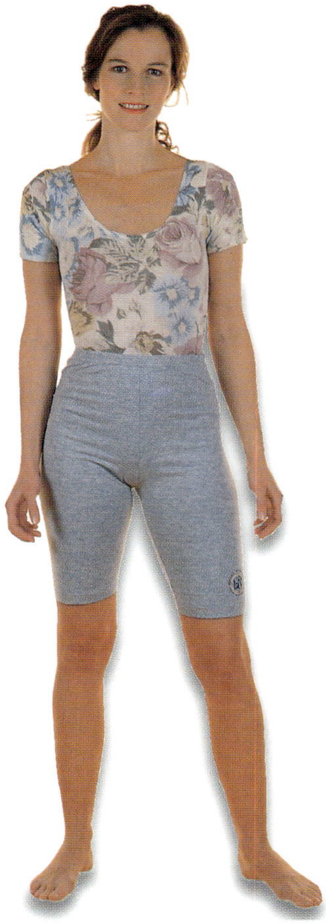

◀ *Sie stellen sich leicht breitbeinig und mit etwas gebeugten Knien hin. Beugen Sie den Oberkörper nach vorne und lassen Sie die Arme locker in Fußknöchelhöhe pendeln. Dann schwingen Sie die Arme gegeneinander. Wiederholen Sie die Übung zehnmal.*

▼ *Variante: Fassen Sie beim Ausatmen den rechten Fuß mit der linken Hand und richten den Oberkörper beim Einatmen auf. Wiederholen Sie das Ganze mit dem linken Fuß und der rechten Hand.*

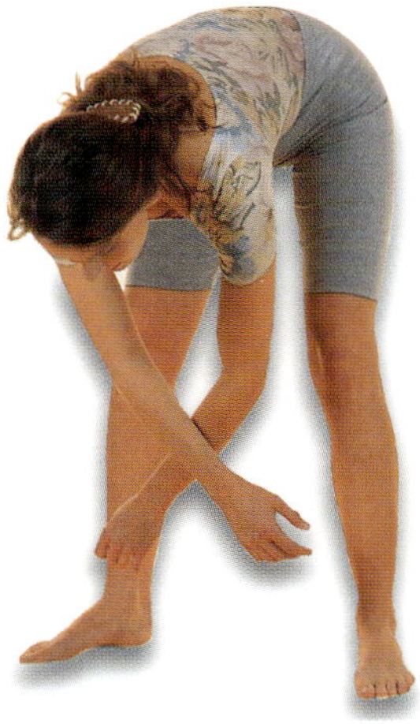

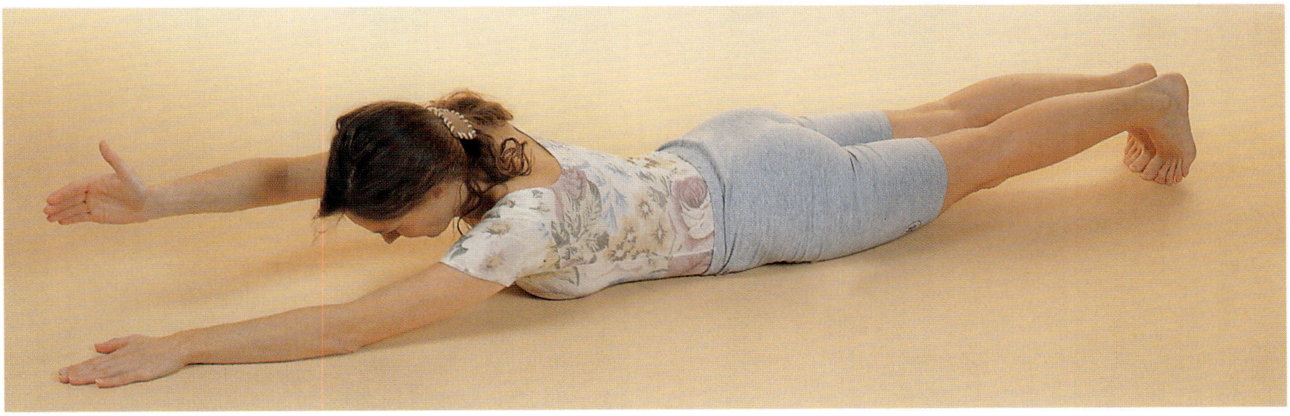

▲ *Legen Sie sich auf den Bauch und strecken Sie die Arme neben dem Kopf aus. Spannen Sie die Beckenboden- und Bauchmuskeln an, strecken Sie die Wirbelsäule und stellen Sie die Zehen auf. Heben Sie dann den Kopf und einen Arm leicht an, atmen Sie dabei aus und halten Sie diese Anspannung einige Sekunden. Atmen Sie dann wieder ein und entspannen sich in der Ausgangsposition. Machen Sie die gleiche Übung mit dem anderen Arm. Wiederholen Sie allesfünfmal. Variante: Statt die Arme nach vorne auszustrecken, können Sie auch einen seitlich neben den Körper legen. Heben Sie dann beide Arme gleichzeitig an und führen Sie den einen nach vorne und den anderen zurück. Versuchen Sie dabei die Arme so nah wie möglich am Boden zu lassen. Atmen Sie beim Anspannen aus und beim Entspannen ein. Wiederholen Sie auch diese Übung fünfmal.*

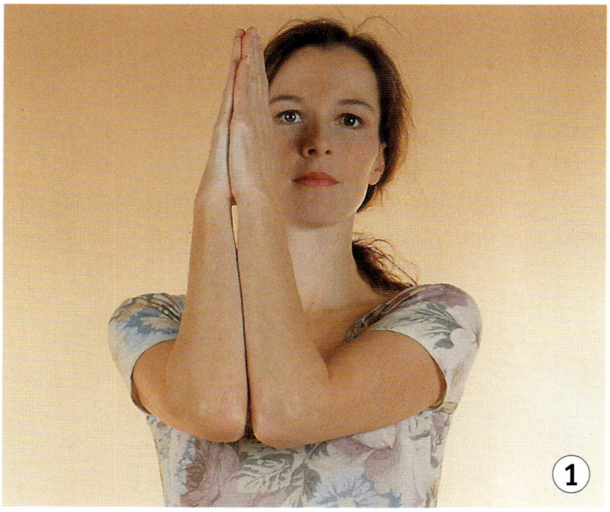

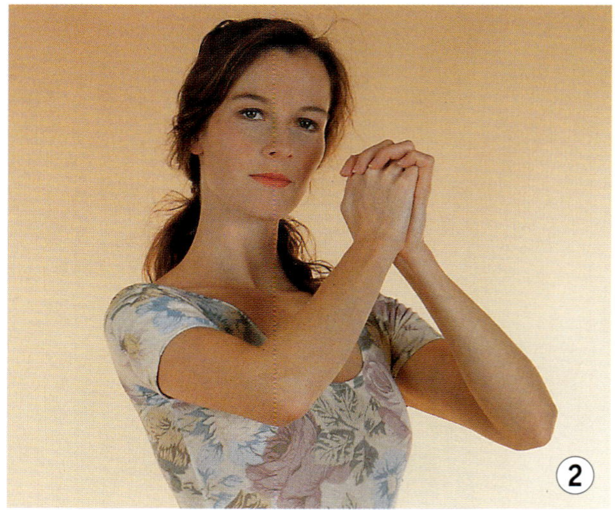

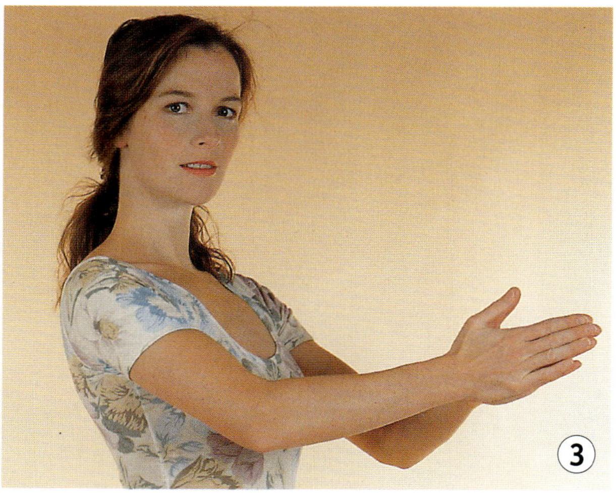

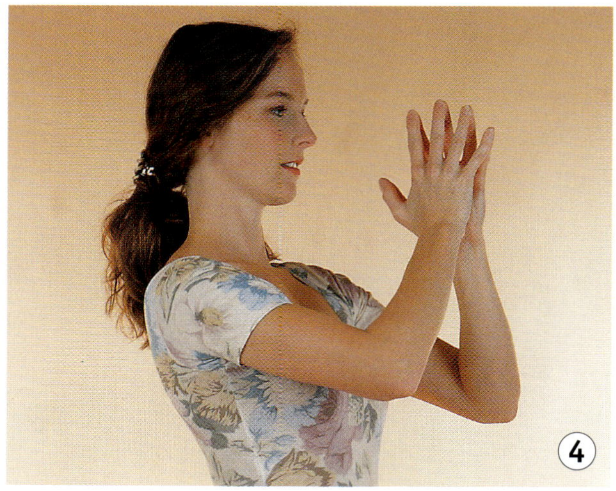

Abb. 1: Sie stehen oder sitzen mit geradem Rücken. Die Arme sind in Höhe der Schultern angewinkelt, Unterarme und Handflächen aneinander gelegt. Beim Ausatmen drücken Sie die Handflächen etwa sechs Sekunden lang gegeneinander. Beim Einatmen lösen Sie die Anspannung. Zehnmal wiederholen.
Abb. 2: Sie winkeln die Arme wieder in Schulterhöhe an, verschränken die Finger ineinander und pressen die Hände zusammen. Halten Sie die Anspannung einige Sekunden. Atmen Sie beim Pressen aus und beim Entspannen ein. Zehnmal wiederholen.
Abb. 3: Die Arme sind vor der Brust leicht angewinkelt, die Handflächen aneinander gepresst, die Finger zeigen nach vorne. Atmen Sie ein und drücken dabei die Handflächen gegeneinander und die Arme nach vorne, so als wollten Sie gegen einen Widerstand antreten. Beim Ausatmen entspannen Sie sich wieder. Zehnmal wiederholen.
Abb. 4: Die Arme sind vor der Brust leicht angewinkelt. Drücken Sie die Hände mit gespreizten Fingern gegeneinander. Beim Ausatmen zusammenpressen, beim Einatmen lockern. Zehnmal wiederholen.
Wenn Sie stillen und Probleme mit dem Busen haben, sprechen Sie sich mit Ihrer Hebamme ab, ob diese Übungen geeignet für Sie sind oder ob sie abgeändert werden sollten.

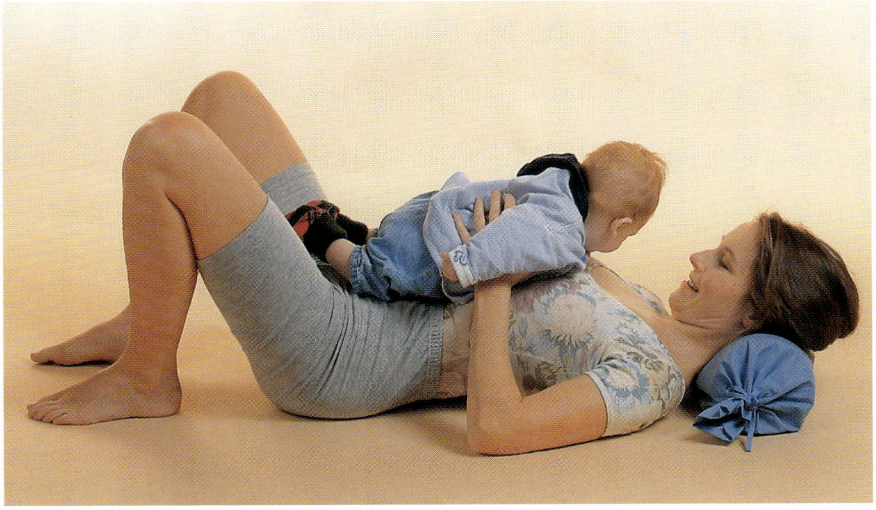

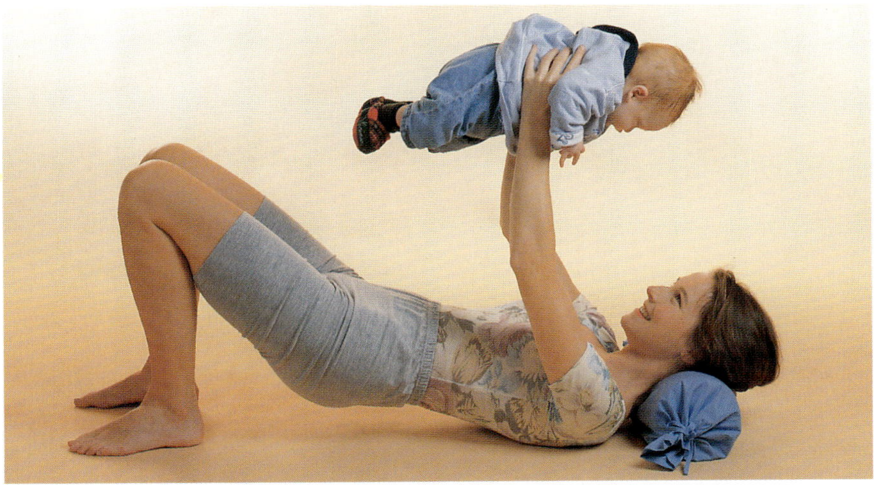

◀ *Natürlich können Sie auch Ihr Baby in die Rückbildungsgymnastik mit einbeziehen – wenn es einige Wochen alt ist. Legen Sie sich auf den Rücken und winkeln Sie die Beine an, sodass die Füße auf dem Boden aufliegen. Das Baby liegt mit seinem Bauch auf Ihnen. Umfassen Sie es am Oberkörper und stemmen Sie es nach oben, während Sie Beckenboden-, Bauch- und Gesäßmuskeln anspannen und ausatmen. Versuchen Sie dabei Ihr Becken etwas vom Boden abzuheben. Entspannen Sie sich wieder, legen das Baby auf Ihren Bauch und atmen ein. Wiederholen Sie die Übung, solange das Baby mitmacht.*

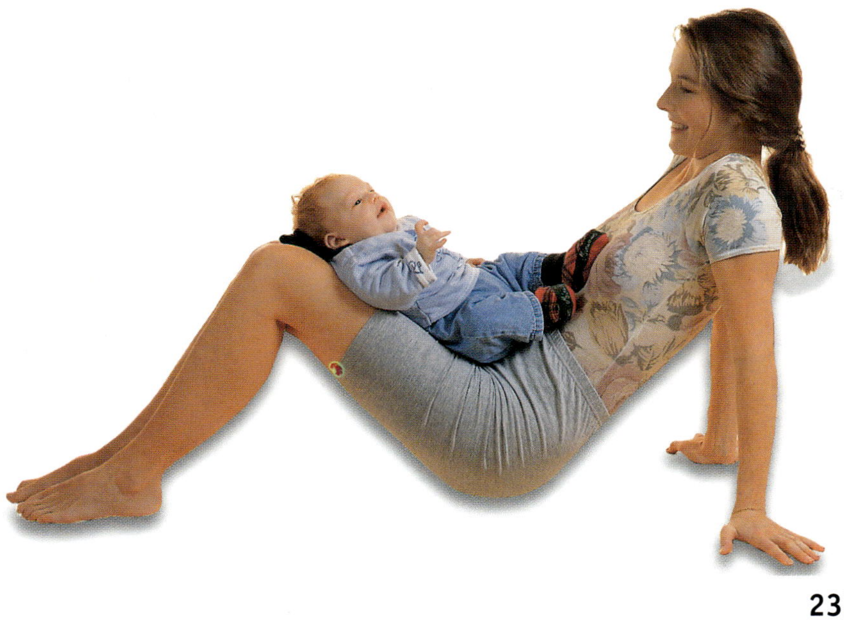

◀ *Setzen Sie sich auf den Boden und legen Sie das Baby auf Ihren Schoß mit dem Rücken an Ihren Oberschenkeln. Stützen Sie sich mit den Händen ab und heben Sie sich etwas vom Boden ab. Dabei spannen Sie wieder Bauch-, Beckenboden- und Gesäßmuskeln an und atmen aus. Entspannen Sie wieder und kehren Sie beim Einatmen in die Ausgangsposition zurück. Machen Sie auch diese Übung, solange das Kind mitmacht.*

Nützliche Adressen

ABC-Club (Drillings- und Mehrlingsinitiative)
Strohweg 55
64297 Darmstadt
Tel.: 0 61 51/5 54 30
Fax: 0 61 51/59 63 88

Arbeitsgemeinschaft Freier Stillgruppen e. V.
Gertraudgasse 4
97070 Würzburg
Tel.: 09 31/57 34 93
Fax: 09 31/57 34 94

Arbeitskreis Down-Syndrom e. V.
Gadderbaumer Str. 28
33602 Bielefeld
Tel.: 05 21/44 29 98
Fax: 05 21/94 29 04

Beratungsstelle für natürliche Geburt und Eltern-Sein e. V.
Häberlstr. 17
80337 München
Tel.: 0 89/53 20 76
Fax: 0 89/5 32 89 01

Bund Deutscher Hebammen e. V.
Postfach 17 24
76006 Karlsruhe
Tel.: 07 21/98 18 90
Fax: 07 21/9 81 89 20

Bund freiberuflicher Hebammen Deutschlands e. V.
Am alten Nordkanal 9
41748 Viersen
Tel.: 0 21 62/35 21 49
Fax: 0 21 62/35 85 92

Bundesverband „Das frühgeborene Kind“
Von-der-Tann-Str. 7
69126 Heidelberg
Tel. und Fax: 0 62 21/31 50 65

CARA e. V. – Beratungsstelle zur vorgeburtlichen Diagnostik
Große Johannisstr. 110
28199 Bremen
Tel. und Fax: 04 21/59 11 54

Das Frühchen e. V. –
Verein für Früh- und Risikogeborene
Artäckerstr. 5
76646 Bruchsal
Tel.: 0 72 51/20 30

Deutsche Behindertenhilfe – Aktion Sorgenkind e. V.
Franz-Lohe-Str. 17
53129 Bonn
Tel.: 02 28/2 26-1
Fax: 02 28/2 09 22 06

Deutsche Gesellschaft für Humangenetik e. V.
Prof. Dr. Jörg Schnittke
Medizinische Hochschule Hannover
Institut für Humangenetik
Carl-Neuberg-Str. 1
30625 Hannover
Tel.: 05 11/5 32 65 37
Fax: 05 11/5 32 58 65

Deutscher Allergie- und Asthmabund e. V.
Hindenburgstr. 110
41061 Mönchengladbach
Tel.: 0 21 61/1 02 07
Fax: 0 21 61/20 85 02

Gesellschaft für Geburtsvorbereitung,
Familienbildung und Frauengesundheit –
Bundesverband e. V.
Dellestr. 5
40627 Düsseldorf
Tel.: 02 11/25 26 07
Fax: 02 11/20 29 19

Initiative Regenbogen
Glücklose Schwangerschaft e. V.
Burgstr. 6
73614 Schorndorf
Tel.: 0 71 81/2 12 75

La Leche Liga – Stillgruppen Deutschlands e. V.
Postfach 65 00 96
81214 München
Tel. und Fax: 0 68 51/25 24

Mütterzentren Bundesverband e. V.

Müggenkampstr. 30a
20257 Hamburg
Tel.: 0 40/40 17 06 06
Fax: 0 40/4 90 38 26

PRO FAMILIA – Deutsche Gesellschaft für Familienplanung, Sexualpädagogik und Sexualberatung e. V. – Bundesverband
Stresemannallee 3
60596 Frankfurt/Main
Tel.: 0 69/63 90 02
Fax: 0 69/63 98 52

TAGESMÜTTER BUNDESVERBAND FÜR KINDERBETREUUNG IN TAGESPFLEGE E. V.
Breite Str. 2
40670 Meerbusch
Tel.: 0 21 59/13 77
Fax: 0 21 59/20 20

VERBAND ALLEINERZIEHENDER MÜTTER UND VÄTER E. V. – Bundesverband
Beethovenallee 7
53173 Bonn
Tel.: 02 28/35 29 95
Fax: 02 28/35 83 50

VERBAND DER DEUTSCHEN WINDELDIENSTE
Bundesgeschäftsstelle
Vorreler Str. 20
49419 Wagenfeld-Ströhen
Tel.: 01 80/5 34 15 16
Fax: 0 57 74/14 42

VEREIN BERUFSTÄTIGER MÜTTER E. V.
Corneliusstr. 2
50678 Köln
Tel.: 02 21/32 65 79
Fax: 02 21/31 22 54

VERWAISTE ELTERN IN DEUTSCHLAND E. V.
Esplanade 15
20354 Hamburg
Tel.: 0 40/35 50 56 44
Fax: 0 40/35 71 87 67

ZWILLINGE (Zeitschrift, vermittelt Kontaktadressen)
Postfach 17 17
86887 Landsberg/Lech
Tel.: 0 81 91/96 67 39
Fax: 0 81 91/96 67 40

Kleines Wörterbuch

AMNIOZENTESE: Entnahme von Fruchtwasser durch die Bauchdecke der Schwangeren, um u. a. einige kindliche Fehlentwicklungen festzustellen

CERVIXINSUFFIZIENZ: Schwacher oder sich vorzeitig öffnender Gebärmutterhals; kann zu einer Fehlgeburt oder zu vorzeitigen Wehen führen

CHORIONZOTTENBIOPSIE: Entnahme von Zottengewebe durch den Muttermund

CORDOZENTESE: Blutentnahme aus der Nabelschnurvene

CTG (HERZTON-WEHEN-SCHREIBER): Geburtshilfliche Überwachungsmethode, bei der die Wehentätigkeit der Mutter und die Herzfrequenz des Kindes elektronisch aufgezeichnet werden

DAMMSCHNITT: Schnitt ins Dammgewebe, um die Scheidenöffnung bei der Geburt zu vergrößern

DOWNSYNDROM: Mongolismus, angeborene Missbildung, die zur geistigen Behinderung führt

EKTOPISCHE SCHWANGERSCHAFT: Eileiter- oder Bauchhöhlenschwangerschaft

EMBRYO: Ungeborenes vom etwa 18. Tag der Befruchtung bis zur 12. Woche

Fehlgeburt: Spontane Beendigung der Schwangerschaft vor der 28. Woche

Fetus/Fötus: Ungeborenes von der 12. Woche bis zur Geburt

Fontanellen: Weiche Stellen zwischen den noch unverbundenen Schädelknochen des Babys

Fruchtblase: Blase, die aus zwei schützenden Eihäuten besteht und das Kind umgibt

Fruchtwasser: Flüssigkeit, die das Kind in der Fruchtblase umgibt

Frühgeburt: Geburt nach der 24. und vor Ende der 37. Schwangerschaftswoche

Geburtszange: Hilfsmittel bei der Geburt, das zu beiden Seiten des kindlichen Kopfes angelegt wird, um das Herausdrücken des Kindes zu unterstützen

Gesichtslage: Das Kind kommt mit dem Gesicht voran durch den Muttermund.

Inkubator: Offenes oder geschlossenes Wärmebett für Frühgeborene

Kaiserschnitt: Das Kind wird durch einen Schnitt in der Bauchdecke und die Gebärmutterwand auf die Welt geholt.

Kolostrum: Vormilch

Lanugo: Feine Körperbehaarung des Fetus

Lochien: Wochenfluss nach der Geburt

Östrogen: Hormon, das in den Eierstöcken produziert wird

Periduralanästhesie (PDA, Epiduralanästhesie): Lokale Betäubung während der Geburt oder bei einem Kaiserschnitt

Placenta praevia: Plazenta, die sich in der unteren Hälfte der Gebärmutter festsetzt und den Muttermund teilweise oder ganz verschließt.

Präeklampsie: EPH-Gestose, Erkrankung während der Schwangerschaft mit den drei Hauptsymptomen Ödeme, Eiweiß im Urin und Bluthochdruck

Progesteron: Hormon, das vom Gelbkörper und von der Plazenta produziert wird

Prostaglandin: Hormonähnliche Substanz, die im Körpergewebe vorkommt und wehenauslösend wirken kann

Querlage: Das Kind liegt schräg oder horizontal in der Gebärmutter.

Saugglocke: Eine an eine Vakuumpumpe angeschlossene Saugglocke wird an die Kopfhaut des Kindes angesetzt, sodass das Kind herausgezogen werden kann.

Schädellage: Das kindliche Köpfchen befindet sich unten in der Gebärmutter.

Spina bifida: Angeborener Spalt in den Wirbelbogen, vor allem der Lenden- und Kreuzwirbel

Steisslage: Statt des Köpfchens befindet sich der Steiß (das Gesäß) des Kindes im Becken der Mutter.

Striae: Schwangerschaftsstreifen

Totgeburt: Ein nach der 28. Schwangerschaftswoche tot geborenes Kind

Toxoplasmose: Infektion mit dem Parasiten Toxoplasma gondii, die durch Verzehr von nicht ausreichend gekochtem Fleisch oder durch Kontakt mit den Ausscheidungen infizierter Katzen erfolgt

Ultraschalluntersuchung: Untersuchungsmethode, bei der Ultraschallwellen in den Körper gesandt werden. Auf einem Bildschirm werden einzelne Organe oder der ganze Körper des Ungeborenen sichtbar gemacht.

Uterus: Gebärmutter

Vernix: Käseschmiere, die die Haut des Ungeborenen vor Flüssigkeit schützt

Zeichnen: Blutiger Schleimausfluss aus der Scheide vor Beginn der Geburtswehen

Register